Angelika Kirchmaier / Heinz Bédé-Kraut /
Corinna Welser / Ronald Newerkla

Ernährung und Sport

W0238623

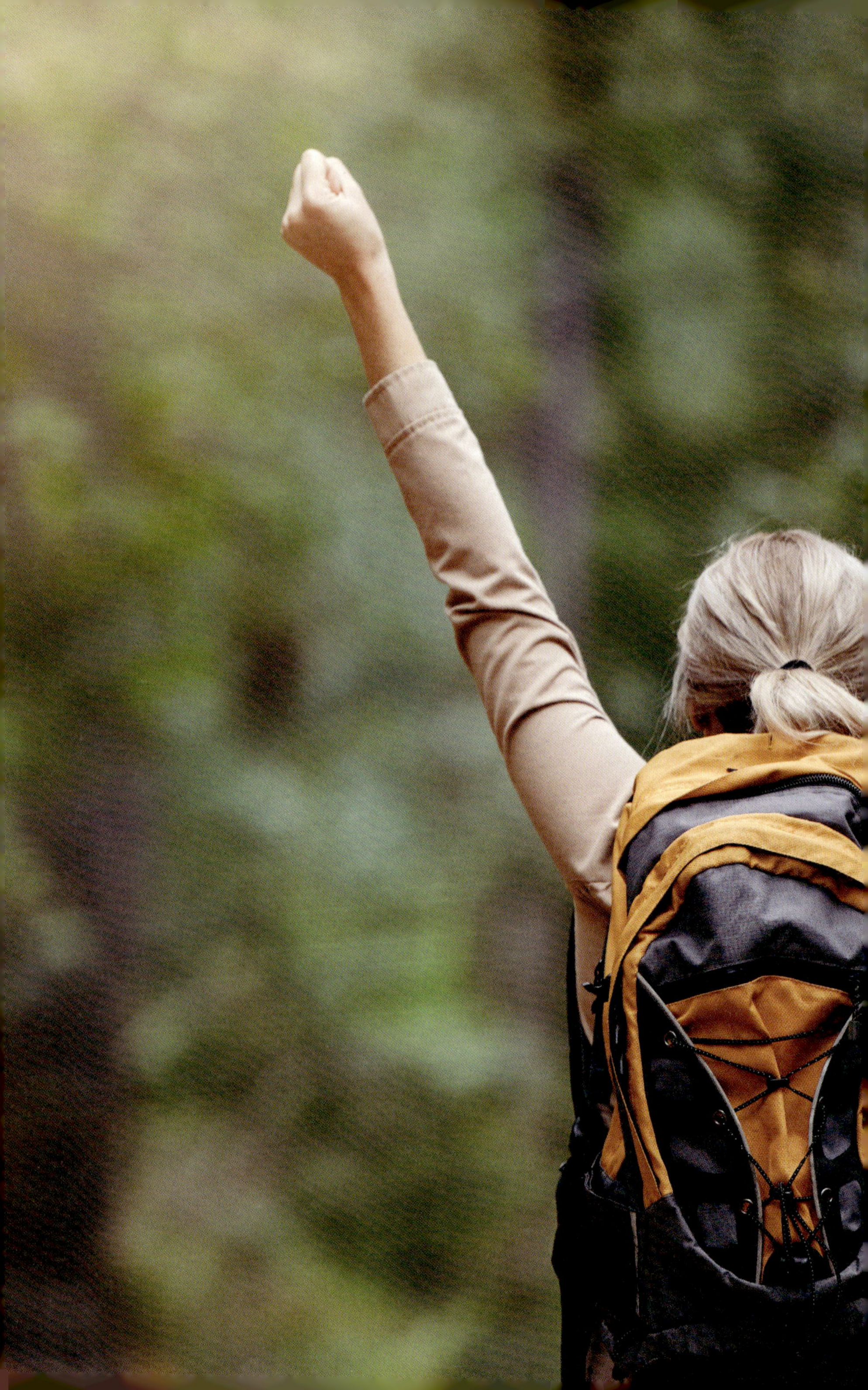

Angelika **Kirchmaier** | Heinz **Bédé-Kraut**
Corinna **Welser** | Ronald **Newerkla**

ERNÄHRUNG UND SPORT

Die häufigsten Fragen von Experten beantwortet

Tyrolia-Verlag · Innsbruck-Wien

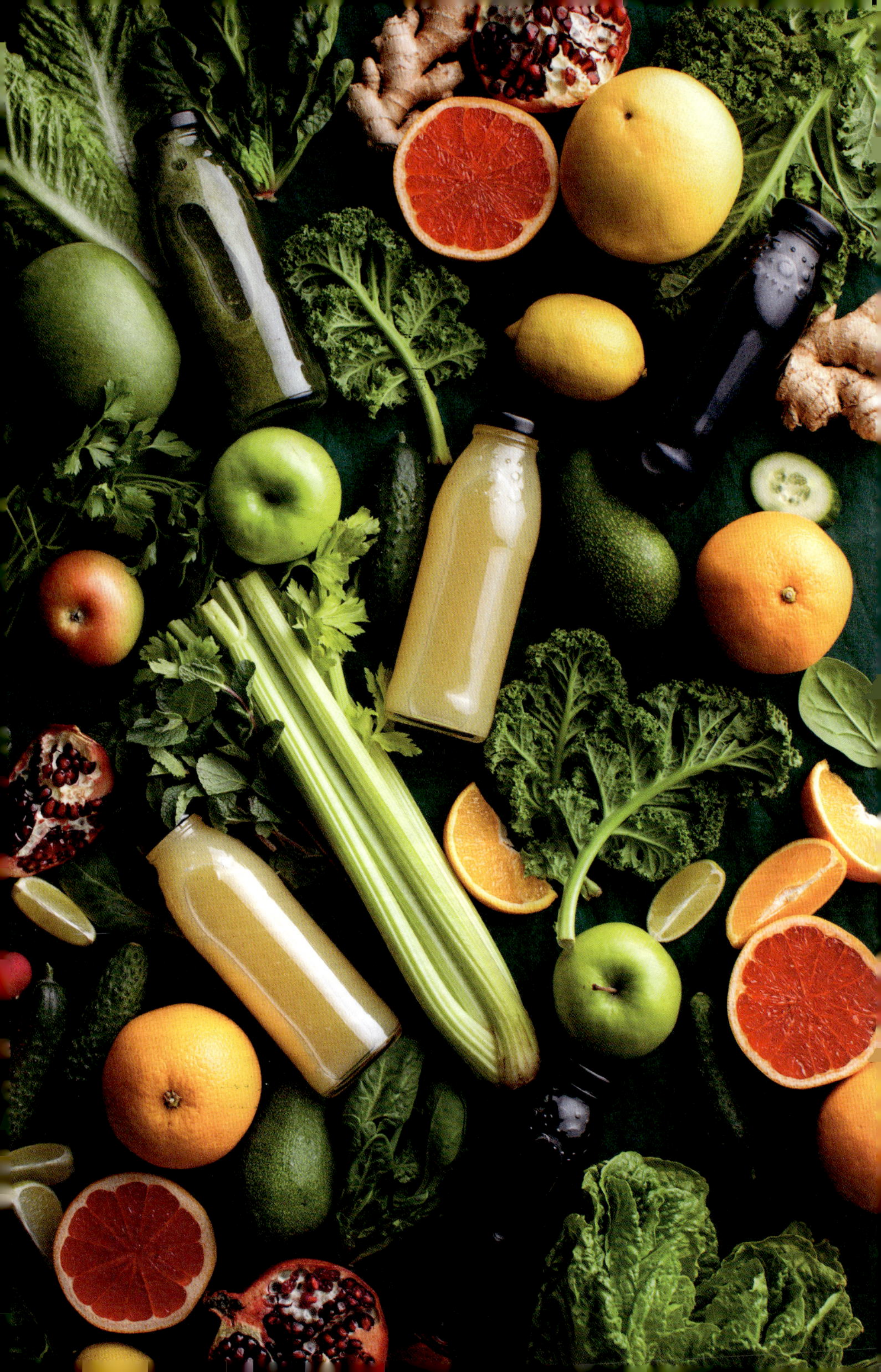

INHALT

SPORT

DIE AUTOR:INNEN

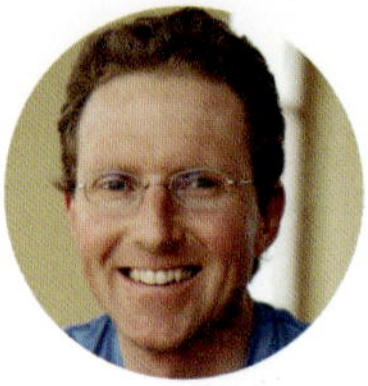

Mag. Heinz Bédé-Kraut, Sportwissenschaftler in Kitzbühel
Die Affinität zum Sport und das Talent wurden Heinz Bédé-Kraut, geb. 1966, bereits in die Wiege gelegt. Geboren und aufgewachsen in Zell am See, besuchte er den Sportzweig der HIB Saalfelden und erreichte schon damals hervorragende Leistungen. Nach der Matura konzentrierte er sich auf seine Triathlon-Laufbahn, wurde Vize-Staatsmeister über die olympische Distanz und feierte 1992 seinen größten Erfolg bei den IRONMAN Weltmeisterschaften auf Hawaii. Er belegte den 35. Gesamtplatz von 1900 Startern sowie den 3. Platz in der Altersklasse 25 bis 30. Neben der sportlichen Karriere studierte er Sportwissenschaften und Sportmanagement in Wien und publizierte viele Artikel in Ausdauerfachmagazinen, anschließend kam er 1997 nach Kitzbühel. Sein Institut gilt mit seinen Coachingmaßnahmen als eines der innovativsten in Österreich. Arbeitsschwerpunkte sind Leistungsdiagnostik, Trainingsberatung und -planung, Betriebliches Gesundheitsmanagement, Premium Personal Training und Gentle Moving – leichter bewegen nach Feldenkrais. Mehr unter: www.bede-kraut.at

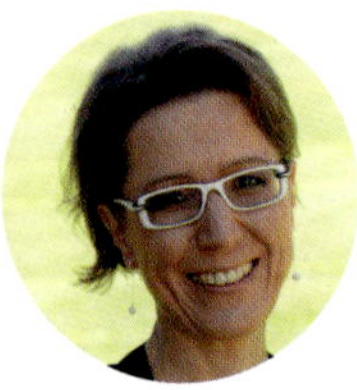

Mag. Angelika Kirchmaier, Ernährungsexpertin
Angelika Kirchmaier zählt zu den bekanntesten Ernährungsexpertinnen Österreichs. Sie verfügt über eine umfassende akademische Ausbildung u. a. in den Bereichen klinische Ernährungsmedizin, Diätologie, Gesundheitswissenschaften und Sport. Kirchmaier betreibt seit über 20 Jahren eine ernährungstherapeutische Praxis im Bezirk Kitzbühel/Tirol, in der sie u. a. sehr viele sportlich aktive Menschen coacht. Neben der Arbeit in ihrer Praxis gibt sie ihr Wissen an Universitäten, Fachhochschulen, in verschiedenen Unternehmen, bei diversen öffentlichen Auftritten sowie seit über 20 Jahren auf ORF Tirol weiter. Die Autorin zahlreicher Bestseller zur gesunden Ernährung ist selbst begeisterte Sportlerin und verbringt jede freie Minute in den Bergen. Mehr unter: www.angelika-kirchmaier.at

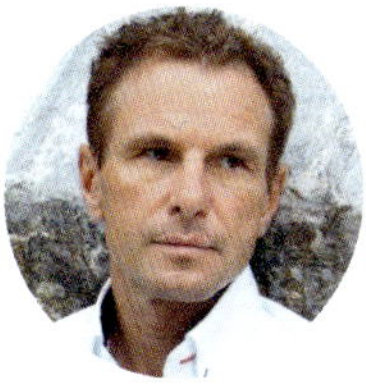

Dr. Ronald Newerkla
Psychologe mit den Spezialgebieten Wirtschaftspsychologie, Sportpsychologie und klinische Psychologie, staatl. geprüfter Berg- und Skiführer sowie 8000er-Bergsteiger, Dozent an der Donau Universität Krems.
Seit 20 Jahren ist Ronald Newerkla für nationale und internationale Konzerne tätig: Coaching, Führungskräfteausbildungen und Teamentwicklungsprozesse gehören zu seinen wesentlichen Arbeitsfeldern. Dabei spielen Erfolgsfaktoren aus dem 8000er-Bergsteigen und der Transfer ins Wirtschaftsleben eine zentrale Rolle. Im Rahmen seiner Bergführertätigkeit ist Ronald Newerkla ständig als praktischer Sportpsychologe im Einsatz, sei es bei Ausbildungen in allen alpinen Disziplinen oder bei geführten Touren auf begehrte Berge. Mehr unter: www.ronald-newerkla.at

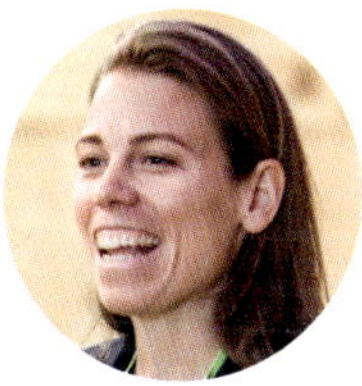

Dr. Corinna Welser
Sportwissenschaftlerin, Sportmanagerin, Arbeits- und Organisationspsychologin und Expertin für Betriebliches Gesundheitsmanagement. Die in München geborene Bayerin kam zum Studium der Sportwissenschaften und Betriebswirtschaft nach Innsbruck. Anschließend begann sie bei der DAIMLER AG in Frankreich ihren ersten Job und wechselte dort innerhalb der DAIMLER AG in das weltweite Global Logistics Center nach Deutschland, wo sie am Aufbau eines betrieblichen Gesundheitszentrums und der Implementierung von Wiedereingliederungsprozessen leitend beteiligt war. In Kooperation mit der DAIMLER AG promovierte sie 2008 an der TU Karlsruhe. Heute leitet Corinna Welser bei der Mercedes Benz AG den weltweiten Arbeitsschutz für alle Logistikzentren.

Mitte 2020 beendete sie erfolgreich ihr Masterstudium Arbeits- und Organisationspsychologie und Ende 2020 startete sie sogleich ihr Masterstudium Angewandte Umweltwissenschaften an der Universität Koblenz/Landau. Wenn Corinna nicht gerade arbeitet, lernt oder auf die Berge rennt, sind ihr ihre Familie mit den 5 Kindern und dem Hund Coco das Wichtigste. Mehr unter: www.welser-gesundheitsmanagement.com

WIR UND DER SPORT

Geboren und aufgewachsen bin ich in Zell am See, dann war ich Schüler im Sportleistungszweig der HIB Saalfelden, wo ich polysportiv geprägt wurde. Kein Wunder also, dass ich später, neben dem Sportstudium, als Triathlet aktiv war. Die Philosophie der Abwechslung und Ausgewogenheit findet sich in den Trainingsplänen und Bewegungseinheiten wieder, die ich für meine Sportlerinnen und Sportler erstellen und betreuen darf.

Dazu kommt meine Überzeugung, dass der Faktor Ernährung einen enorm wichtigen Einfluss auf die Gesundheit, den Aufbau der Leistung und die optimale Regeneration hat. Kaum gibt es aber Literatur, in der richtiges Sport-Training und vollwertige Ernährung als Einheit betrachtet werden. Das war der Anstoß zu diesem Buch, das viele wertvolle Empfehlungen mit hoher Praxistauglichkeit enthält. Am besten gleich ausprobieren, die positiven Effekte sind rasch spürbar!

Heinz Bédé-Kraut

Aufgewachsen in den Tiroler Bergen, gab es für mich als Kind keinen Tag ohne Bewegung. Die Hausaufgaben wurden so schnell wie möglich erledigt und dann hieß es die Welt erkunden, bis es dunkel wurde und wir wohl oder übel nach Hause mussten. Die Leidenschaft für die Berge und den Bergsport ist bis heute geblieben. Es gibt keinen Tag, an dem ich mich nicht in den Bergen sportlich betätige. Dazu durfte ich im Jahr 2000 eine Sporternährungspraxis eröffnen. Wie sollte es anders sein, die Praxis befindet sich neben einer Skipiste, einer Skitourenroute, einem Wanderweg und einer Rodelbahn. Mein Steckenpferd ist der Freizeitsport. Ich konzentriere mich auf jene Menschen, die als Ausgleich zu ihrem Alltag Sport betreiben und damit ihrem Körper etwas Gutes tun wollen, denn gerade diese Zielgruppe profitiert enorm von seriösen Ernährungstipps. Viele Fragen in diesem Buch stammen direkt von meinen Klienten. Wir freuen uns, wenn dieses Buch euer Begleiter in Sachen Sport und Ernährung wird.

Angelika Kirchmaier

Das weite Feld der Sportpsychologie durchzieht mein Leben seit Langem wie ein roter Faden. Als Dozent an der Universität für Weiterbildung in Krems habe ich im Rahmen meiner lehrenden Tätigkeit als Wissenschaftler damit zu tun: Neben dem praktischen Unterricht betreue ich viele Masterarbeiten zur Sportpsychologie. Gleichzeitig bin ich aber genauso gerne Praktiker, denn als staatl. geprüfter Berg- und Skiführer nütze ich im Rahmen von Führungstouren im Eis und Fels sowie bei Ausbildungskursen häufig die praktische Sportpsychologie: Stressmanagement ist dabei ein wesentlicher Schwerpunkt zur Erreichung unserer alpinistischen Ziele. Warum gerade das Rubikon-Modell? Weil dieses sehr gut veranschaulicht, dass es neben der Motivation auch die Handlung (Volition) braucht und diese wiederum in Phasen einteilbar ist. Somit kann ich sowohl bei der Betreuung von Masterarbeiten als auch bei alpinen Ausbildungen gut bestimmen, wo eine Person gerade verharrt. Meine Hilfestellung passt somit zur Person und Situation, was uns dem gemeinsamen Ziel wieder einen Schritt näher bringt.

Ronald Newerkla

Der Wecker klingelt laut. Es ist Samstag, 7 Uhr, ich habe eine anstrengende Woche hinter mir mit gefühlten 450 Meetings und ca. 980 Telefonaten. Der Wecker klingelt immer noch und ich weiß, dass ich aufstehen muss. Warum am Samstag? Weil meine Kinder Bewegung wollen und vor allem brauchen. Um 8 Uhr darf ich das Auto starten und um 8:45 beginnt das Skitraining. Bei fünf Kindern will das gut organisiert sein und es bedarf doch einiger Energie, jedes einzelne Kind im Rahmen seiner persönlichen und individuellen motorischen Eignung zu fördern und zu motivieren. Mir ist es daher ein absolutes Anliegen, ein paar Fakten und Hintergründe über die Wichtigkeit des Sports für Kinder in diesem Buch zu erläutern. Immer, wenn die Kinder nach der Bewegung glücklich und mit roten Backen nach Hause kommen, hat sich das frühe Aufstehen erneut gelohnt. Ich wünsche euch allen viel Energie und Motivation beim Aufstehen, um eure Kinder zu motivieren. Bleibt in Bewegung! Sport, auch im Kleinkind- und Kindesalter, sollte so selbstverständlich sein wie das tägliche Zähneputzen! Eure Kinder werden euch danken!

Corinna Welser

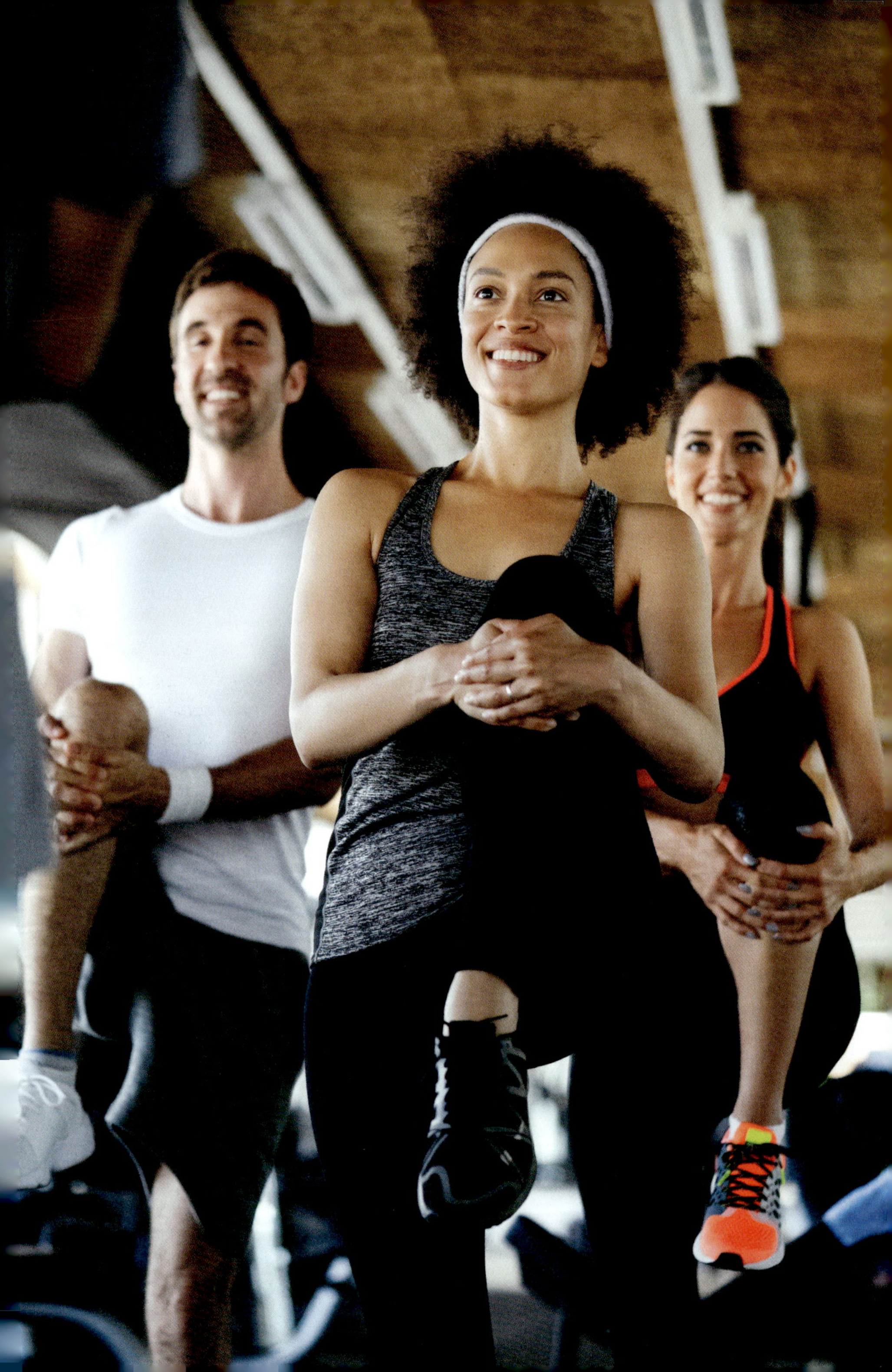

von **Angelika Kirchmaier**

EINLEITUNG

Es gibt heute so viele Informationsquellen wie noch nie, aber es fehlt oft das Werkzeug zum Filtern. Welche Information ist richtig, welche falsch? Unsere Suchabfrage auf „Dr. Google" hat gezeigt, dass ein großer Teil der dort angebotenen Informationen eher der Kategorie Märchen zuzuordnen ist.

Gerade Freizeitsportler:innen sind besonders empfänglich für Tipps, die die eierlegende Wollmilchsau versprechen. Man hat nicht, wie ein Profisportler, unendlich viel Zeit, um Sport zu betreiben, und hat keinen Trainerstab um sich herum, der beratend zur Seite stehen könnte. Man möchte aber trotzdem eine passable Leistung erzielen. Helfen daher die diversen Trainingspläne, Diäten, Pillen und Pülverchen oder schaden sie dem Körper nur?

Dieses Buch ist für Freizeitsportler:innen konzipiert, die ihrer Fitness und vor allem ihrer Gesundheit etwas Gutes tun möchten. Die Beratung im Profisport unterscheidet sich dabei wesentlich von jener im Freizeitsport, während im Profisport die Leistung an erster Stelle kommt, stehen im Freizeitsport die Gesundheit und das Wohlbefinden im Fokus, kombiniert mit passablen Leistungen. Fazit: Freizeitsport hat das Potenzial zum Gesundheitssport!

Was tut sich in der Sportwissenschaft?

Sehr viel! Die Zahl der publizierten Studien ist in den letzten Jahren regelrecht explodiert. Allein in der Medizin-Datenbank PubMed, die seit 1946 besteht, liefert die Abfrage von "sports AND nutrition" 30.000 Ergebnisse, davon sind über 22.500 in den letzten 10 Jahren entstanden.

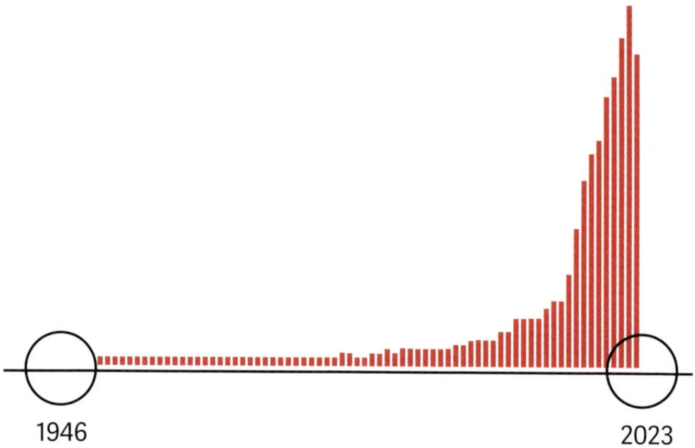

Abbildung 1: Studien aus dem Bereich Sport und Ernährung seit 1946 (PubMed-Datenbank)

Du möchtest immer up to date sein?

Dann wirst du in folgenden wissenschaftlichen Datenbanken fündig:

- Für die bibliografische Datenbank **PubMed** (https://pubmed.ncbi.nlm.nih.gov) werden über 4500 für die Medizin relevante Fachzeitschriften gesichtet und die einzelnen Artikel daraus in PubMed publiziert. So kannst du aus über 19 Millionen Artikeln auswählen, Tendenz ständig steigend. Freilich werden nicht nur seriöse Studien publiziert, du musst jede Studie genau unter die Lupe nehmen, um sie bewerten zu können.
- Bei **Cochrane** (www.cochranelibrary.com) handelt es sich um ein weltweites, unabhängiges Netzwerk von Wissenschaftlern, die systematische Übersichtsarbeiten und Metaanalysen durchführen und diese in der Datenbank Cochrane publizieren.

- **Sponet** bietet eine Suchmaschine für den Bereich Sport- und Trainingswissenschaft und wird von der Universität Leipzig betreut. Mehr unter IAT – **I**nstitut für **a**ngewandte **T**rainingswissenschaft (www.iat.uni-leipzig.de/datenbanken/iks/sponet/).
- Ähnliche Informationen wie auf Sponet findest du in der Datenbank **SURF** – **S**port **u**nd **R**echerche im **F**okus (www.bisp-surf.de) des Bundesinstituts für Sportwissenschaft.
- Die kanadische Datenbank **SIRC** (https://sirc.ca) des **S**port **I**nformation **R**esource **C**entres liefert allgemeine Infos, genauso wie die Schweizer **SSNS** – **S**wiss **S**ports **N**utrition **S**ociety (www.ssns.ch).
- Einen breiten Überblick über diverse seriöse Anbieter von sportwissenschaftlichen Fachinformationen bietet die **Vi**rtuelle **Fa**chbibliothek Sportwissenschaft, kurz **ViFa** (www.vifasport.de).

Auch die von uns in diesem Buch zitierten Quellen stammen großteils aus den oben genannten Datenbanken.

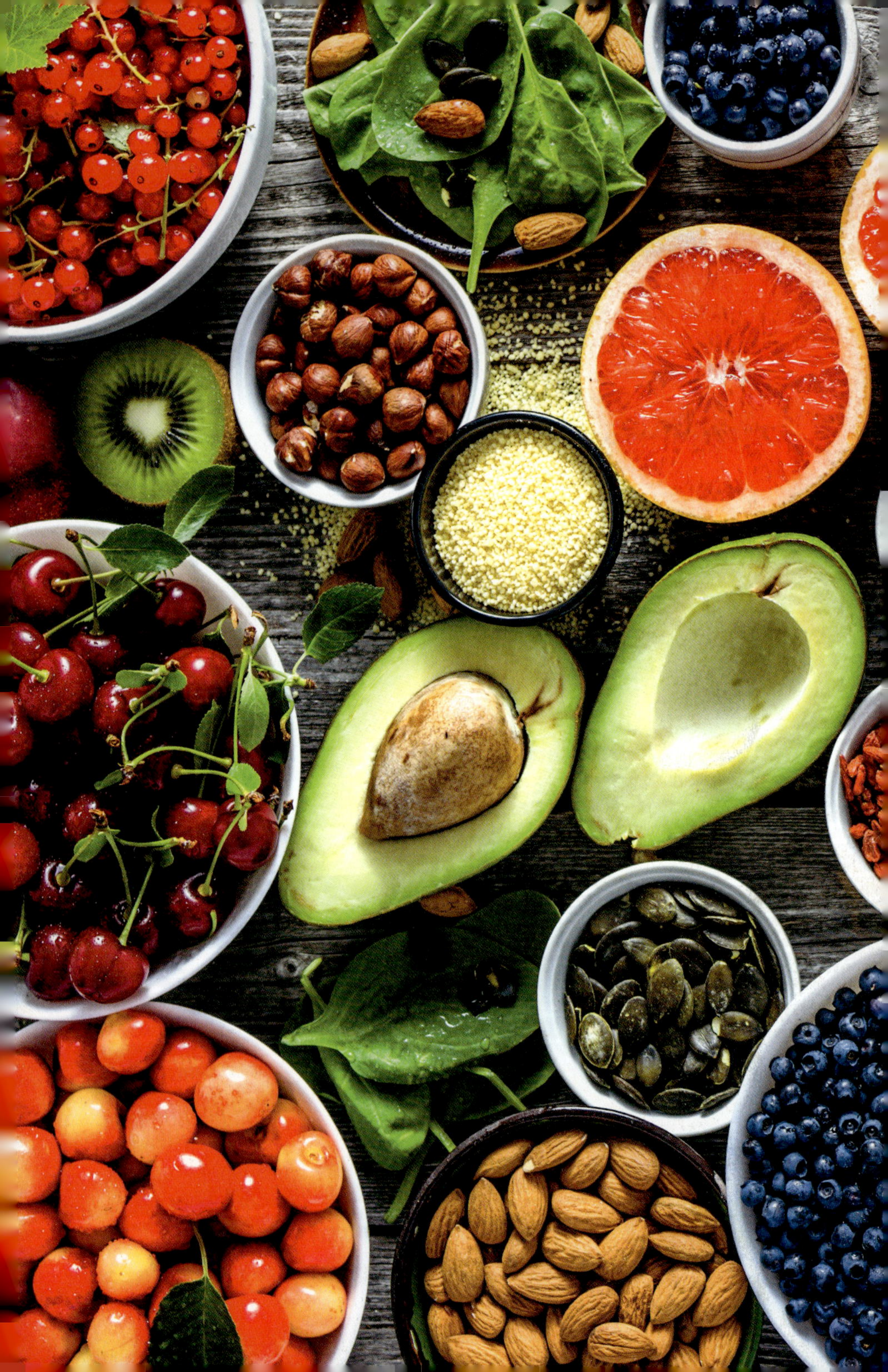

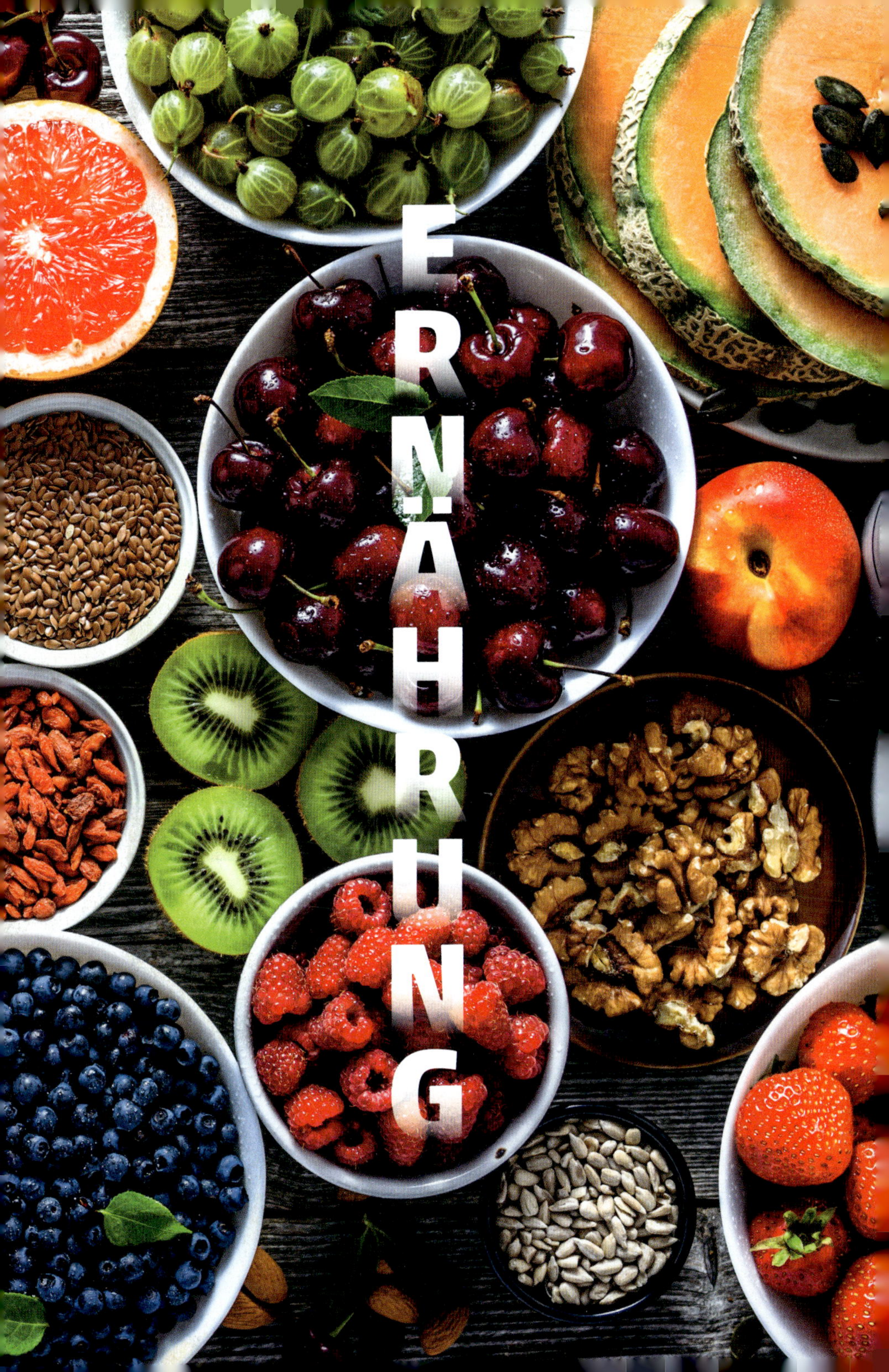
ERNÄHRUNG

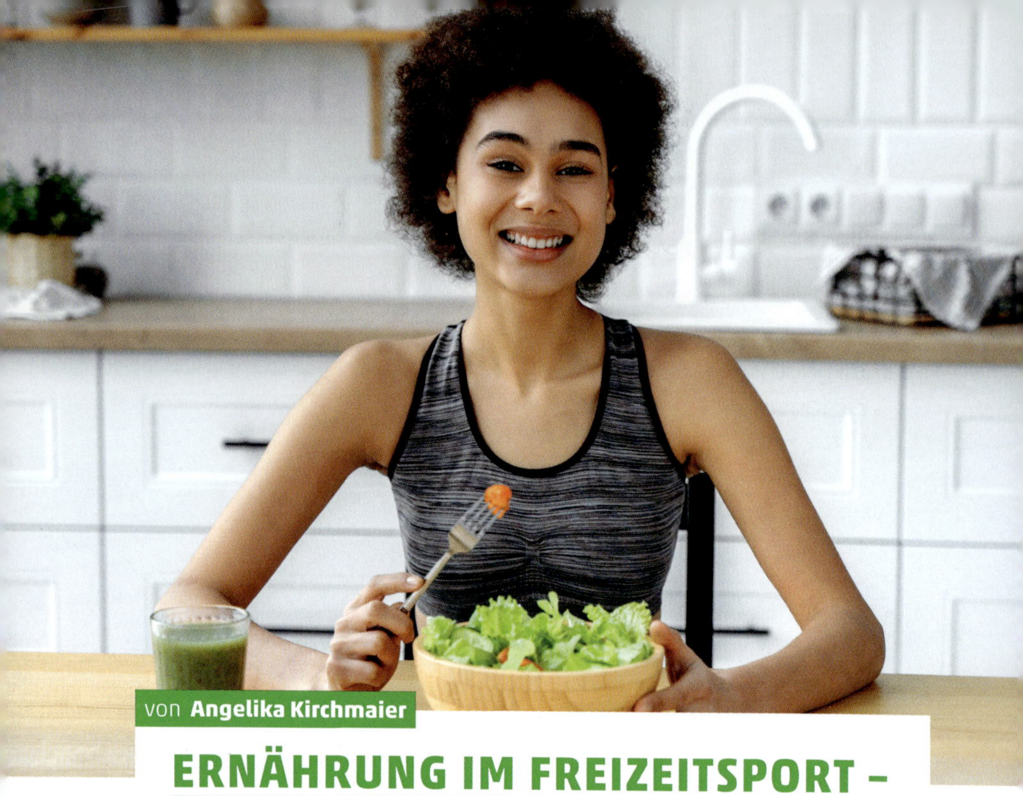

von **Angelika Kirchmaier**

ERNÄHRUNG IM FREIZEITSPORT – DIE BASICS

Du willst mit möglichst wenig Aufwand das Maximum herausholen? Mit einem perfekten Ernährungs-Fundament klappt das. Die Praxis zeigt, dass es aber oft genau an dieser Basis hakt, die Grundernährung also alles andere als sporttauglich ist. Die Leistung präsentiert sich dementsprechend mau, und nun wird versucht, das Manko mit diversen Nahrungsergänzungsmitteln, wie z. B. Magnesium, Proteinen, Sport-Gels, oder mit Diäten und Co auszugleichen. Mit fragwürdigem Erfolg. Keiner würde mit der Sanierung des Dachs beginnen, wenn das Problem eigentlich beim Fundament liegt. Bei Freizeitsportlern ist dieses Phänomen aber allgegenwärtig. Man zäumt das Pferd oft von hinten auf.

Welche Nahrungsmittel sind bei Sport unverzichtbar und welche sollte man eher vermeiden?

Wenn du in deiner Freizeit sportlich aktiv bist, musst du weder eine Diät einhalten noch Pillen oder Pulver schlucken. Es genügt eine gesunde Ernährung, die du je nach Sportpensum erweitern kannst. Das Gute daran: Du findest alle Lebensmittel im Supermarkt, musst also keine teuren Nahrungsergänzungsmittel einkaufen und kannst viele davon nachhaltig aus der Region beziehen.

Mit folgender Faustregel hast du schon mal dein Fundament gelegt, egal in welchem Alter. Aufgrund der bequemen Portionsgrößenangabe kann die Faustregel unabhängig vom Geschlecht und sogar bei Kindern angewendet werden.

Täglich

- **mindestens 3 Handvoll Gemüse**, **Salat** oder **frische Kräuter** (z. B. eine Handvoll Rucola oder Basilikum unter deine Nudeln mischen)
- **3 Handvoll Obst**, achte dabei auf Abwechslung. Eine Portion kannst du auch durch Trockenfrüchte ersetzen, z. B. Feigen, Datteln oder Dörrpflaumen.
- **Kohlenhydrate:** Mindestens **3 Handvoll** (= 3 Portionen) **Kartoffeln, Hülsenfrüchte** (d. h. Erbsen, Bohnen oder Linsen) oder **Getreideprodukte**, z. B. Vollkornbrot, Müsli oder Speisen aus Vollkornmehl. Je mehr Sport du betreibst, desto mehr benötigst du von dieser Gruppe. Dauert das tägliche Training länger als eine Stunde, nimm noch eine Portion pro Stunde Sport zusätzlich dazu. Mehr zu den Kohlenhydraten findest du auf S. 53. Die Schweizer Gesellschaft für Sporternährung (SSNS) empfiehlt für Spitzensportler deutlich größere Portionen, z. B. pro Portion 75 bis 125 g Brot, am besten Vollkornbrot, oder 60 bis 100 g (roh gewogen) Hülsenfrüchte, also Erbsen, Bohnen, Linsen oder Kichererbsen, oder 180 bis 300 g Kartoffeln oder 45 bis 75 g (Rohgewicht) Flocken, Nudeln, Mais, Reis oder andere Getreidekörner.
- **3 Portionen Milchprodukte**, 1 Portion = 1 Becher à ca. 200 bis 250 g eines flüssigen Milchprodukts, z. B. Joghurt, Buttermilch oder Milch, oder 1 Scheibe Käse à ca. 25 g
- **2 bis 3 Esslöffel Öl oder Nüsse oder Saaten**, z. B. Sesam, Sonnenblumen- oder Kürbiskerne. Wenn du täglich mehrere Stunden Sport betreibst und dein Gewicht am unteren Limit kratzt, dann kannst du

von dieser Gruppe pro Stunde Sport noch ½ Portion zusätzlich essen, das entspricht in etwa der Menge eines Kaffeelöffels Öl oder eines Esslöffels Nüsse.

Wöchentlich

- **3 Portionen Fleisch** inklusive aller Fleischprodukte; 1 Portion = ca. 100 bis 120 g Fleisch roh gewogen, das entspricht in etwa einem Stück von der Größe einer Handfläche (ohne Finger)
- evtl. **2 bis 3 Portionen Fisch** (ebenfalls handtellergroß, also pro Portion ca. 100 bis 120 g)
- **3 bis 6 Eier**

Welche Lebensmittel sollte ich im Sport eher meiden?

Jeder kennt das: Fettreiches, Alkohol, deftige und üppige Speisen nagen ordentlich an der Leistungsfähigkeit. Es macht also Sinn, vor, während und nach dem Sport leicht verdauliche Kost zu bevorzugen (vgl. S. 118).

Sollte ich als sportlich aktiver Mensch bei der Lebensmittelqualität etwas beachten?

Ja, auf jeden Fall. Im Sport entstehen Abbauprodukte, die du über die Leber und Nieren entsorgen musst. Zusatzstoffe, Pestizide & Co müssen ebenfalls über dieselben Organe ausgeschieden werden. Damit du deine Entgiftungsorgane perfekt unterstützen kannst, helfen dir natürliche Lebensmittel ohne künstliche Zusatzstoffe, also kein Fast Food und auch keine Fertigprodukte, sondern am besten Selbstgemachtes aus frischen Zutaten in Bio-Qualität, so regenerierst du am schnellsten (vgl. S. 118).

> Hoch verarbeitete Lebensmittel mit vielen Zusatzstoffen können deinen Stoffwechsel und damit deine Leistungsfähigkeit bremsen. Mit selbst zubereiteten Speisen aus frischen Zutaten setzt du die beste Basis!

Soll man das Essen gendern?

Gibt es im Ausdauer- und Kraftsport geschlechtsspezifische Ernährungsempfehlungen? Ja, aber mit der oben angeführten Faustregel genderst du automatisch, da sich die Portionsgröße an deiner Handgröße orientiert.

Wenn du es ganz genau wissen möchtest, findest du auf Makro- und Mikronährstoffebene detaillierte Empfehlungen, die sich auf das Körpergewicht und das Geschlecht beziehen, damit erfolgt eine individuelle Anpassung. Welcher Nährstoff in welcher Menge benötigt wird, kannst du den DACH-Referenzwerten (DACH = Deutschland, Österreich, Schweiz) entnehmen (www.dge.de/wissenschaft/referenzwerte/?L=0). Im Gesundheitssport kommst du aber mit der oben erwähnten Faustregel aus.

Was die Unterschiede zwischen der Ernährung im Ausdauer- und jener im Kraftsport betrifft, so sind diese im Hobbysport nicht so gravierend, wie man oft annimmt. Ausdauersportler benötigen etwas mehr Kohlenhydrate, also Getreide, Kartoffeln oder Hülsenfrüchte, Kraftsportler einen Hauch mehr Eiweiß (vgl. Kapitel Eiweiß, S. 76).

Makro- und Mikronährstoffe, was ist das?

- **Makronährstoffe** liefern Energie, also Kalorien. Dazu zählen Eiweiß, Fett und Kohlenhydrate.
- **Mikronährstoffe** sind energiefrei, aber für die Körperfunktionen unverzichtbar. Zu den Mikronährstoffen gehören im Wesentlichen Vitamine, Mineralstoffe, bioaktive Substanzen und Ballaststoffe.

Wie gehst du vor, wenn du keine tierischen Produkte magst und vegetarisch oder vegan lebst?

Erkundige dich am besten bei einem Diätologen, so kannst du Mangelerscheinungen, z. B. einen Vitamin-B12-Mangel, vermeiden. Es gibt viele Formen des Vegetarismus (pescetarisch, ovo-lacto-vegetarisch, ovo-vegetarisch, lacto-vegetarisch) bis hin zum Veganismus, der sich auch in verschiedene Gruppen splittet. Daher muss immer individuell entschieden werden, mit welchen Lebensmitteln ein Ausgleich zu den tierischen Lebensmitteln erfolgen kann. Fisch lässt sich zum Beispiel wunderbar durch Kartoffeln, Hülsenfrüchte, Jodsalz und pflanzliche Öle ersetzen, z. B. Leinöl. Eine Alternative für das Kalzium aus Milchprodukten kann kalziumreiches Mineralwasser darstellen, hier liegt die Verfügbarkeit in etwa gleich hoch wie bei Milch.

Welche pflanzlichen Lebensmittel bieten sich für Veganer:innen im Sport an?

Die Palette an pflanzlichen Lebensmitteln ist enorm:

- **Getreide** (Nudeln, Brot, Haferflocken, Müsli, Gerste, Hirse, Buchweizen, Quinoa, Amaranth, Grünkern, Polenta ...)
- **Kartoffeln**
- **Hülsenfrüchte** (Erbsen, Bohnen, Linsen, Sojabohnen, Kichererbsen ...)
- **Obst**
- **Gemüse**
- **Ölsaaten** (Sonnenblumenkerne, Leinsamen, Sesam, Kürbiskerne ...)
- **Samen** (Hanf, Mohn ...) und daraus gezogene **Sprossen** (Kressesprossen, Zwiebelsprossen, Radieschensprossen, Bockshornkleesprossen ...)
- **Kräuter**
- **natürliche Gewürze** (Pfeffer, Vanille, Zimt, Koriander, Muskat ...)
- **Nüsse** (Haselnuss, Walnuss, Mandeln, Pinienkerne, Pistazien, Cashew ...)
- **Öle**

Wichtig zu beachten: Kombiniere deine Eiweißquellen, sonst kann es zu einem Mangel kommen, denn pflanzliches Eiweiß ist schlechter verwertbar als tierisches und enthält weniger vom für den Muskelaufbau wichtigen Leucin. D. h., verbinde entweder

- Getreide mit Kartoffeln,
- Getreide mit Hülsenfrüchten
  z. B. Mais mit Erbsen oder braunen Reis mit Sojabohnen oder Vollkornweizenprodukte (Nudeln, Vollkornbrot ...) mit Linsen (Linsenaufstrich, Linseneintopf),
- oder Hülsenfrüchte mit Kartoffeln.

Wenn du diese Kombi mindestens 3 x täglich einhältst, ist ein Eiweißmangel trotz Sport unwahrscheinlich: z. B. Linsensuppe (Hülsenfrüchte) mit Brot (Getreide) oder Gemüsenudeln (Getreide) mit Erbsen (Hülsenfrüchte). Praktischerweise liefern Getreide, Kartoffeln und Hülsenfrüchte auch gleichzeitig die beim Sport erforderlichen Kohlenhydrate mit.

Anfangs führen Hülsenfrüchte oft zu massiven Blähungen und Magen-Darm-Problemen. Starte daher am besten mit Linsen, diese sind besser verträglich als Bohnen. Mit der Zeit verbessert sich zumeist die Verträglichkeit insgesamt.

Die lebensnotwendigen Fettsäuren tankst du über Nüsse, Ölsaaten und Öle, z. B. Leinöl. Avocado liefert ebenfalls gesunde Fette, allerdings erfordert der Anbau von Avocado sehr viele Ressourcen. Es gibt aber mittlerweile Bio-Bauern, die nachhaltig angebaute Früchte verkaufen, z. B. erhältlich über die Internet-Plattform www.crowdfarming.com.

Die Makronährstoffe, also Eiweiß, Fett und Kohlenhydrate, lassen sich somit auch in der veganen Ernährung über herkömmliche Lebensmittel sehr gut abdecken, unter der Voraussetzung, dass die Lebensmittel optimal kombiniert werden. Da vegetarische Kost aufgrund des hohen Ballaststoffanteils sehr gut sättigt, kann es manchmal passieren, dass zu wenig gegessen wird und sich damit die Leistungsfähigkeit reduziert und der Muskel abbaut.

Anders verhält es sich bei den Mikronährstoffen. Als Mikronährstoffquelle dienen zwar zahlreiche Lebensmittel, z. B. Obst, Gemüse, Sprossen, Kräuter, natürliche Gewürze und jodiertes Salz, sowie alle weiteren oben erwähnten Lebensmittel, wie z. B. Vollkorngetreide und Kartoffeln, aber die wissenschaftliche Datenlage zeigt, dass es trotzdem nicht bei allen Mikronährstoffen klappt. Mängel treten gehäuft z. B. bei Vitamin B12, Eisen, Jod, Kalzium und Vitamin D sowie Omega-3-Fettsäuren auf. So zeigt eine Studie aus dem Jahr 2016 mit über 30.000 Teilnehmern eine problematische Versorgung mit Vitamin B12 und Jod. Während man bei einem Vitamin-B12-Mangel um eine Substitution kaum herumkommt, gelingt die Deckung des Jodspiegels auch bei veganer Ernährung sehr einfach. Es genügt die Verwendung von jodiertem Salz. Algen liefern zwar auch Jod, aber nicht selten in zu großen Mengen, sodass ein regelmäßiger Algenkonsum eine Überdosierung hervorrufen kann. Leider gibt es in der EU kein Gesetz, das eine Jod-Höchstdosis bei Algen vorschreibt, lediglich seit 2018 eine Empfehlung. 2020 untersuchte die österreichische Agentur für Ernährungssicherheit (AGES) den Jodgehalt in Algen. Knapp 12 % der untersuchten Produkte wurden beanstandet, entweder wegen zu hohen Jodgehalts, falscher Kennzeichnung in Bezug auf die maximale Verzehrmenge oder fehlenden Hinweises auf eine gesundheitsverträgliche Zubereitung.

Fazit: Mit einer möglichst abwechslungsreichen veganen oder vegetarischen Ernährung lässt sich der Großteil der Mangelerscheinungen recht gut in den Griff bekommen bzw. entstehen erst gar nicht. Etwas schwieriger wird es bei Vitamin B12 und Eisen, hier macht es Sinn, die Blutwerte mindestens 1 x jährlich kontrollieren zu lassen und bei Bedarf zu substituieren.

Ich lebe vegetarisch/vegan, betreibe viel Sport und meine Blutwerte waren in den letzten Jahren immer im Lot, soll ich trotzdem regelmäßig Blut-Checks durchführen?

Cool! Eine pflanzenbasierte Kost galt schon immer als Jungbrunnen. Slogans wie „Mehr von der Pflanze, weniger vom Tier" sind eigentlich fast schon antik und trotzdem topaktuell.

Aber Achtung! Manchmal trügt der Schein, denn es gibt Mikronährstoffe, die wir lange Zeit im Körper speichern können, d. h., ein Mangel fällt erst sehr spät auf, wenn man Pech hat zu spät. Bekanntestes Beispiel ist das Vitamin B12. Hier verfügt der Körper über eine sehr große Speicherkapazität. Es kann sein, dass dein B12-Spiegel bis zu 10 Jahre im Lot bleibt, aber irgendwann plötzlich steil abfällt. Nun könnte man meinen, mit einer B12-Tablette wäre alles getan. Das ist aber leider nicht immer der Fall. Es kommt vor, dass Menschen offensichtlich verlernen, Stoffe zu resorbieren, die man ihnen lange Zeit entzogen hat. Wohl vergleichbar mit einem Muskel, den man lange Zeit nicht trainiert. Die Konsequenz daraus: Du schluckst deine Pillen, aber am Blutwert ändert sich kaum was. D. h., du steuerst geradeaus in einen latenten Mangel mit allen dadurch resultierenden negativen Folgen. Daher besser 1 bis 2 x jährlich die wichtigsten Blutwerte bestimmen lassen, wie z. B. Vitamin B12 und Eisen, und sofort handeln, sobald es auch nur einen geringen Abfall gibt.

> Der Vitamin-B12-Spiegel reagiert relativ spät, ein deutlich früherer Marker für ein B12-Defizit stellt Holotranscobalamin (kurz: Holo-TC) dar, das man ebenfalls im Blut messen kann.

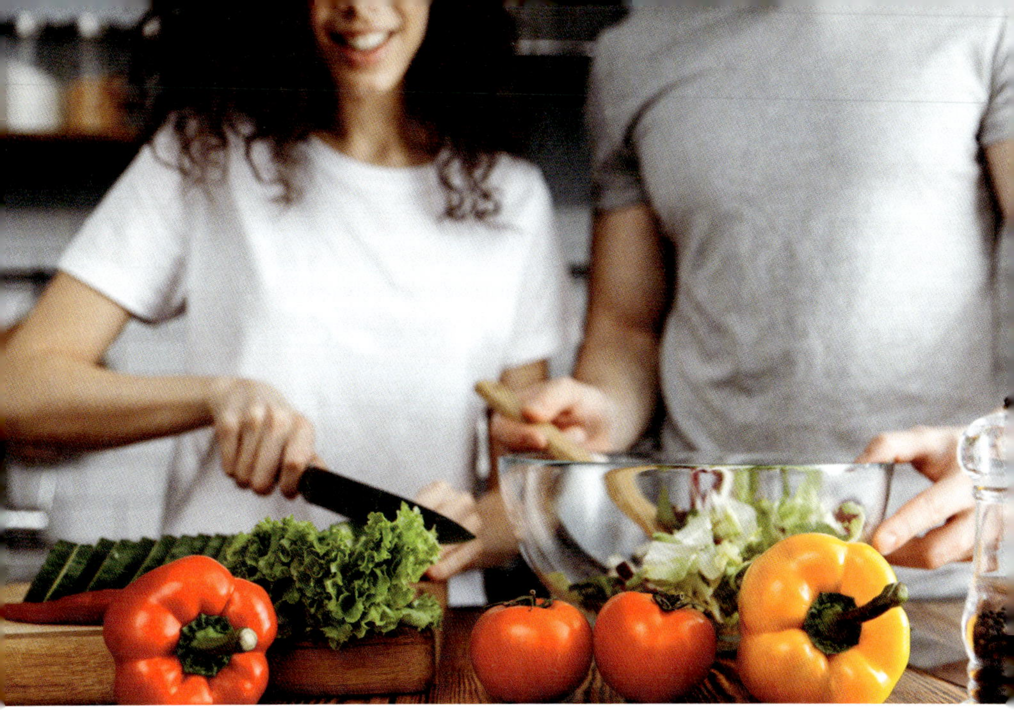

Ich lebe vegan, muss ich auf vegane Fertigprodukte zurückgreifen, oder klappt es auch mit natürlichen Lebensmitteln?

Nein, vegane Fertigprodukte sind nicht nötig, im Gegenteil: In veganen Fertigprodukten steckt leider vielfach genauso viel Entbehrliches, wie man das auch aus herkömmlichen Fertigprodukten kennt. Daher kommt es bei vermehrtem Genuss veganer Fertigprodukte auch oft zu diversen „Nebenwirkungen", z. B. Magen-Darm-Beschwerden oder Unverträglichkeiten. Zudem stellt sich oft die Frage, ob der hohe Preis tatsächlich gerechtfertigt ist oder ob man hier nicht nur viel Geld mit einer Trendernährung verdienen will? Z. B. wird der früher boykottierte Analogkäse heute sündhaft teuer als veganer Käse verkauft, Fleischimitate als teures veganes Fleisch.

Kann ich mich darauf verlassen, dass auf den verpackten Lebensmitteln alle Zutaten angeführt werden, die im Produkt stecken?

Nein! Für bestimmte Lebensmittel muss erst gar kein Zutatenverzeichnis angeführt werden, z. B. bei Gärungsessig oder den tierischen Produkten Käse und Butter. Bei anderen Lebensmitteln kann auf die Anführung von Zutaten verzichtet werden, wenn sie bestimmten Kriterien entsprechen, z. B. Lebensmittelzusatzstoffe und Enzyme, die als Verarbeitungshilfsstoffe eingesetzt werden oder die im Enderzeugnis keine technologische Wirkung mehr ausüben. Gleiches gilt für Trägerstoffe und andere Hilfsstoffe, die nicht in die Kategorie der Zusatzstoffe fallen, aber dennoch wie Zusatzstoffe verwendet werden. Diese und weitere Ausnahmen ermöglichen findigen Lebensmitteltechnologen die Kreation von scheinbaren „clean-label"-Produkten, also vermeintlich zusatzstofffreien Produkten, die aber für den Einzelnen durchaus nachteilige Wirkung haben können, z. B. wenn bestimmte Eiweißfragmente, deren Existenz man mangels Deklaration nicht kennt, zum Allergieauslöser werden.

Vielen veganen Fertigprodukten werden Mikronährstoffe zugesetzt, z. B. Vitamin C, Vitamin B12, Eisen und Kalzium. Macht das Sinn?

Großteils nein, vielfach handelt es sich um Augenauswischerei! Das Vitamin C in der Nudel geht z. B. durch den Garvorgang verloren. In Kombination mit Kalzium bildet Eisen einen unlöslichen Komplex, der nicht mehr wirken kann, daher soll man auch zur Eisentablette niemals Milchprodukte essen (diesen Hinweis findest du auf jedem Eisen-Beipackzettel). Eine Kombi aus Kalzium und Phosphaten, die oft als Bindemittel eingesetzt werden, erweist sich ebenfalls als ungünstig. Dazu kommt, dass es sich meist nur um die Bezeichnung einer Gruppe handelt, z. B. könnten wir als Kalziumquelle den Putz von den Wänden herunterkratzen und essen, aber diese chemische Form von Kalzium ist für unseren Körper nicht nutzbar, genau so verhält es sich auch mit vielen anderen Vitaminen und Mineralstoffen. Wir nehmen also nicht z. B. DAS Kalzium auf, sondern lediglich die für uns geeigneten chemischen Verbindungen.

Vegan und vegetarisch – worauf muss ich vor, während und nach intensiven Sporteinheiten achten?

Im Prinzip gelten für dich die Regeln der Sporternährung genauso wie für jene, die tierische Produkte essen. Einzig beim Eiweiß ist es wichtig, noch genauer auf die Kombis zu achten. Achte auch auf die ausreichende Deckung deines Kalorienbedarfs! Bei veganer Ernährung fällt es aufgrund der vielen sättigenden Ballaststoffe nicht immer leicht, genug zu essen. Wenn du aber, wie oben beschrieben, abwechslungsreich und gesund isst, deine Blutwerte regelmäßig checken lässt und weitgehend auf Fertigprodukte verzichtest, steht einem gesunden Sportvergnügen nichts im Wege.

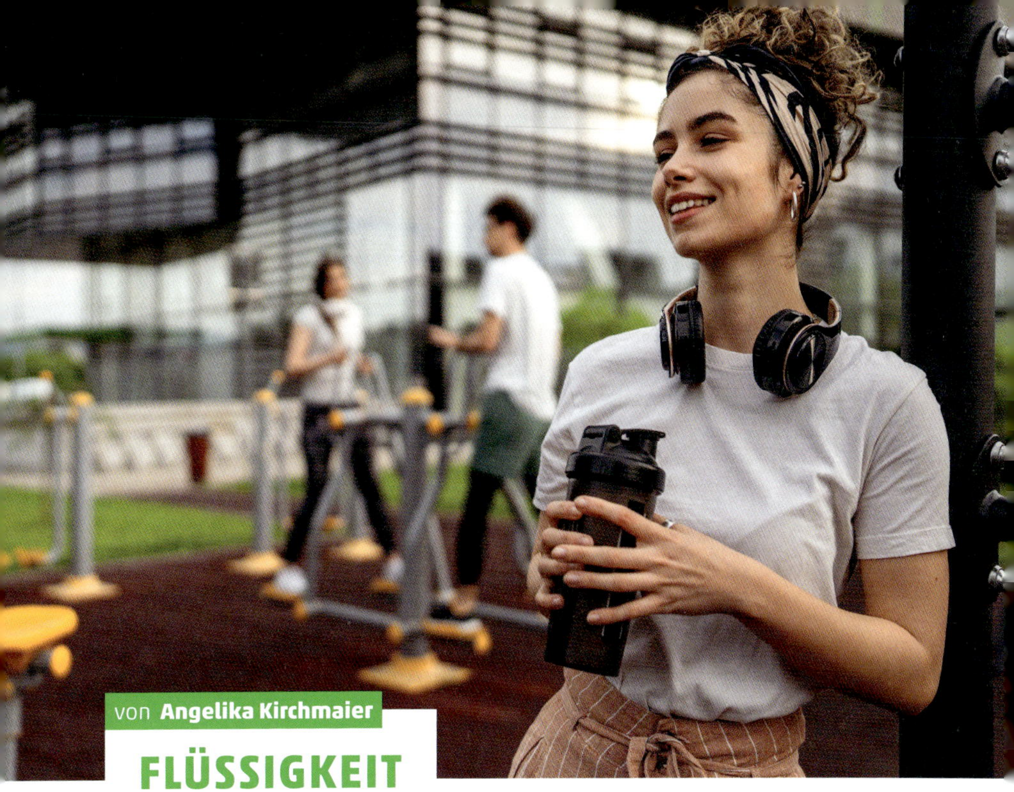

von **Angelika Kirchmaier**

FLÜSSIGKEIT IM SPORT

Ohne Wasser kein Leben und schon gar keine sportlichen Höchstleistungen. Wasser erfüllt unzählige Aufgaben, u. a. sorgt es für den Transport der Energie zu den Muskeln und zum Gehirn, den Abtransport der Abbaustoffe, die beim Sport zwangsläufig anfallen und die Kühlung in Form von Schwitzen, ansonsten würden wir uns überhitzen, die zarten Eiweißstrukturen wie ein Ei stocken und wir damit sterben. Ein Flüssigkeitsverlust von nur 5 % des Körpergewichts kann zu einem Leistungsverlust von bis zu 50 % führen. Einen einheitlichen Flüssigkeitsbedarf gibt es leider nicht. Jeder Mensch benötigt seine individuelle Flüssigkeitsmenge! Die Harnfarbe zeigt dir, ob du genügend getrunken hast.

Flüssigkeitsbedarf – wie viel soll ich im Alltag trinken?

Der Flüssigkeitsbedarf lässt sich berechnen, allerdings ist die Berechnung schwierig, da viele Faktoren zu berücksichtigen sind. Es beginnt beim täglichen altersabhängigen **Grundbedarf** (lt. DACH-Referenzwert), der sich aus folgenden drei Faktoren zusammensetzt:

- **Trinkflüssigkeit**
- **Flüssigkeit aus den Lebensmitteln** (z. B. das Wasser im Brot, ohne Wasser wäre Brot steinhart)
- **Oxidationswasser** (= Wasser, das bei der Verdauung entsteht)

Dieser Grundbedarf nimmt im Laufe des Lebens ab. Beim Säugling liegt er noch bei 130 ml/kg Körpergewicht, bei über 65-Jährigen nur mehr bei 30 ml/kg Körpergewicht.

Während sich deine Trinkmenge relativ einfach bestimmen lässt (einfach wiegen/messen, was du trinkst), erweist sich dies beim Flüssigkeitsanteil in den Lebensmitteln bereits als Herausforderung. Man müsste von jedem Lebensmittel den exakten Flüssigkeitswert bestimmen. Als grobe Faustregel gilt: Je mehr Obst und Gemüse am Speiseplan, desto höher der Flüssigkeitsanteil. Das Oxidationswasser variiert wiederum in Abhängigkeit von den gewählten Lebensmitteln.

Als wäre das nicht schon komplex genug, wirken noch weitere Faktoren auf den Flüssigkeitsbedarf ein, z. B. Geschlecht, Luftfeuchtigkeit, Temperatur, Kleidung, Anteil der Muskelmasse, Sportart, Sportpensum oder der Schweißverlust.

Fazit: Mit Berechnungen alleine kannst du deinen Flüssigkeitsbedarf kaum seriös bestimmen, dazu müsstest du Berechnungen und klinische Messungen kombinieren. Aber das ist auch nicht nötig, denn es gibt eine einfache Faustregel, die dir zeigt, ob du genügend getrunken hast.

Faustregel – trinke ich genug?

Dein Harn sollte tagsüber immer hell sein, dann ist dein Flüssigkeitsspiegel im Lot.

Achtung! Diese Faustregel gilt nur, wenn du gesund bist. Sollten dein Herz, also deine Pumpe, oder deine Nieren, also dein Sieb und Filterorgan, nicht ganz so fit sein, muss die Flüssigkeitsmenge entsprechend angepasst

> Flüssigkeit sorgt für die Kühlung und den An- und Abtransport diverser Nähr- und Abfallstoffe!

werden. Trinkst du in diesem Fall zu viel, fällt es deinem Körper schwer, das Wasser wieder loszuwerden, mit der Folge von z. B. Ödemen oder Wasseransammlungen in der Lunge. Fazit: Wenn du krank bist, besprich am besten mit deinem Arzt, wie viel du trinken kannst.

Flüssigkeitsbedarf – wie viel soll ich beim Sporteln trinken?

Die Faustregel, dass der Harn tagsüber immer hell sein soll, gilt auch beim Sport. Exakte Berechnungen und Messungen sind aufgrund der vielen Umweltfaktoren, die sich zudem noch täglich ändern können, sehr schwierig und daher nur im Spitzensport in aller Komplexität machbar.

So sind die Empfehlungen auch sehr breit gefasst. Die renommierte Schweizer Swiss Sports Nutrition Society (SSNS) empfiehlt z. B. 0,4 bis 1,2 l Trinkflüssigkeit pro Stunde Sport. Ein etwaiger Schweißverlust, der während des Sports nicht ausreichend kompensiert wurde, sollte lt. SSNS mit der 1- bis 1½-fachen Menge an Flüssigkeit ausgeglichen werden. D. h., wenn du wissen möchtest, ob du genügend trinkst, dann stell dich, wie auf S. 40 beschrieben, vor (mit leerer Blase) und nach dem Sport auf die Waage. Die Gewichtsdifferenz ergibt in etwa den Flüssigkeitsverlust, den du nicht über Getränke decken hast können.

Ich bin outdoor unterwegs, wie soll ich da meine Harnfarbe kontrollieren?

- **Im Winter:** Pinkle in den Schnee, wenn du deinen Harn nicht siehst, ist alles im grünen Bereich, kannst du mit deinem Harn im Schnee schreiben, trink!
- **Wenn es keinen Schnee gibt:** Nimm dir ein Stück von einem weißen WC-Papier mit und pinkle darauf. Bitte keine Papiertaschentücher verwenden, diese verrotten deutlich langsamer als WC-Papier. Bitte deck das Papier nach deinem Harntest vollflächig mit einem Stein ab, damit es für Tiere keine Gefahr mehr darstellt.

Vor dem Sport – welche und wie viel Flüssigkeit soll es sein?

Welches Getränk?

- Leitungswasser, Mineralwasser, ungesüßte Tees (keine Entwässerungstees, z. B. Entschlackungstee oder Brennnesseltee, diese trocknen dich aus), klare, mild gesalzene Suppe (vgl. Rezept S. 51)

Welche Menge wann?

- Am besten schon an den Tagen davor so viel trinken, dass der Harn tagsüber immer hell ist. Im Idealfall ist er das sowieso immer!
- Verzichte auch an den Tagen davor auf Alkohol, Alkohol wirkt bis zu 14 Tage nach!
- In den letzten 2 bis 4 Stunden vor der Belastung: ca. 5 bis 10 ml pro kg Körpergewicht, das ergibt z. B. bei einem Gewicht von 70 kg eine Mindesttrinkmenge von 350–700 ml. Ob du ausreichend getrunken hast, merkst du wie immer an der Harnfarbe.
- 30 Minuten vor dem Sport – wenn es sehr heiß ist und du vermehrt schwitzen wirst: 1–2 Gläser langsam trinken (200–400 ml)
- 5 bis 10 Minuten vor der Belastung: ½–1 Glas (100–200 ml)

Wenn du mehr verträgst, ohne dass du danach sofort aufs WC musst oder dir übel wird, kannst du natürlich auch mehr trinken.

Während des Sports – welche und wie viel Flüssigkeit soll es sein?

Während des Sports soll genau das ausgeglichen werden, was du verlierst.

- **bis 60 Minuten Sport:** Wenn du nicht bis kaum schwitzt, genügt es, nach ca. 60 Minuten zur Trinkflasche zu greifen, vorausgesetzt du hast an diesem Tag ausreichend getrunken (vgl. helle Harnfarbe). Wenn du schwitzt, dann trinke alle ca. 15 Minuten Leitungswasser, Mineralwasser oder einen ungesüßten Tee.
- **ab 60 Minuten Sport, oder wenn es sehr heiß ist, auch schon früher**: Leitungswasser, Mineralwasser, ungesüßter Tee oder klare Suppe (vgl. Rezept S. 50)
- **ab ca. 1½–2 Stunden Sport:** Du bist schlank und sportlich, möchtest dein Gewicht halten und isst im Anschluss an den Sport etwas, dann genügen Leitungswasser, Mineralwasser, ungesüßter Tee und klare

Suppe, wenn du nach dem Sport nichts essen möchtest, ein isotonisches Getränk (vgl. Rezept S. 49).

- **ab ca. 1½–2 Stunden Sport** (Fokus Gewichtsreduktion): Wenn du Gewicht verlieren möchtest und die Leistung dir nicht so wichtig ist, dann trink Leitungswasser, Mineralwasser oder ungesüßten Tee. Falls du sehr viel und sehr salzig schwitzt, kannst du eine winzige Prise Salz in dein Getränk mischen (maximal 1 g Salz/Liter Wasser). Wenn du während des Sports auf die Energiezufuhr verzichtest, muss dein Körper zwangsläufig auf seine Fettreserven zurückgreifen. Wenn du länger als ca. 4 Stunden sportlich aktiv bist, benötigst du trotzdem eine Energiequelle entweder in Form eines isotonischen Getränks oder in Form einer Jause (vgl. Jausenvorschläge S. 145).
- **ab ca. 1½–2 Stunden Sport** (Fokus Gewichtsreduktion und Leistung): Du möchtest Gewicht verlieren, aber trotzdem eine perfekte Leistung erzielen? Die eierlegende Wollmilchsau ist etwas schwierig. Für die Leistung sind entweder ein isotonisches Getränk oder eine Jause in Kombi mit Wasser, Mineralwasser oder ungesüßtem Tee nötig, für die Gewichtsreduktion wäre es besser, wenn du einmal für 2 bis 4 Stunden fastest.

Nach dem Sport – welche und wie viel Flüssigkeit soll es sein?

Welches Getränk?

- Leitungswasser, Mineralwasser, ungesüßte Tees, klare Suppe (vgl. Rezept S. 50). Den Elektrolytausgleich schaffst du mit dem herkömmlichen Essen.
- Du bist sehr schlank und athletisch und hast sehr stark geschwitzt? Dann kann ein isotonisches Getränk hilfreich sein.
- Du willst abnehmen? Bleib am besten bei Wasser und ungesüßten Tees, um dein Kalorienkonto nicht sofort wieder aufzufüllen.
- Du willst deine Glykogenspeicher auffüllen und deine Fettreserven schonen? Dann benötigst du pro Gramm Glykogen ca. 19 mg Kalium und 3 g Wasser, dazu noch Natrium für die bessere Resorption. Diesen Mix erreichts du am besten mit einem Fruchtsaft, vermischt mit ca. 2 Teilen Wasser und einer kleinen Knabbergebäck-Salzbreze oder einer winzigen Prise Salz.

Welche Menge?

- 0,4 l bis 0,8 l pro Stunde, so lange, bis dein Harn wieder hell ist. Den Schweißverlust (vor und nach dem Sport wiegen, Differenz = Schweißverlust) füllst du mit der ca. 1½-fachen Menge an Flüssigkeit wieder auf. Wiegst du z. B. nach dem Sport um 1 kg weniger als davor, so solltest du ca. 1½ l nachtrinken, verteilt auf 0,4 bis 0,8 l pro Stunde. Lauwarme Getränke sind am besten verträglich (z. B. einen Schuss kochend heißes Wasser aus dem Wasserkocher ins Getränk mischen).

Buttermilch nach dem Sport?

Ja, Buttermilch kann durchaus mit isotonischen Getränken mithalten, einzig das Natrium, also das Salz, kommt in zu geringer Menge vor. Wenn du also während der sportlichen Belastung sehr viel und sehr salzreich geschwitzt hast, kannst du deine Buttermilch entweder mit einer winzigen Prise Salz würzen (maximal 1 g Salz pro Liter Buttermilch) oder du isst danach einfach Lebensmittel, die Salz enthalten, z. B. einen Löffel Sauerkraut oder ein Stück Salzstangerl, mehr ist nicht nötig.

Fettarme Milch wäre genauso möglich, allerdings wird Buttermilch aufgrund der Säure und des geringeren Fettanteils oft besser vertragen.

Mineralwasser mit Zitronensaft oder Soda-Zitron nach dem Sport?

Ja! Mineralwasser mit echtem(!) Zitronensaft und, falls du stark geschwitzt hast, mit einer winzigen Prise Salz gewürzt kann nach dem Sport empfohlen werden. Aber Achtung! Statt Zitrone wird oft ein Konzentrat verwendet. Lass dir daher am besten ½ Zitrone geben und presse den Saft selbst ins Sodawasser. Wenn du die Zitrone mitsamt der Schale in dein Getränk geben möchtest, sollte es eine Bio-Zitrone sein, denn sonst können sich die Oberflächenpestizide von der Schale lösen und in dein Getränk übergehen, d. h., du trinkst ein giftiges Wasser, das deine Regeneration einbremst, denn dein Körper arbeitet nur dann besonders effizient, wenn er sich nicht um die Entsorgung von anderen Giften kümmern muss.

Kokosnusswasser nach dem Sport?

Ja! Wenn du nur wenig geschwitzt hast (Flüssigkeitsverlust von maximal 2 %), dann kann dich Kokosnusswasser wieder rehydrieren. Darüber hinaus benötigst du Kohlenhydrate und Salz. D. h., wenn du sehr viel salzigen Schweiß verloren hast und mit Kokosnusswasser rehydrieren möchtest, vermische das Kokosnusswasser mit einer winzigen Prise Salz (maximal 1 g) und einem guten Schuss hundertprozentigem Fruchtsaft (ca. 100 g).

Achtung! Kokosmilch eignet sich aufgrund der Zusammensetzung nicht, nur Kokoswasser.

Hypo-, iso- oder hypertone Getränke – ist Flüssigkeit nicht gleich Flüssigkeit?

Als Freizeit- und Hobbysportler kommst du im Normalfall mit hypotonen Getränken aus, insbesondere dann, wenn du abnehmen möchtest.

- Als **isoton** bezeichnet man ein Getränk, das in etwa die gleiche Anzahl an „gelösten Teilchen" wie dein Blut (ca. 290 mosmol/l) enthält. Dass ein Getränk isoton wirkt, bedeutet aber noch lange nicht, dass es uns guttut, d. h., es kann zwar die Anzahl der gelösten Teilchen ähnlich sein, aber wenn es sich nicht um die richtigen Teilchen handelt, nützt auch die Isotonie nichts (vgl. alkoholfreies Bier, S. 37). Isotone Getränke machen dann Sinn, wenn du über mehrere Stunden nichts essen kannst oder willst und trotzdem sportlich aktiv bist, z. B. bei einem Marathon. Wenn du abnehmen möchtest, überleg dir den Einsatz sehr gut. Denn isotonische Getränke füllen dein Kalorienkonto ordentlich auf und bremsen die Fettverbrennung ein. Übrigens, Milch muss immer isoton sein, sonst könnte ein Säugling nicht überleben. Daher ist die Buttermilch als Regenerationsgetränk so beliebt.
- Als **hypoton** bezeichnet man ein Getränk, das weniger gelöste Teilchen als dein Blut enthält, der Wert liegt also unter 290 mosmol/l. Da du über dein Essen ebenfalls gelöste Teilchen aufnimmst, sind diese Getränke perfekt für den Alltag geeignet: z. B. Leitungswasser mit ca. 50 mosmol/l oder Mineralwasser mit ca. 90 mosmol/l.
- Als **hyperton** bezeichnet man ein Getränk, das mehr gelöste Teilchen als dein Blut enthält. Dein Körper muss also mit Wasser verdünnen, sonst trocknest du aus. Sehr stark hyperton wirkt Wasser aus dem Meer, daher würde uns Meerwasser austrocknen. Z. B. Fruchtsaft, Limonaden, Eistee, Verdünnungssäfte wie etwa Skiwasser und ähnliche Getränke enthalten bis zu ca. 750 mosmol/l, Energy-Drinks bis zu 1000 mosmol/l.

Osmolalität – was ist das?

Sehr vereinfacht ausgedrückt handelt es sich um die Anzahl der gelösten Teilchen, die in einer Flüssigkeit, z. B. im Blut, schwimmen. Je mehr Teilchen im Blut, desto dickflüssiger, je weniger Teilchen, desto dünnflüssiger.

Die Osmolalität des Blutes liegt bei ca. 290 mosmol/l (isoton), bei dieser Konzentration ist die Fließeigenschaft am besten, d. h. das Blut nicht zu dickflüssig. Wasser und ungesüßte Getränke liegen weit unter dem Wert von 290 mosmol/l (hypoton), in Kombination mit dem Essen gleicht sich der Wert aus. Säfte, Limonaden, Energydrinks und alle anderen stark gesüßten oder gesalzenen Getränke erreichen Werte von bis zu 1000 mosmol/l (hyperton) und müssen daher sehr stark mit Wasser verdünnt werden, um den Körper nicht auszutrocknen.

Im Medizinlexikon Pschyrembel wird Osmolalität wie folgt erklärt: „Teilchenzahl aller osmotisch wirksamen Substanzen (im Körper insbesondere Natrium, Glukose, Harnstoff, Chlorid und Bicarbonat) pro Kilogramm Lösungsmittel (Wasser). Die Osmolalität beeinflusst die Verteilung des Wassers zwischen den unterschiedlichen Flüssigkeitsräumen" (Quelle: Pschyrembel online, 2020, URL: www.pschyrembel.de/osmolalität/A0UT1/doc/, Zugriff am 16.1.23).

Wie viel Blut steckt in dir? Die Blutmenge eines Erwachsenen liegt bei ca. 1/12 seines Körpergewichts. Ein 70 kg schwerer Mensch verfügt also z. B. über knapp 6 l Blut.

Muss das Getränk gesalzen sein? Brauche ich zusätzlich Natrium?

Wir essen heutzutage deutlich mehr Salz, als wir benötigen, mit allen damit verbundenen negativen Auswirkungen, z. B. einem höheren Risiko für Bluthochdruck. Aufgrund der von Haus aus hohen Zufuhr muss ein Freizeitsportler im Normalfall nicht auch noch gesalzene Getränke zu sich nehmen. Nur in Ausnahmefällen benötigst du tatsächlich noch eine Extraportion Salz im Getränk, in diesem Fall kommen isotonische Getränke zum Einsatz (vgl. Rezepte S. 49).

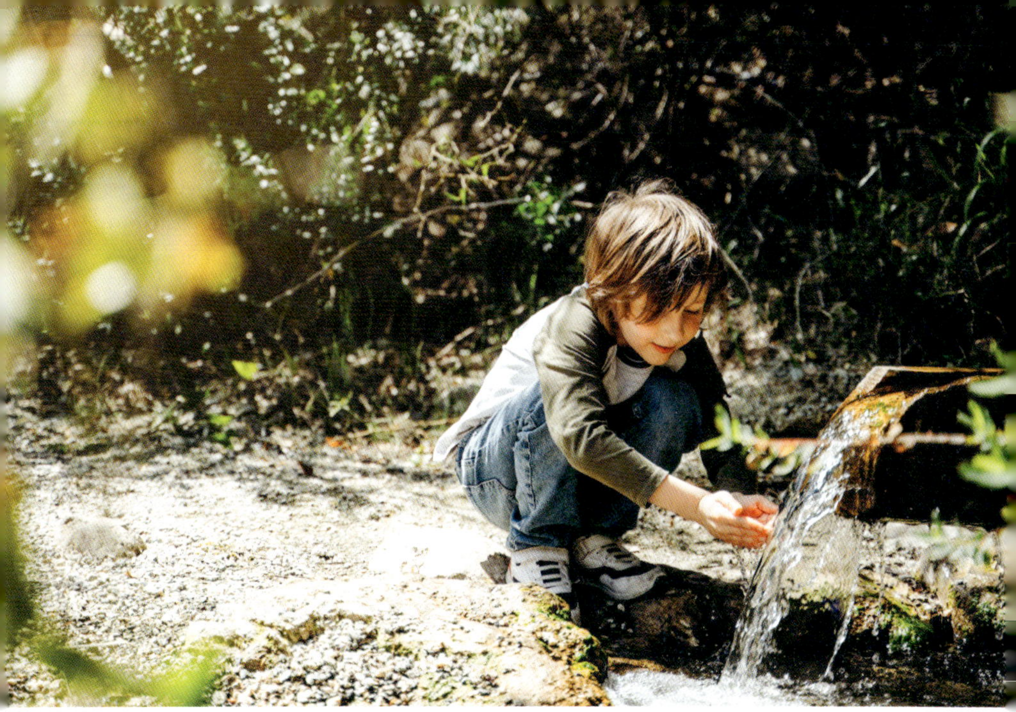

Woher weiß ich, ob ich zusätzliches Salz brauche?

Ob du zusätzliches Salz benötigst oder nicht, hängt von deinem Salzverlust im Schweiß ab. D. h., je mehr Schweiß du produzierst (Schweiß tropft ab) und je salziger du schwitzt (weiße Salzränder am Shirt) in Kombination mit keiner oder kaum Nahrungsaufnahme (Essen = Salzquelle), desto höher ist die Wahrscheinlichkeit, dass du Salz im Getränk benötigst. Als Ausgleich kann eine kleine Prise Salz im Wasser dienen, eine gesalzene Speise oder eine isotonische Flüssigkeit.

Beispiele für einen möglichen zusätzlichen Salzbedarf

- ➜ Du trinkst genug, trotzdem wird dir nach einer langen Sporteinheit mit **hohem Schweißverlust** regelmäßig übel, manchmal musst du sogar erbrechen. Du bekommst Kopfschmerzen, Muskelkrämpfe und deine Konzentration lässt nach. Diese Symptome können ein Zeichen für einen Natriummangel sein.
- ➜ Deine sportliche Betätigung dauert länger als 1 Stunde, es ist sehr heiß, du **schwitzt stark** und dein Sport erlaubt es dir nicht oder kaum, dass du zwischendurch eine Jause zu dir nimmst (z. B. Marathonlauf, Radrennen ...).

- Du betreibst mindestens eine Stunde Sport und **schwitzt** dabei so **stark und salzhaltig**, dass sich auf deinen Shirts weiße Salzflecken bilden. Dazu kommt, dass du nach dem Sport einfach keinen Appetit hast und dadurch über das Essen kein Salz zu dir nimmst.
- Deine sportliche Betätigung dauert 4 bis 8 Stunden oder länger. Du möchtest in dieser Zeit nichts essen, nimmst also kein Salz über das Essen zu dir.
- Du nimmst an einem Wettkampf teil und möchtest ganz vorne mitmischen. Die Leistung ist dir während des Wettkampfs das Allerwichtigste.

Salz = ein Mix aus Natrium und Chlorid

Trinkst du im Falle dieser enormen Salzverluste als Ausgleich nur Wasser, kann es zu einer Hyponatriämie kommen, also einem Salzmangel im Blut. Dieser führt zu den oben genannten Beschwerden wie Übelkeit oder Erbrechen und kann im allerschlimmsten Fall sogar Lungen- oder Hirnödeme verursachen.
Es ist also eine Gratwanderung. Der Salzgehalt soll ausgeglichen sein, sonst verschiebt sich das Wasser zu sehr in Richtung Zellen, diese schwellen an und es kommt zu gefährlichen Ödemen. Auf der anderen Seite muss auch der Kaliumhaushalt (vgl. Kalium, S. 101) im Lot sein, sonst kann die Zelle das Wasser nicht ordentlich aufnehmen. Das extrazellulär vorkommende Natrium muss also mit dem intrazellulär vorkommenden Kalium im Gleichgewicht stehen.

Im Hobbysport stellt sich dieses Problem meistens nicht, denn man isst ja üblicherweise mehrmals täglich oder packt sich eine Jause ein und deckt damit die Salzverluste.

Natrium (aus z. B. Salz = Natriumchlorid) und Kalium (aus Obst und Gemüse, vgl. S. 101) müssen immer ausgeglichen sein. Während Natrium extrazellulär vorkommt und damit dafür sorgt, dass ausreichend Wasser in der Blutbahn bleibt, holt sich das intrazellulär vorkommende Kalium das Wasser in die Zellen, damit diese nicht austrocknen.

Muss ich das Salz immer in das Getränk mischen oder genügt ein Soletti auch?
Ob dein Salz im Getränk oder in der Speise vorkommt, ist irrelevant. Du kannst also auch dein gespritztes Getränk trinken und dazu ein Stück Salzstangerl oder eine kleine Salzbrezel essen.

Ich habe mittags eine Stunde Zeit, um mich zu bewegen. Genügt Wasser oder muss ich auf isotonische Getränke zurückgreifen?

Im Normalfall genügen Leitungswasser, ungesüßter Tee, Mineralwasser oder klare Suppen (vgl. Rezepte Brühen, S. 50). Isotonische Getränke sind nicht nötig.

Wenn ich richtig stark schwitze, habe ich das Gefühl, dass Leitungswasser meinen Durst nicht so richtig löscht. Steckt da etwas dahinter oder täuscht mich das?

Deine Wahrnehmung täuscht dich nicht. Kohlensäurehaltiges Mineralwasser weist eine höhere Osmolalität auf als Leitungswasser oder kohlensäurefreies Mineralwasser und löscht den Durst daher besser. Probier's einmal mit zimmerwarmem, kohlensäurehaltigem Mineralwasser, getrunken in kleinen Schlucken für eine bessere Verträglichkeit. Aufgrund des höheren Anteils an Mineralstoffen gleicht es den schweißbedingten Mineralstoffverlust besser aus.

Falls Mineralwasser deinen Durst auch nicht entsprechend löscht, dann probiere ein isotonisches Getränk, vgl. S. 49. Beachte dabei aber, dass dieses natürlich Kalorien enthält und daher eine evt. angestrebte Gewichtsreduktion behindern kann.

Ist alkoholfreies Bier ein Alternative zu einem isotonischen Getränk?

Nein! Alkoholfreies Bier ist nicht immer isotonisch, einige Biere liegen auch über dem Wert von 290 mosmol/l. Selbst wenn es die Kriterien der Isotonie erfüllt, ist es trotzdem nicht physiologisch, da dem Bier das Salz fehlt, also das Natrium. Zudem darf es noch einen Anteil an Restalkohol von lt. Gesetz bis zu 0,5 Volumenprozent enthalten.

Alkoholfreier saurer Radler?

Ein alkoholfreies Bier mit mindestens der Hälfte Mineralwasser aufgespritzt und, falls du stark geschwitzt hast, mit einer WINZIGEN Prise Salz „gewürzt" ist okay, wenn auch keine Luxuswahl, da der Restalkoholgehalt im alkoholfreien Bier und die Kalorien die Regeneration ein wenig einbremsen. Aber im Vergleich zu einem klassischen Radler ist dieser Mix um ein Vielfaches besser.

Meinem Kind wurde im Sportclub alkoholfreies Bier empfohlen. Dürfen Kinder bedenkenlos alkoholfreies Bier trinken?

Nein! Wie oben beschrieben enthält alkoholfreies Bier noch Restalkohol und ist damit für Kinder ungeeignet. Auch Schwangere sollten aus diesem Grund kein alkoholfreies Bier trinken.

Ich trinke nach dem Sport am liebsten Cola oder Limo und esse eine gute Handvoll Salzbrezeln dazu, ist das optimal?

Nein! Cola und Limo enthalten viel zu viele gelöste Teilchen, haben also eine viel zu hohe Osmolalität, und eine Portion Salzbrezeln hat viel zu viel Salz, das die Osmolalität noch weiter erhöht. Dein Blut wird also viel zu „dickflüssig" und damit deine Regeneration deutlich erschwert. Du erkennst das Flüssigkeitsdefizit auch an der dunklen Harnfarbe. Erhöhte Infektanfälligkeit, erhöhte Verletzungsanfälligkeit, mangelnde Leistungsfähigkeit uvm. können die Folge sein.

Muss ich nicht auch noch weitere Elektrolyte, wie z. B. Kalium, Kalzium oder Magnesium, in das Sportgetränk mixen?

Nein, im Breiten- und Fitnesssport werden diese Elektrolyte nicht empfohlen, da die Verwertung während des Sports nicht unbedingt gewährleistet ist und es sogar zu Leistungseinbußen kommen kann. Wobei geringe Mengen wohl eher keine nachteiligen Effekte zeigen.

Kann ich mit Mineralwasser mein Kalzium- und Magnesiumkonto auffüllen?

Ja! Du kannst aus kalziumhaltigem Mineralwasser rund 40 % des Kalziums resorbieren, aus magnesiumhaltigem sogar rund 60 %. Das sind in etwa gleich hohe Resorptionsraten wie aus Milch oder diversen anderen Lebensmitteln. Den Kalzium- und Magnesiumgehalt des Mineralwassers findest du auf dem Flaschenetikett.

Was kann passieren, wenn ich zu wenig trinke?

Der Wasseranteil im Blut, also der Plasmaanteil, nimmt ab, während der Zellanteil gleich bleibt. In der Folge dickt das Blut ein und die Fließgeschwindigkeit nimmt ab. Sowohl Transport, Abtransport als auch die Kühlfunktion laufen nur noch reduziert, deine Leistungsfähigkeit sinkt, deine Körpertemperatur steigt. Dein Herz versucht zu kompensieren und erhöht die Herzfrequenz, dein Puls steigt. Zusätzlich erhöht sich dein Verletzungsrisiko, weil deine Konzentrationsfähigkeit mangels entsprechender Energie nachlässt, denn Wasser transportiert die für die Konzentrations- und Leistungsfähigkeit wichtigen Nährstoffe ins Gehirn. Fehlt es, kann der Transport ins Gehirn nur noch schleppend erfolgen.

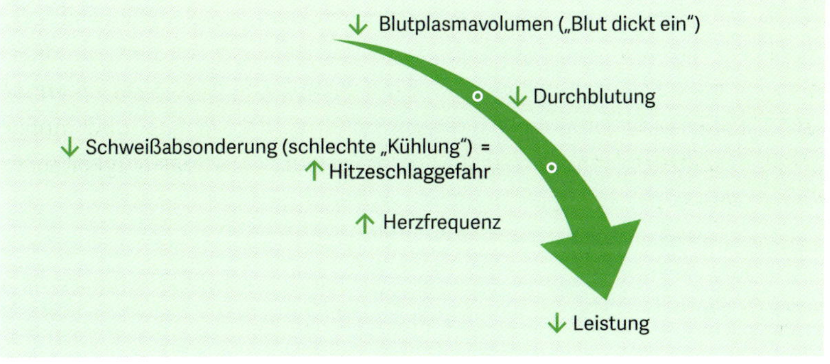

Abbildung 2: Folgen eines Flüssigkeitsmangels

Woran erkenne ich während des Sports, ob ich zu wenig getrunken habe?

Je nach Symptom kannst du in etwa einschätzen, wie hoch dein Flüssigkeitsverlust ausfällt. Die Angaben in der folgenden Auflistung geben deinen Wasserverlust in Prozent, bezogen auf dein Körpergewicht an. Stell dich vor und nach dem Sport auf die Waage, schon weißt du, wie viel Prozent Gewicht und damit Flüssigkeit du während des Sports verloren hast.

Beispiel – Berechnung des Flüssigkeitsverlusts

Schritt 1: (Gewicht nach dem Sport * 100)/Gewicht vor dem Sport

Schritt 2: 100 % – Ergebnis aus Schritt 1 = Flüssigkeitsverlust

z. B. vor dem Sport 80 kg, nach dem Sport 78 kg

Rechenweg: 80 kg = 100 %, 78 kg = x % => (78 * 100)/80 = 97,5 %

100 % – 97,5 % = 2,5 % Flüssigkeitsverlust

- **minus 1 % Flüssigkeit:** Die Osmolalität deines Blutes steigt auf über 290 mosmol/l an, du verspürst ein erstes Durstgefühl. Allerdings empfinden viele Menschen erst sehr spät oder gar kein Durstgefühl mehr, v. a. ältere Menschen, aber auch Kinder, Kaffee- und Softdrink-Junkies. Ist es heiß, dann reduziert sich bereits bei einem Flüssigkeitsminus von nur 1 % deine Ausdauerleistung.
- **minus 2 %:** Deine Ausdauerleistung vermindert sich auch bei kühleren und kalten Temperaturen und du neigst zu Muskelkrämpfen.
- **minus 3–5 %:** Deine Kraft reduziert sich, dein Mund fühlt sich trockener an, weil dein Speichelfluss nachlässt, auch der Harnfluss lässt nach und dein Harn färbt sich dunkelgelb, die Haut und Schleimhäute verlieren an Feuchtigkeit, die Haut rötet sich, die Gehirnfunktion lässt nach, Konzentrations- und Koordinationsstörungen sind die Folge, du spürst leichte Kopfschmerzen und beginnenden Schwindel.
- **minus 5–10 %:** Dein Puls erhöht sich, Kopfschmerzen und Schwindel werden stärker.
- **minus 10 – 15 %:** Du bekommst starke Krämpfe, deine Zunge schwillt an, die Haut wird runzelig und empfindungslos und du fühlst dich verwirrt.
- **ab minus 15 %:** So massiver Flüssigkeitsverlust ist meistens tödlich.

Kaffee vor/nach dem Sport – Hammerschlag auf den Körper?

Vielfach wird Kaffee mit „Austrocknung" in Verbindung gebracht. Wenn du Kaffee gewöhnt bist, sind bis zu 4 Tassen (1 Tasse bezieht sich auf die Pulvermenge von ca. 1 Kapsel) allerdings problemlos möglich; trinkst du selten Kaffee, dann verzichte vor dem Sport am besten darauf oder trinke maximal 2 Tassen, denn in diesem Fall kann Kaffee bei dir tatsächlich die Diurese anregen und damit die Harnmenge erhöhen. Das ist nicht nur lästig, weil du während des Sports öfter aufs WC musst, sondern trocknet dich auch aus und bremst dich damit in deiner Leistung und in deiner Regeneration ein.

Die International Society of Sports Nutrition (ISSN) kann dem Kaffee einiges Positives abgewinnen. Allerdings stammen die Daten aus dem Spitzensport und sind nicht 1:1 auf den Gesundheitssport übertragbar. Im Spitzensport steht die Leistung an erster Stelle, im Gesundheitssport die Gesundheit. Laut ISSN kann sich Koffein positiv auf die Leistung auswirken, z. B. auf Ausdauer, Bewegungsgeschwindigkeit, Muskelkraft, Sprint-, Sprung- und Wurfleistung. Um diesen Effekt erzielen zu können, sind Dosen von 2 bis 6 mg/kg Körpergewicht, ca. 1 h vor dem Wettkampf eingenommen, nötig. Höhere Dosen scheinen hinderlich zu sein.

Zum Vergleich: Laut europäischer Behörde für Lebensmittelsicherheit (EFSA) gelten Einzeldosen von bis zu 200 mg (bzw. ca. 3 mg/kg Körpergewicht) und Tagesdosen von bis zu 400 mg Koffein (5,7 mg/kg Körpergewicht) bei gesunden Erwachsenen mit intakter Enzymfunktion als unbedenklich. Schwangere sollten eine Tagesdosis von 200 mg nicht überschreiten. Für Kinder und Jugendliche gibt die EFSA mangels wissenschaftlicher Daten keine Grenzwerte an.

Wie viel Koffein steckt im Kaffee?

Die Koffeinmenge hängt von verschiedenen Faktoren ab, z. B. der Brühzeit, dem Vermahlungsgrad der Bohne oder der Wassertemperatur. Eine Tasse Filterkaffee enthält lt. EFSA rund 90 mg Koffein, ein kleiner Espresso rund 80 mg (aufgrund der kürzeren Zubereitungszeit löst sich weniger Koffein aus dem Kaffee). Auch andere Lebensmittel und Getränke enthalten Koffein, Energy Drinks ca. 80 mg/250-ml-Dose, eine Tasse Schwarztee ca. 50 mg, eine kleine Dose Cola ca. 40 mg und eine halbe Tafel Zartbitterschokolade (50 g) ca. 25 mg.

Ich betreibe nach der Arbeit am Abend Sport. Oft bin ich aber schon bald zu müde dafür. Wäre es sinnvoll, wenn ich mich mit Kaffee aufputsche und damit länger Sport betreiben kann?

Nein! Ein müder Körper braucht Ruhe, keine Aufputschmittel. Kaffee macht deinen Körper nur subjektiv wacher, aber deine Müdigkeit schlummert trotzdem im Hintergrund. Dein Körper zeigt dir, wenn du dich ausruhen solltest. Überhörst du diese Signale, kann es zu Erschöpfungszuständen kommen, z. B. in Form eines Übertrainings oder Burnouts. Genieße also ruhig einen moderaten Sport (z. B. spazieren), aber lass es gut sein, wenn du zu müde bist.

Wir trinken gerne nach dem Sport ein Bier, manchmal auch mehr. Bier nach dem Sport? Mineralstoffzufuhr oder Hammerschlag auf den Körper?

Alkohol und Sport sind keine gute Kombination, egal ob vor, während oder nach dem Sport. Bier & Co liefern reichlich Kalorien, sodass du deine Fettverbrennung schlagartig unterbrichst. Dazu will der Körper Gifte, wie z. B. Alkohol, so rasch wie möglich wieder loswerden. Du blockierst also deinen Stoffwechsel und reduzierst damit den Trainingseffekt, den Muskelaufbau, den Glykogenaufbau, also den Zucker-Wiedereinbau in der Muskulatur, und die Regeneration. Blöderweise fördert Alkohol auch noch die Diurese, d. h., du scheidest mehr Wasser aus, und das, obwohl dein Körper rehydrieren, also Wasser aufnehmen und speichern und nicht abgeben sollte. Zudem bremst Alkohol dein Immunsystem ein.

Dass der Salzgehalt im Bier nicht ausreicht, um den schweißbedingten Salzverlust zu decken, kommt noch dazu. Wobei das nicht ganz so dramatisch wäre, denn der Salzverlust lässt sich auch über Lebensmittel ausgleichen.

Welche Faktoren erhöhen deinen Flüssigkeitsbedarf beim Sport wesentlich?

Auch hier gilt die Faustregel: Der Harn sollte tagsüber immer hell sein!

Sport im Hochgebirge

Der Sauerstoffanteil nimmt im Hochgebirge ab, der Sauerstoffpartialdruck sinkt, die Luft wird sprichwörtlich dünner. Du musst also öfter atmen, um auf die nötige Sauerstoffmenge zu kommen, dadurch verlierst du vermehrt Wasser über die Lunge. Ein Halskratzen ist das erste Anzeichen, dass das Wasser zu knapp wird und deine Schleimhaut zu trocken ist. Wenn du nicht genügend trinkst, schleicht sich eine Hypoxie ein, d. h., der Sauerstoffgehalt im Blut sinkt. Dazu kommt im Hochgebirge oft noch der Faktor Kälte in Kombination mit trockener Luft und damit das Prinzip der Gefriertrocknung, das dich zusätzlich austrocknet. Als wäre das nicht genug, gesellt sich auch noch die physiologisch bedingte Steigerung der Diurese (Höhendiurese) dazu, d. h., du musst öfter aufs WC. Blöderweise nimmt das Durstgefühl im Hochgebirge ab. Es ist also besonders wichtig, dass du regelmäßig trinkst.

Diese Problematik betrifft alle Alpinsportarten, wie z. B. Skitourengehen, Skifahren, Mountainbiken, Schneeschuhwandern, Bergsteigen, Bergwandern, Berglaufen etc.

Sport in der Kälte – Gefahr der Gefriertrocknung!

Wenn du häufig in der Kälte sportlich aktiv bist, heißt es besonders aufpassen. In der Kälte gilt das Prinzip der Gefriertrocknung. D. h., wir verdunsten in der trockenen Winterluft vergleichsweise viel Wasser, aber der Durst bleibt aufgrund der Kälte oft aus. In diesem Fall wäre es optimal, wenn du dir warme Getränke einpackst, z. B. einen warmen Tee, eine warme Suppe oder einfach nur angewärmtes Leitungswasser. Dazu kaltes Wasser mit einem guten Schuss kochend heißem Wasser auf gute Trinktemperatur erwärmen. Wie beim Sport im Hochgebirge kann auch Kälte die Diurese, also den Harnfluss steigern, da die Ausschüttung des Antidiuretischen Hormons (ADH) in der Kälte gedrosselt wird.

Diese Problematik betrifft alle Wintersportarten, wie z. B. Rodeln, Skifahren, Langlaufen, Schneeschuhwandern, Skitourengehen, „Figln" (Firngleiten), Eislaufen, Winterwandern etc.

> Kälte reduziert das Durstempfinden, nicht aber den Flüssigkeitsbedarf! Sorge vor und pack dir etwas Warmes zu trinken ein! Achtung! Das beliebte Skiwasser wirkt hyperton und trocknet dich damit zusatzlich aus.

Sport in heißen und trockenen Klimazonen

Je heißer, desto mehr Wasser ist nötig, um den Körper zu kühlen, d. h., um schwitzen zu können; diese Tatsache ist hinlänglich bekannt. Würde die Funktion des Schwitzens komplett versagen, so steigt zwangsläufig die Körpertemperatur an, wir überhitzen.

Ab 42 °C stocken die sensiblen Proteine (= Eiweißstrukturen) im Körper. Dieser Zustand wäre mit dem Leben nicht mehr vereinbar. Deshalb führt hohes Fieber über 42 °C auch zum Tod.

Beim Sport in der Hitze kann sich deine Urinausscheidung um 20 bis 60 % reduzieren, damit gelingt es dir nicht mehr so gut, harnpflichtige Substanzen auszuscheiden. Achte also besonders bei Hitze auf eine ausreichende Flüssigkeitszufuhr.

Dies betrifft alle Sommersportarten, wie z. B. Radfahren, Mountainbiken, Wandern, Joggen, Nordic Walking, alle Spielsportarten, Golf etc.

> Wenn Menschen über 42 °C erhitzen, stocken sie wie ein Ei, d. h., die Eiweißstrukturen werden hart und verlieren damit ihre Funktion.

Wie viel Wasser verlierst du über deinen Schweiß?

Die Schweißmenge liegt bei Untrainierten bei bis zu 0,8 l/h, bei Trainierten bei bis zu 3 l/h. D. h., Trainierte können sich viel besser und leichter über den Schweiß kühlen. Bei kalten Temperaturen ist Schweiß oft nicht sichtbar, trotzdem verdunstest du Wasser.

Wie viel Flüssigkeit habe ich verloren?

- Schweiß auf der Haut nicht sichtbar: < 0,5 l/h
- deutlich sichtbar: < 1 l/h
- abtropfender Schweiß: bis 3 l/h

Raubt dir sehr eiweißreiche Ernährung Wasser?

In Eiweiß stecken harnpflichtige Substanzen, also Harnstoff, Kreatinin, Rest-Stickstoff und je nach Eiweißquelle auch Harnsäure. Dickt das Blut zu sehr ein, können diese Substanzen nicht mehr entsprechend schnell ausgeschieden werden. Es kommt zum Rückstau in den Körper und damit zum Anstieg harnpflichtiger Substanzen. In der Bevölkerung wird der Zustand einer schweren Eiweißüberdosierung oft als „Eiweißvergiftung" oder „Eiweißschock" bezeichnet.

Diese Problematik betrifft alle, die sehr eiweißreich essen, insbesondere Kraftsportler, aber auch jene, die ein paar Kilos zu viel auf die Waage bringen und denken, dass man mit eiweißreicher Kost (z.B. Low Carb) schneller abnimmt.

Dein Harngeruch verrät deinen Eiweißlevel

Eine zu eiweißreiche Ernährung kannst du am Harngeruch erkennen. Du möchtest wissen, wie das riecht? Besuche am besten eine Herrentoilette in einem Fitnessstudio mit großer Kraftkammer. Einmal den Geruch in der Nase, wirst du ihn nie mehr vergessen.

Trinken, bevor der Durst entsteht?

Es gibt kaum ein Forschungsgebiet, bei dem die Meinungen so weit auseinandergehen. Während die einen auf jeden Fall ein prophylaktisches Trinken empfehlen, raten die anderen strikt davon ab.

Einzig bei Hitze und dem damit verbundenen enormen Flüssigkeitsverlust durch Schweiß ist man sich nahezu einig, dass kontinuierlich getrunken werden soll, um nicht zu dehydrieren.

In der Kälte ist ebenfalls Vorsicht geboten, denn dort reduziert sich das Durstempfinden, z. B. beim Skifahren. Trinkt man nicht, zu wenig oder die falschen Getränke (Skiwasser, Alkohol, Limonaden, Kaffee ...), erhöht sich das Risiko für Verletzungen.

Viel auf einmal trinken oder lieber portionsweise?

Wenn du sehr viel auf einmal trinkst, kann dein Körper das Wasser nicht halten und es fließt quasi durch. D. h., wenn du innerhalb von ca. 15 Minuten nach dem Trinken auf die Toilette musst, war es zu viel auf einmal. Dein Körper agiert wie eine trockene Wiese, kommt zu viel auf einmal daher, fließt das Wasser ab.

Trinkst du Mengen ab ca. ½ l auf einmal, kann es passieren, dass dir übel wird oder du dich sogar übergeben musst.

Trinke daher immer so viel, dass dein Harn tagsüber hell bleibt, du aber nicht andauernd aufs WC musst. ½ bis 1 Glas à ca. 150 oder 200 ml geht sich meistens in einem Guss aus.

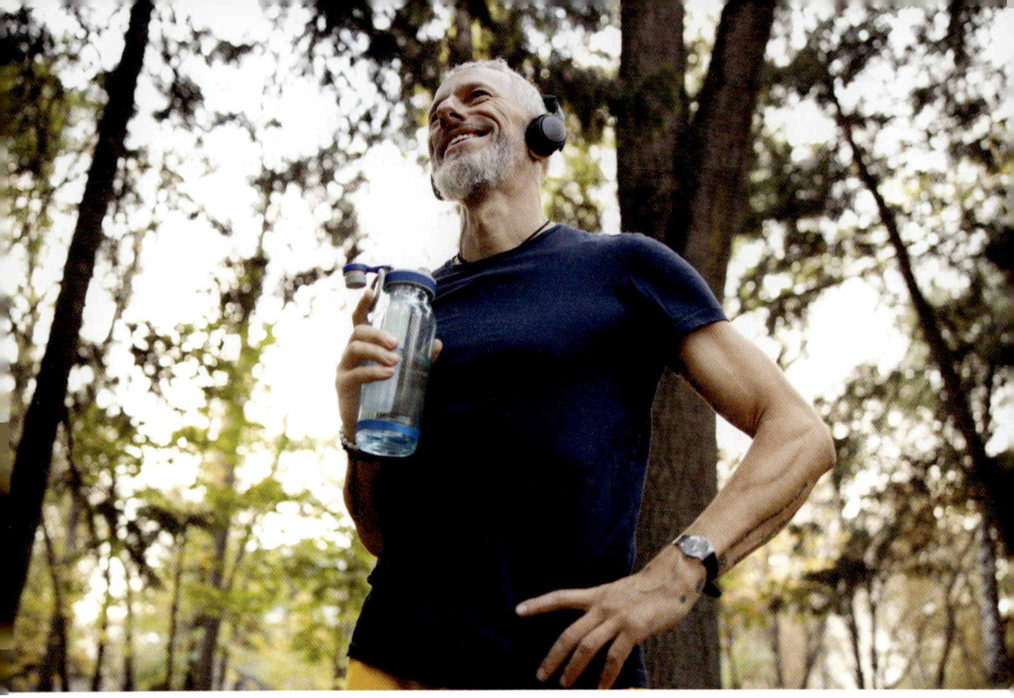

Du verträgst die Getränke schlecht?

Während des Sports reduziert sich deine Verdauungsleistung, dadurch resorbierst du langsamer als sonst. Damit du deine Getränke besser verträgst, können dir folgende Tipps helfen:

- **isotonisches Getränk** (vgl. Rezept S. 49: Ein Mix aus Salz und Kohlenhydraten in Kombination mit Wasser erleichtert die Resorption.
- **Getränketemperatur**: Dein Körper muss die jeweilige Trinkflüssigkeit im Magen auf Betriebstemperatur, also ca. 37 °C erwärmen. Je mehr Arbeit du deinem Körper abnimmst, desto schneller kann er die Flüssigkeit weiterleiten, d. h., lauwarme Getränke sind besser verträglich als kalte.
- **Trinkmenge**: Kleinere Portionen lassen sich leichter resorbieren als riesengroße. Trinke daher besser alle 15 Minuten kleinere Mengen als eine große Menge auf einmal. Die Empfehlungen liegen derzeit bei max. 200 ml alle 15 bis 20 Minuten. Trinkmengen über 1 bis 1,5 Liter pro Stunde Sport sind kaum mehr zu resorbieren, auch wenn der Körper sie vielleicht bräuchte, z. B. weil du einen Marathon in der Hitze läufst.

- **sparsam mit Zucker im Getränk**: Ab ca. 80 g Kohlenhydrate/l Getränk oder mehr kannst du das Getränk nur noch verzögert resorbieren. In Kombination mit einem hohen Säureanteil (pH-Wert < 4, vgl. Tabelle pH-Wert, S. 48) verzögert sich die Aufnahme zusätzlich. Den Kohlenhydratanteil eines Getränks findest du auf dem Flaschenetikett.
- **Trinke, bevor du dehydrierst**: Je „trockener" du bist, desto langsamer entleert sich dein Magen.
- **Verzichte auf Kaliumzusätze**: Kalium ist zwar intrazellulär enorm wichtig, aber als Zusatz im Sportgetränk kann der Mineralstoff die Magenentleerungszeit verzögern. Eine kleine Menge Kalium, z. B. aus dem gespritzten Fruchtsaft, spielt hingegen keine Rolle.
- **Sei sparsam mit dem Essen**: Je voller dein Magen, desto langsamer die Verdauung.
- **Kohlensäure**: Kohlensäure kann für eine raschere Resorption sorgen, aber nicht bei jedem Sportler. Manche vertragen während des Sports keine Kohlensäure. Hier heißt es ausprobieren. Die schnellere Resorption aufgrund von Kohlensäure ist übrigens auch der Grund, warum man sich nach einem Glas Prosecco schneller beschwipst fühlt als nach einem Glas Wein.

Kariesgefahr durch Sportgetränke? Wenn du laufend gesüßte Getränke zu dir nimmst, z. B. in Form von isotonischen Getränken, sind deine Zähne einer länger andauernden Säurebelastung ausgesetzt. Dies kann Karies begünstigen. Cola raut z. B. ca. 37 % der Schmelzoberfläche auf, Kaffee ca. 29 %.

Wie viel Säure steckt in deinem Getränk?

Der Säuregrad eines Getränks lässt sich mit Hilfe von pH-Wert-Indikatorteststreifen sehr einfach selbst bestimmen. Die Teststreifen bekommst du kostengünstig im Handel. Es lohnt sich, einmal die Getränke zu testen, die man gerne trinkt.

Getränk	pH-Wert
Leitungswasser, stilles Mineralwasser	ca. 7
Mineralwasser, prickelnd (mit Kohlensäure versetzt)	ca. 5–6 und höher
Fruchtsaft, z. B. Orangensaft, Smoothies	ca. 3–4
Kaffee	ca. 2,5–3,5
Softdrinks, z. B. Limonaden, Cola, Eistee ...	ca. 2,5–3,5
Wein	ca. 2,7–3,5 (4)
Bier	ca. 3,5–4,5

Tabelle 1: pH-Wert in Getränken, je niedriger der Wert, desto kariogener

Wie gesund sind „Gewichtmachen" und „Abkochen" in Kampf- und Kraftsportarten?

Um für den Wettkampf eine möglichst niedrige Gewichtsklasse zu erreichen, schränken Kraftsportler (Bodybuilding ...) und Kampfsportler (Judo, Ringen, Taekwondo ...) oft bereits am Tag vor dem Wiegetermin ihre Flüssigkeits-, Energie- und Salzzufuhr ein und verstärken den Effekt noch mit Maßnahmen, die die Schweißproduktion erhöhen, z. B. saunieren, mit Thermokleidung trainieren, oder entwässern mit diuretisch wirkenden Medikamenten. Dass diese Maßnahmen gefährlich sind, liegt auf der Hand. Mit Gesundheitssport haben sie nichts mehr gemeinsam.

Rezepte

Probiere die Getränke immer im Training mehrmals aus, nie erst im Wettkampf, denn die Verträglichkeit kannst du nur während des Sports testen, nicht im Alltag. Viele Getränke verträgst du im Alltag perfekt, im Sport aufgrund der schlechteren Durchblutung des Verdauungstrakts nicht mehr.

Tipp: 4 bis 8 % Kohlenhydrate und maximal 1 g Salz genügen im Normalfall in einem Sportgetränk!

Grundrezept isotonisches Getränk

Lt. der aktuell gültigen Health-Claims-Verordnung (EU) Nr. 432/2012 sollten isotonische Getränke (= Kohlenhydrat-Elektrolytgetränke) folgende Zusammensetzung aufweisen:

- 80 bis 350 kcal/l Getränk in Form von Kohlenhydraten, dies entspricht einer Menge von 20 bis ca. 90 g Kohlenhydraten/l. Mindestens 75 % davon sollten Kohlenhydrate sein, die den Blutzucker sehr schnell erhöhen, z. B. Traubenzucker (Glucose) oder herkömmlicher Zucker (Saccharose) wie Haushaltszucker. Als Kohlenhydrate kommen neben Traubenzucker und Haushaltszucker auch z. B. pürierte Kartoffeln in Form einer Kartoffelsuppe, Grieß in Form einer Grießsuppe oder Fruchtsaft in Frage.
- Zwischen 20 mmol/l (460 mg/l) und 50 mmol/l (1150 mg/l) Natrium, dies entspricht einer Kochsalzmenge von ca. 1,2 bis knapp 3 g. Wobei diese Salzmengen für den Breiten- und Fitnesssport zu hoch angesetzt sind. Hier genügen Mengen von unter 1 g Salz pro Liter Getränk. Zum Vergleich: Der Salzbedarf ohne Sport liegt für Erwachsene bei lediglich 1500 mg Natrium PRO TAG(!), das entspricht einer Salzmenge von ca. 3,8 g! Kinder benötigen deutlich weniger!
- Lt. Verordnung wird eine Osmolalität von 200 bis 330 mosmol/kg Wasser vorgeschrieben. Je höher der Wert, desto dickflüssiger wird das Blut. Das Blut weist eine Osmolalität von ca. 290 mosmol/kg auf.

Nach dieser Rezeptur kannst du dir nun nach Belieben deinen favorisierten isotonischen Drink zusammenmixen.

Mild dosiertes, fast isotonisches Getränk – ideal als Sportgetränk

- Variante 1: 200 g Fruchtsaft, z. B. Orangen-, Apfel- oder Ananassaft (ca. 20 g Kohlenhydrate) + 800 g Wasser + eine winzige Prise Salz (knapp 1 g)
- Variante 2 (höher dosiert): 200 g Traubensaft (ca. 35 g Kohlenhydrate) + 800 g Wasser + eine winzige Prise Salz (knapp 1 g)

Rezept Gemüsebrühe – hypoton mit Natriumausgleich

- 3 l Wasser
- Mindestens 3 Esslöffel Gewürze, nimm am besten, was dir schmeckt, das kann z. B. Currypulver sein, Pizzagewürz, Paprikapulver oder ein klassischer Suppenmix aus 4 Zweigen Liebstöckel, 2 Zweigen Petersilie, 2 Lorbeerblättern, 5 Pimentkörnern, ein paar Pfefferkörnern, 1 kleinem Eck Muskatnuss (ersatzweise Muskatblüte oder 2 Messerspitzen Muskatpulver) und insgesamt ca. 1 Esslöffel Thymian, Majoran und Oregano gemischt.
- mindestens 3 gut gehäufte Handvoll Gemüse, das dir schmeckt oder ein Mix aus Karotte, Sellerie, Lauch, Zwiebel und Knoblauch
- Muskat
- Kräutersalz – erst dann salzen, wenn du die Suppe verwendest, sonst hält sie nicht so gut und verliert mehr Wirkstoffe.

Das Wasser zugedeckt erhitzen. Die restlichen Zutaten, bis auf das Salz, hinzufügen und zu ¾ zugedeckt ca. 45 Minuten köcheln lassen. Pürieren oder abseihen und nur die Brühe verwenden. Im Schnellkochtopf ist die Suppe in 20 Minuten fertig. Geschlossen weitere 30 Minuten ziehen lassen.

Gemüsebrühe auf Vorrat

Aufbewahrung im Kühlschrank: Die kochend heiße Suppe durch ein Sieb in Schraubverschlussgläser abfüllen und gut verschließen, kurz umdrehen, damit die komplette Luft desinfiziert wird. Wenn du die Suppe heiß genug eingefüllt hast, bildet sich ein Vakuum, d. h., der Deckel gibt nicht mehr nach, wenn du draufdrückst. Nach dem Auskühlen in den Kühlschrank stellen. Die Suppe hält im Kühlschrank mindestens vier Wochen, vorausgesetzt es hat sich ein Vakuum gebildet, sonst wird sie nach wenigen Tagen sauer.
Aufbewahrung im Tiefkühler: Die ausgekühlte Suppe in Schraubverschlussgläser füllen (zu ¾ voll) und ohne Deckel tiefkühlen. Frieren lassen und erst am nächsten Tag den Deckel draufsetzen, sonst kann das Glas bersten. Die tiefgefrorene Brühe hält ca. 1 Jahr.
Für die Anwendung im Sport die Suppe erwärmen, salzen und mit z. B. Muskat verfeinern. In eine Thermo-Trinkflasche füllen.

Rezept Fischbrühe

- 3 l Wasser
- 3 Handvoll Fischabschnitte und Fischkarkassen (bekommst du beim Fischhändler, oder du nimmst die Reste von z. B. einer Forelle)
- Gewürze: Schale 1 Bio-Zitrone, 1 TL Thymian, ¼ TL Pfefferkörner, ½ TL Dill, 2 Zweige Petersilie, 1 Lorbeerblatt, ½ TL oder 1 Eck Kurkuma, Chili – so viel, wie du magst und verträgst, 1–2 Stück Zitronengras, 1 Eck Bio-Ingwer
- Gemüse: 5 Zehen Knoblauch, 2 Zwiebeln

Zubereitung wie Gemüsebrühe. Trink diese Brühe maximal 1 x pro Woche, denn sie enthält Purine aus dem Fisch, die deinen Harnsäurespiegel erhöhen und damit einen Gichtanfall auslösen können.

Mild isotonische Suppen

Mische **eine** der folgenden Zutaten unter die hier beschriebenen Brühen und koche sie in der Suppe weich, evtl. pürieren. Beim Kochen verdunstet Flüssigkeit bzw. wird diese aufgesogen, daher musst du zum Schluss wieder mit Wasser oder je nach Geschmack mit Suppe auf 1 l aufgießen, sonst passt das Verhältnis nicht mehr.

- 30–50 g sehr weich gekochte Suppennudeln oder Maisgrieß/Polenta (enthält ca. 24–40 g Kohlenhydrate)
- 40 g Haferflocken (ca. 25 g Kohlenhydrate)
- 20 g mehligkochende Kartoffeln (Püreekartoffeln, ca. 30 g Kohlenhydrate)

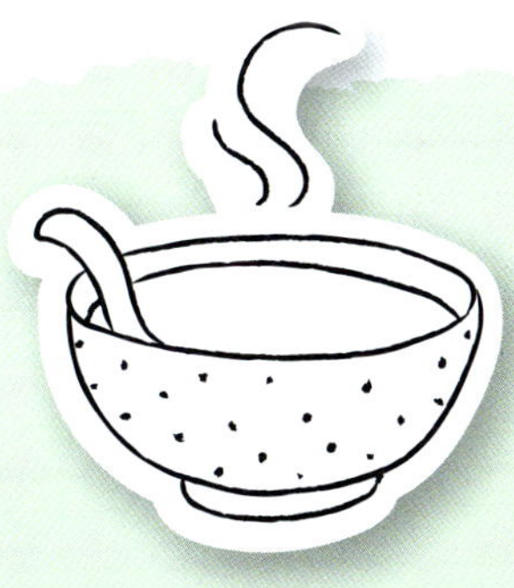

Zusammenfassung

- ➜ Flüssigkeit dient dem Transport und Abtransport von Stoffen im Körper sowie der Kühlung.
- ➜ Auf den Durst allein kannst du nicht vertrauen, dieser tritt vor allem bei Hitze und Kälte erst dann auf, wenn deine Leistung schon leidet.
- ➜ Es gibt zwei Methoden, um zu messen, ob du ausreichend trinkst: Harnfarbe beobachten, diese sollte tagsüber immer hell sein, oder Gewichtsdifferenz vor und nach dem Sport bestimmen.
- ➜ Für Leistungen bis eine Stunde genügt es vor und nach dem Sport zu trinken. Außer du schwitzt sehr stark. Für längere Leistungen können Salz und Kohlenhydrate nötig sein. Wobei du diese auch über das Essen aufnehmen kannst.
- ➜ In den meisten Fällen kommst du im Breiten- und Fitness-sport mit hypotonen Flüssigkeiten, also mit Leitungswasser, Mineralwasser oder ungesüßten Tees aus. Die Elektrolyte bekommst du in ausreichender Menge über dein Essen. Nur bei sehr schlanken Sportlern und bei sehr intensiven und lang andauernden Sporteinheiten sind isotonische Getränke sinnvoll, aber auch nur dann, wenn du nicht abnehmen möchtest.
- ➜ Hypertone Getränke trocknen dich aus.
- ➜ Übertreib es nicht mit Salz und anderen Mineralstoffen, zu hoch dosiert kannst du dich damit austrocknen.
- ➜ Wenn du Fett abnehmen möchtest, greife auf hypotone Getränke zurück.

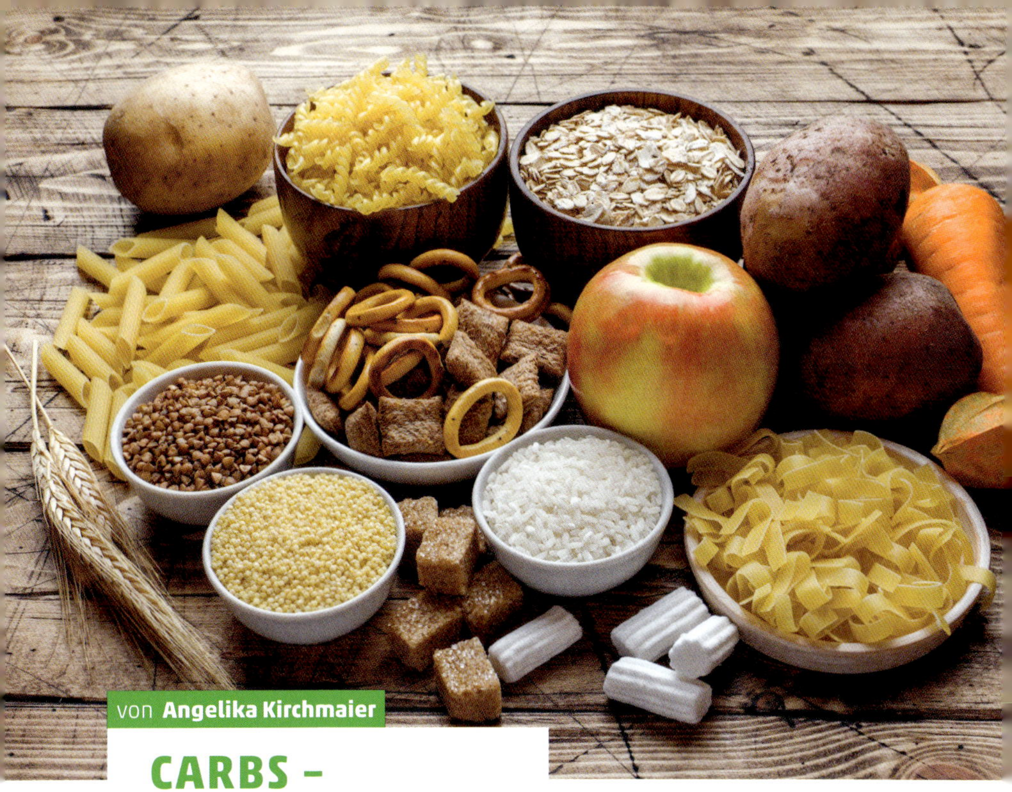

von **Angelika Kirchmaier**

CARBS – KOHLENHYDRATE

Kohlenhydrate sind im Körper für die Energielieferung zuständig. Weder Eiweiß noch Fett können den Körper so effizient mit Energie versorgen wie Kohlenhydrate. Kohlenhydrate liefern also den besten Sprit für sportliche Leistungen.

Wie wichtig sind Carbs für Muskeln und Gehirn?

Carbs werden sowohl im Gehirn als auch in der Muskulatur benötigt. Dabei ist eine Entkoppelung sehr wichtig, denn sonst wäre jeder Sport lebensbedrohlich, zapft er doch die Kohlenhydratreserven in der Muskulatur an. Carbs dienen also der:

- **Versorgung des Gehirns**, d. h. unserer „Festplatte": Das gesunde Gehirn ernährt sich ausschließlich von Kohlenhydraten in Form von Glucose. Diese Glucose flutet über das Blut ins Gehirn, als Notreserve dient ein Zuckerdepot in der Leber (Leberglykogen).
- **Versorgung der Muskulatur:** Kohlenhydrate werden für eine bessere Effizienz in kleinen Mengen im Muskel in Form von Glykogen gespeichert, sodass sie am Beginn einer sportlichen Tätigkeit noch schneller zur Verfügung stehen.

Um den Muskel und die Fettzellen zu schonen, welche bei sehr sportlichen Menschen oft nur noch in sehr geringer Menge vorhanden sind, macht es Sinn, während des Sports immer wieder Kohlenhydrate zuzuführen (vgl. Kapitel Flüssigkeit, S. 27). Schleppst du ein paar Kilos zu viel mit dir herum, stellt sich die Frage, ob dir die sportliche Performance oder die Fettreduktion wichtiger ist. Im Fall der sportlichen Performance tanke nach, ansonsten gönne deinem Körper eine Essenspause, auch wenn deine sportliche Leistung dadurch leidet.

Sind Carbs nicht gleich Carbs?

Kohlenhydrate fluten unterschiedlich schnell vom Verdauungstrakt in die Blutbahn. Je verstrickter die Kohlenhydrate, desto langsamer die Anflutung, desto länger kann der Körper von der Energie zehren und desto einfacher ist es auch, die Energie vollständig zu verbrennen. Unterschieden werden Slow Carbs und Fast Carbs.

Slow Carbs

Zu diesen zählen folgende Lebensmittel:

- **Vollkorngetreide**, z. B. Vollkornbrot, Vollkornmüsli, Vollkornmehl, Vollkornreis
- **Hülsenfrüchte**, z. B. Erbsen, Bohnen, Linsen, Sojabohnen, Kichererbsen
- Nicht mehr ganz so slow, aber trotzdem wesentlich gesünder als Fast Carbs sind **Kartoffeln** und **Obst**.

Fast Carbs

Fast Carbs schießen ins Blut, liefern also schnell Energie, aber nur für kurze Zeit. Danach verlangt der Körper wieder nach schneller Energie, damit das Gehirn ausreichend versorgt wird. Nur Slow Carbs können diesen Teufelskreis durchbrechen und Heißhungerattacken verhindern. Zu den Fast Carbs gehören:

- alle Arten von **Zucker**, z. B. Haushaltszucker, Honig, Birkenzucker, Kokosblütenzucker, Traubenzucker ...
- **Süßigkeiten**
- **Weißmehl** und alle Produkte daraus, z. B. Weißbrot, Schwarzbrot, Süßgebäck, Semmel, Kaiserschmarren aus Weißmehl ...
- alle **süßen Getränke** inklusive Säfte, auch frisch gepresste
- viele **Fertigprodukte**
- **Energie-Gels, Sportgetränke**

Fast Carbs machen nur dann Sinn, wenn man die Energie sehr schnell benötigt und vollständig verbrennen kann, z. B. während eines Marathons. Ansonsten schießen sie ins Blut, werden dort nicht schnell genug abgebaut und sorgen für das Wachstum der Fettdepots.

Slow Carbs – Fast Carbs?

Szenario 1 – Slow Carbs: Auf einer Baustelle treffen in der Früh 3 Mischwagen mit frischem Beton ein, der sofort verarbeitet werden soll, damit er nicht aushärtet. Es sind genügend Arbeiter vorhanden, der Beton kann vollständig eingegossen werden => genügend Zeit und genügend Ressourcen für den Abbau = vollständige Verbrennung ohne Fetteinbau.

Szenario 2 – Fast Carbs: Auf einer Baustelle treffen genau zum Dienstschluss 3 Mischwagen mit frischem Beton ein, aber leider haben sich schon etliche Mitarbeiter verabschiedet. Mangels Arbeiter kann der Beton nicht mehr schnell genug aufgebracht werden, er härtet aus und es bleibt ein großer Betonberg über, der sich am nächsten Tag nur noch mühsam entsorgen lässt => zu wenig Zeit und zu wenig Ressourcen für den Abbau = unvollständige Verbrennung mit Fetteinbau.

Fast Carbs und Slow Carbs, so fluten sie in dein Blut

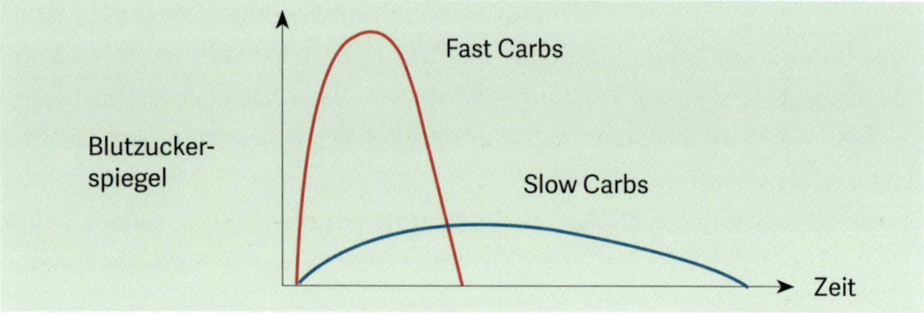

Abbildung 3: Blutzuckerwirkung von Kohlenhydraten

Welche Carbs wann im Sport?

Gut trainierte, schlanke Sportler profitieren von folgendem Schema:

- **Slow Carbs** für die Vorbereitung/Aufbauphase und die Regeneration
- **Fast Carbs**, wenn überhaupt nötig, vor, während und unmittelbar nach einer sportlichen Leistung

Over-night-oats – leicht verdauliche Slow Carbs vor und nach dem Sport

Ca. 4 gut gehäufte Esslöffel Haferflocken oder Früchte-Müsli über Nacht in ca. ¼ l Milch, Joghurt oder Buttermilch einweichen. Die Flocken werden weich und sind damit leichter verdaulich. Am nächsten Tag kannst du die Oats entweder kalt oder mit einem Schuss kochend heißem Wasser oder Milch erwärmt genießen. Für den Geschmack eignen sich z. B. Obst, Marmelade, Obstmus oder Kokosflocken.

Du möchtest Gewicht abnehmen?

Bevorzuge Slow Carbs, diese verbrennen viel vollständiger als Fast Carbs.

Muss ich ein Carbo-Loading machen, um meine Ausdauer zu verbessern?

Mit einem Carbo-Loading, also einem intensiven Tanken von Kohlenhydraten, will man die Glykogenspeicher im Körper erhöhen, um im Wettkampf eine bessere Leistung erbringen zu können, da der Körper die Energie ohne Umwege direkt aus dem Muskel nutzen kann.

Im normalen Freizeitsport musst du dir über die Kohlenhydratversorgung keine Gedanken machen, vorausgesetzt du isst einigermaßen gesund (vgl. Basics, S. 18). Manchmal will man aber „mehr" und stellt sich die Frage: Kann ich meine Energiereserven noch verbessern? Ja, wenn du deine Glykogenspeicher, also deine Kohlenhydratspeicher in der Muskulatur, perfekt füllst, ergeben sich daraus viele Vorteile. Z. B. erzielst du eine höhere Energieausbeute pro Liter Sauerstoff und deine Energie flutet schneller an als aus Fetten und Eiweiß. Die Energiebereitstellung aus Fett und Eiweiß ist hingegen wesentlich komplizierter.

Beginne mit dem Carbo-Loading, also dem kohlenhydratreichen Essen, schon in den Tagen vor dem Wettkampf, nicht erst am Vorabend und verteile deine Kohlenhydratportionen über den Tag.

Wichtig! Probiere immer alles zuerst im Training aus, niemals vor einem Wettkampf!

Wie sinnvoll sind Pasta-Partys als Carbo-Loading am Abend vor einem Wettkampf?

Die Dosis macht das Gift! Eine zu üppige Abendmahlzeit am Tag vor dem Wettkampf kann dir deinen Schlaf rauben, sodass du zwar ausreichend mit Energie versorgt bist, aber nicht gut erholt. Probiere also im Training aus, welche Pasta-Menge am Vorabend für dich optimal ist. Manche reagieren auch mit einer reduzierten Leistungsfähigkeit auf das vorabendliche Carbo-Loading. In diesem Fall ist es besser, wenn du am Abend nur noch eine kleine Portion von einer leicht verdaulichen Speise isst, z. B. Suppe, und dafür Kohlenhydrate frühstückst sowie während des Wettkampfs mit isotonischen Getränken Energie nachtankst.

Ist Carbo-Loading mit einer Pizza am Abend vor einem Wettkampf ideal?

Entgegen der landläufigen Meinung zählt eine klassische Pizza nicht zu den optimalen Carbo-Loading-Gerichten. Eine herkömmliche Pizza erfordert eine Verdauungszeit von bis zu 12 Stunden. D. h., deine Regeneration in der Nacht vor dem Wettkampf ist miserabel, sodass du schon mit einem Regenerationsdefizit in den Wettkampf startest. Es sind zwar entsprechend deines Trainingszustands Höchstleistungen möglich, aber du bist danach deutlich erschöpfter und betreibst Raubbau an deinem Körper.

Kann ich jedes x-beliebige Kohlenhydrat essen, z. B. einfach nur Traubenzucker, oder doch lieber Nudeln?

Der Dünndarm verfügt über eine begrenzte Absorptionsfunktion, d. h. über begrenzte „Türen", die die Kohlenhydrate in die Blutbahn schleusen. ABER es gibt für jede Kohlenhydratform eigene „Türtypen", sodass du deine Absorptionsfunktion am besten steigern kannst, indem du möglichst viele verschiedene Kohlenhydrate isst. z. B. Fruchtzucker aus Obst und Stärke aus Nudeln.

Statt den häufig verwendeten Nudeln als Stärkelieferant kannst du auch andere Kohlenhydrate auswählen, wie z. B. Kartoffeln, Haferflocken, Vollkornreis, Gerstensuppe etc. Bereite die Kohlenhydrate möglichst fettarm zu. Z. B. bremst eine deftige Spaghetti-Bolognese-Sauce den Carbo-Loading-Effekt drastisch, viel Speck in der Gerstensuppe ebenfalls.

Wie viele Kohlenhydrate sind nötig?

Die folgenden Angaben beziehen sich auf den Spitzensport, für den Hobbysport reicht die Basisernährung aus.

Dauer deiner sportlichen Leistung	KH-Notwendigkeit	So viele KH sind nötig
Wettkampf-Vorbereitungsphase		
Vorbereitung für Belastungen und Wettkämpfe mit einer Dauer von < 90 Minuten	Es genügt eine gesunde Sporternährung (vgl. Kapitel Basics, S. 18), damit füllst du deine Glykogenspeicher, also deine Zuckerspeicher in der Muskulatur, auf.	7–12 g/kg KG über 24 Stunden
Vorbereitung für Sportereignisse, z. B. Wettkämpfe, mit einer Dauer von > 90 Minuten	Hier bietet sich ein Carbo-Loading an, also ein schnelles Aufladen der Muskel-Glykogenspeicher.	während 36–48 Stunden 10–12 g/kg KG über 24 Stunden

Du stehst unmittelbar vor einer Wettkampf-Sporteinheit mit einer Dauer von:

< 45 Minuten	Für kurze Belastungen benötigst du keine KH, du kannst aber natürlich welche zu dir nehmen.	
> 60 Minuten	Der Konsum von KH unmittelbar vor dem Sport ist bei längeren Sporteinheiten sinnvoll.	1–4 g/kg KG 2–3 Stunden vor der Belastung
45–75 Minuten	für kurze, aber hochintensive Belastungen sind maximal kleine Mengen an KH nötig.	geringe Mengen (evtl. mit KH-Lösungen Mund ausspülen, KH werden bereits im Mund resorbiert)
1–2,5 Stunde(n)	Für Ausdauerbelastungen (auch intermittierende) sind KH sinnvoll.	30–60 g KH/h
2,5–3 Stunden oder länger	Für Ultraausdauerevents benötigst du größere KH-Mengen.	bis zu 90 g KH/h mit kombinierten KH

Zwischen zwei Wettkämpfen:

< 10 Stunden Pause zwischen 2 intensiven, längeren Ausdauerbelastungen	In diesem Fall ist es wichtig, die Glykogenspeicher möglichst schnell wieder aufzufüllen.	1–1,2 g/kg KG jede Stunde nach Belastungsende über eine Dauer von 4 Stunden

Tabelle 2: Kohlenhydratbedarf in Abhängigkeit von der Leistung; modifiziert nach Travis, Burke, Nutrition and Athletic Performance; König et al, Positionspapier Carbohydrates in Sports nutrition; Legende: KH = Kohlenhydrate, KG = Körpergewicht, h = Stunde

Wie viel Gramm Kohlenhydrate stecken in Lebensmitteln?

Die Grammangaben in der obigen Tabelle helfen nicht, wenn man nicht weiß, wie viele Kohlenhydrate in den Lebensmitteln stecken. Folgende Tabelle liefert dir einen Überblick:

Lebensmittel	ungefährer KH-Gehalt (g/100g)
Haferflocken	ca. 60 g
Weizenvollkornmehl	ca. 60 g
Vollkornbrot	ca. 40 g
weiße Semmel	ca. 55 g
Vollkornnudeln ohne Ei, roh	ca. 65 g
Weißmehlnudeln ohne Ei, roh	ca. 75 g
Früchtemüsli-Mischung ohne Zucker	ca. 60 g
Banane	ca. 20 g
Apfel, Orange, Zwetschke, Marille ...	ca. 8–13 g
Datteln, getrocknet	ca. 65 g
Weintrauben	ca. 15 g
grüne Erbsen	ca. 10 g
gekochte Kartoffeln	ca. 15 g
Süßkartoffeln	ca. 25 g
Mais aus der Dose/dem Glas	ca. 20 g
Honig	ca. 80 g
Traubenzucker/Haushaltszucker	100 g

Tabelle 3: Kohlenhydratgehalt in Lebensmitteln, bezogen auf 100 g Lebensmittel; modifiziert nach GU-Nährwerttabelle

Low Carb im Sport?

Low-Carb-Ernährung, also möglichst wenig Kohlenhydrate essen, folgt wie die Mode einem Trend. Mal ist sie in, dann wieder out. Kohlenhydrate dienen als Hauptenergiequelle für Muskeln und Gehirn. Das gesunde Gehirn lebt im Normalfall ausschließlich von Zucker (Glucose). Entzieht man dem Körper diesen Zucker, so bilden sich Ketonkörper, die als Notnahrung dienen. Dieser Mechanismus wird in der Medizin bei bestimmten Erkrankungen genutzt, z. B. um bei therapieresistenten Epileptikern eine Besserung zu erzielen, indem man dem Gehirn die Energie „absaugt" und so weniger Energie für potenzielle weitere Anfälle, die sehr viel Energie benötigen, zur Verfügung steht. Die Umstellungsphase wird medizinisch überwacht und streng kontrolliert, denn es kann auch zu schweren Komplikationen kommen. D. h., eine Low-Carb-Ernährung ohne medizinische Indikation und ohne entsprechende

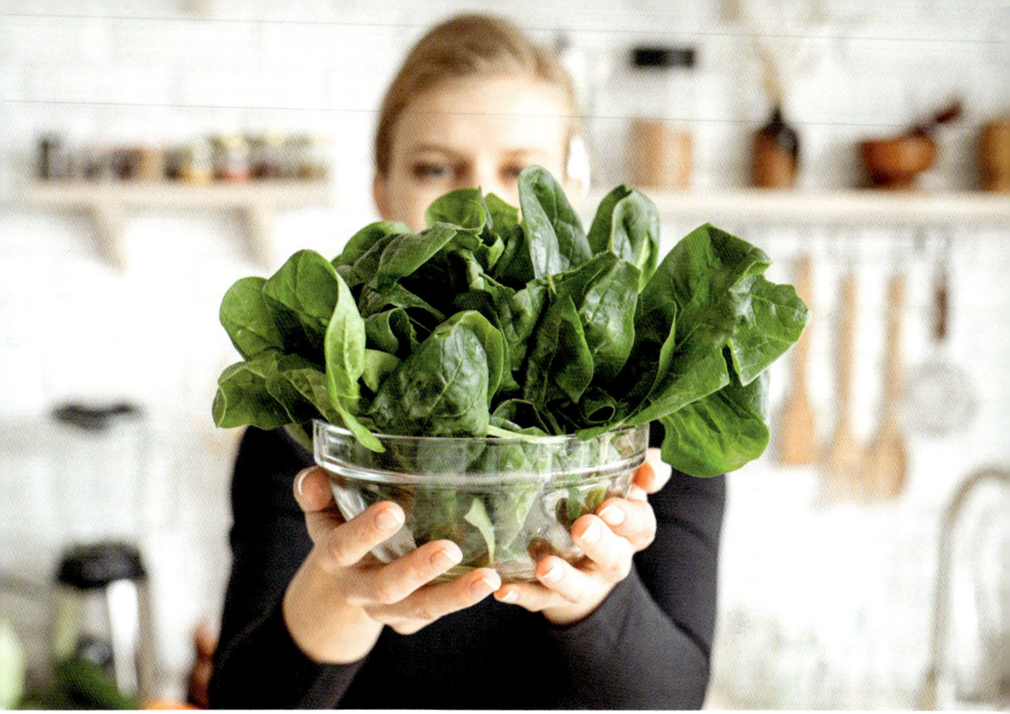

medizinische Begleitung gleicht einem Spiel mit dem Feuer und ist brandgefährlich. Statt Low Carb macht es Sinn, Slow Carb zu bevorzugen, also statt Weißmehl und Zucker gesunde Kohlenhydrate in Form von z. B. Vollkorn, Kartoffeln oder Hülsenfrüchten.

Die Gefahren einer Low-Carb-Diät

Das Reduzieren von Kohlenhydraten erfordert zwangsläufig eine erhöhte Aufnahme von Fett und Eiweiß. Damit steigt das Risiko für Herz-Kreislauf-Erkrankungen, Nierenschäden (Eiweiß wird zu Harnstoff abgebaut und dieser über die Niere ausgeschieden), Schlaganfällen, Krebs und weiteren Erkrankungen.

In einer 2018 im Lancet (eines der renommiertesten Wissenschaftsjournale) publizierten Studie wurde untersucht, inwieweit sich die Kohlenhydratzufuhr auf die Gesundheit des Menschen auswirkt. Für die Studie wurden Daten von 15.428 Teilnehmer:innen im Alter zwischen 45 und 64 Jahren ausgewertet. Das Ergebnis zeigt, dass sowohl zu viele Kohlenhydrate (über 70 %) als auch zu wenig Kohlenhydrate (unter 40 %), so wie es bei Low Carb der Fall ist, das Sterberisiko erhöhen. Zum Vergleich: In einer gesunden Sporternährung wird ein Kohlenhydratanteil von 50 bis 55 % empfohlen. Wobei sich während des Sports der Kohlenhydratbedarf erhöhen kann, ohne Sport benötigt man weniger Kohlenhydrate. Kohlenhydrate liefern Energie, ein Couchpotato benötigt deshalb naturgemäß weniger als ein Athlet. Insgesamt sollten möglichst gesunde Kohlenhydrate bevorzugt werden, also Vollkorn, Kartoffeln, Hülsenfrüchte und Obst. Die Reduktion ungesunder Kohlenhydrate, wie z. B. Weißmehl und Zucker, wird auf jeden Fall empfohlen.

In einer 2014 publizierten japanischen Studie wurden knapp 10.000 Teilnehmerinnen (tatsächlich nur Frauen) über 29 Jahre begleitet und untersucht, und auch hier konnte festgestellt werden, dass sich eine zu geringe Kohlenhydratzufuhr negativ auf die Gesundheit und in der Folge die Sterblichkeit auswirkt. In dieselbe Kerbe schlägt eine 2013 publizierte Metaanalyse mit über 270.000 Teilnehmer:innen.

Gesundes Low Carb?

Vielfach sind Laien am Werk, die eine vermeintlich gesunde Low-Carb-Küche propagieren. So werden Rezepte wie z. B. Low-Carb-Brote aus Eiern und Topfen angepriesen, eine Eiweißbombe, die nicht nur im Sport absolut kontraproduktiv ist, da eine zu hohe Eiweißzufuhr die Regeneration einbremst (vgl. S. 118), sondern auch insgesamt eine massive Überdosierung darstellt. Dazu kommt der Belag, der ebenfalls oft sehr eiweißhaltig ist, z. B. eine Scheibe Schinken oder ein Stück Käse.

Auch andere Rezepte mit vielen fetthaltigen Zutaten sind für die Sportausübung hinderlich, da sie die sportliche Leistung einbremsen und die Regeneration hemmen. Zur Veranschaulichung: Entnimmt man nach dem Konsum von sehr fettreichen Speisen eine Blutprobe, so setzt sich auf dem Blut eine weißlich-gelbe, mit dem Auge gut sichtbare, Fettschicht (Triglyceride) ab. Verständlich, dass dieses fettreiche Blut für die sportliche Performance nicht optimal sein kann.

Fazit: Wenn jemand aufgrund einer Erkrankung eine Low-Carb-Diät einhalten muss, dann ist man gut beraten, wenn man die Umstellungsphase in Zusammenarbeit mit einer Spezialambulanz in die Wege leitet. Von Selbstversuchen ist aufgrund der enormen Risiken dringend abzuraten.

Bananen, gut oder schlecht im Sport?

Welcher Sportler kennt das nicht? Man merkt, wie man immer kraftloser wird und die Energie nachlässt. Also schnell eine Banane und schon geht es wieder weiter. Die weiche Konsistenz und die gute Verträglichkeit machen Bananen zum Sport-Obst Nummer 1.

Aber woher kommt der schnelle Energieschub? Bananen enthalten reichlich Zucker in Form von Glucose, also Traubenzucker. Traubenzucker verfügt über die Eigenschaft, binnen Sekunden in die Blutbahn und damit als schnellste und beste Energiequelle ins Gehirn und in die Muskeln zu gelangen. Zum Vergleich: In den meisten anderen Obstsorten steckt hauptsächlich Fruchtzucker, der wesentlich länger braucht, bis er an seinen Zielort gelangt.

Du kannst übrigens ganz einfach selber testen, ob dein Obst eher traubenzucker- oder eher fruchtzuckerlastig ist. Fruchtzucker verliert beim Erhitzen den süßen Geschmack und wird sauer, z. B. schmecken Himbeeren roh süß, gekocht aber sauer, genauso die Marille roh süß, aber im Marillenknödel sauer, daher packen viele auch noch ein Stück Würfelzucker (Mix aus Trauben- und Fruchtzucker) in die Marille, damit der Knödel samt Fruchtfüllung auch nach dem Kochen noch süß schmeckt. Bananen hingegen schmecken immer süß, denk nur an die gebackene Banane. Aufgrund dieser stabilen Süße verwendet man Bananen auch gerne als Zuckerersatz für Kuchen und süßes Gebäck.

Zum Tanken schneller Energie ist die Banane daher perfekt, allerdings nur wenn man die Energie auch tatsächlich verbrennt, denn sonst kann sich die Banane rasch an den Speckrollen bemerkbar machen. Denn die Banane zählt zu den Kalorienbomben unter den Obstsorten. In einer Banane stecken 150 bis 200 Kalorien bei vergleichsweise wenig Vitaminen und Mineralstoffen. Die gleiche Menge Erdbeeren liefert nur 1/3 der Kalorien, die gleiche Menge Apfel rund die Hälfte.

Du möchtest sicher gehen, dass deine Bananen aus nachhaltigem Anbau stammen und nicht wochenlang energieaufwändig in der Reifekammer ausreifen müssen? Dann wirst du bei Crowdfarming fündig (www.crowdfarming.com). Hier kannst du deine Bananen direkt vom Biobauern beziehen.

Fazit: Als schnelle Energiequelle und wenn du sportlich so aktiv bist, dass du die Kalorien rasch verbrennst, können Bananen deine Leistung perfekt unterstützen. Wenn du abnehmen möchtest, verwende lieber andere Obstsorten.

Damit du dein Vitamin- und Mineralstoffkonto gut füllen kannst, genieße beim Obst eine bunte Abwechslung, Bananen allein liefern zu wenig gesunde Inhaltsstoffe, außer du bekommst Bananen, die an der Pflanze ausreifen durften.

Trockenfrüchte – ja oder nein?

Trockenfrüchte liefern schnelle Energie, so wie Bananen, aber mit dem Unterschied, dass die Energie länger anhält und auch der Mineralstoffanteil zumeist etwas höher liegt als in Bananen. Trockenfrüchte sind also die idealen Begleiter für eine Ausdauer-Sporttour.

Aber Achtung! Trockenfrüchte können den Stuhlgang fördern, insbesondere Dörrpflaumen und Dörrfeigen. Das ist zwar erwünscht, aber beim Sport kann es sich als höchst hinderlich erweisen, wenn sich die stuhlfördernde Wirkung auf einmal in Form einer Diarrhoe, also eines Durchfalls, bemerkbar macht. Ob du die Trockenfrüchte verträgst oder nicht, kannst du nur feststellen, indem du sie einmal während des Sports ausprobierst.

Datteln werden im Übrigen meistens am besten vertragen, Dörrpflaumen am schlechtesten.

Tipp: Bevorzuge ungeschwefelte Trockenfrüchte. Schwefel kann unter anderem Kopfschmerzen, Übelkeit und Reizungen des Magens verursachen. Ob deine Trockenfrüchte Schwefel enthalten, kannst du sehr leicht erkennen. Die „Models“ unter den Trockenfrüchten erreichen diesen Zustand nur durchs Schwefeln, d. h., die schönen, hell leuchtenden Trockenfrüchte, z. B. orangefarbene Marillen, sind geschwefelt, ungeschwefelte Trockenfrüchte dunkeln nach. Schwefel wird auf den Verpackungen als „Schwefeldioxid“, „Sulfite“ oder Verbindungen daraus gekennzeichnet (E 220 bis E 225 und E 226 bis E 228).

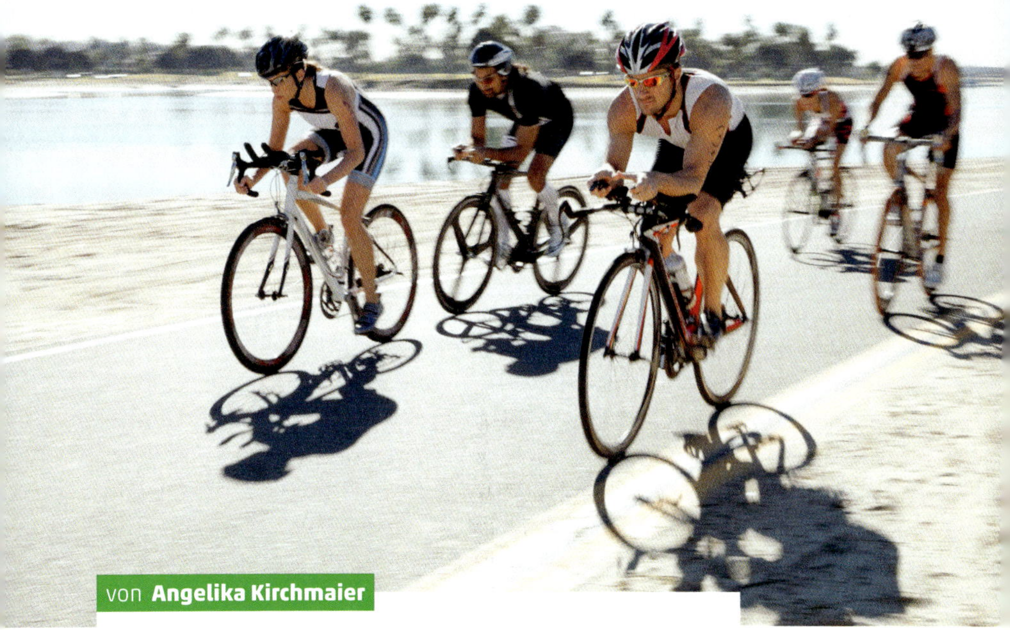

von **Angelika Kirchmaier**

SPORT-GELS, EIN MUSS IM WETTKAMPF?

Im Leistungssport wirst du ohne Energie-Gels kaum an der Spitze mitmischen können, im Gesundheitssport sind sie nicht nötig – bzw. wenn, dann hausgemachte. Probiere die Verträglichkeit eines Gels immer zuerst im Training aus, denn jeder Verdauungstrakt reagiert im Sport anders.

Was steckt in den Gels?

Energie-Gels setzen sich zumeist aus verschiedenen Kohlenhydraten mit unterschiedlicher glykämischer Wirkung zusammen. So sorgt das Kohlenhydrat Glucose, also Traubenzucker, für einen raschen Energieschub, der allerdings nur kurz anhält. Kohlenhydrate wie z. B. Fruchtzucker fluten langsamer an, versorgen dafür den Körper aber länger mit Energie. Trotz dieses Mix ist die Wirkung insgesamt nur von vergleichsweise kurzer Dauer, nach rund ½ Stunde heißt es in den meisten Fällen nachtanken. Weiters steckt in den Gels meist Salz, das du eventuell als Ausgleich zu deinem Schweißverlust benötigst. Hin und wieder findest du in den Gels auch weitere Mineralstoffe, wie z. B. Magnesium, Koffein, und diverse Geschmacksstoffe.

Warum vertrage ich die Gels nicht so gut, bekomme oft Blähungen oder sogar Durchfall?

In den Gels stecken Zuckerarten, die wir nur in begrenzten Mengen gut resorbieren können, z. B. Fructose (Fruchtzucker) oder Maltodextrin (lösliche Maisballaststoffe). Alles, was du nicht über deinen Dünndarm in die Blutbahn aufnehmen kannst, rutscht weiter und führt damit zu Blähungen und Bauchkrämpfen bis hin zu Durchfall. Wenn du auf keinen Fall auf Gels verzichten möchtest, diese aber schlecht verträgst, dann musst du deinen Darm trainieren, indem du über mehrere Wochen langsam die Dosis steigerst. Irgendwann ist die Obergrenze deiner Darmresorption aber erreicht und du kannst trotz weiterem „Training" keine größeren Mengen mehr resorbieren. Die Grenze fällt bei jedem Menschen unterschiedlich aus.

Für die schlechte Verträglichkeit von Sport-Gels sorgen zwei Umstände

- Im Sport wird dein **Verdauungstrakt schlechter durchblutet**, da dein Körper die Energie in der Muskulatur benötigt.
- Die **Zucker aus den Gels fluten mangels „Bremsstoffen" deutlich schneller an** als beim Verzehr von „ganzen" Lebensmitteln, also Slow Carbs (vgl. S. 53). Wenn du z. B. einen Apfel isst, tröpfelt der Zucker aufgrund des Kauens und des Zerkleinerns im Magen in deinen Verdauungstrakt und dieser hat damit genügend Zeit, um den Fruchtzucker zu resorbieren. Schluckst du ein Sport-Gel mit Wasser, schießt dieses in deinen Darm. Als wäre das nicht genug, wird der Weitertransport auch noch durch die peristaltischen Wellen des Verdauungstrakts beschleunigt.

Welche Höchstdosis ist pro Stunde bei guter Gewöhnung meistens noch verträglich?

Die gut verträgliche Obergrenze liegt bei vielen Sportlern bei maximal 50 g Kohlenhydratmix pro Stunde. Nur wenige vertragen mehr, viele aber auch weniger. Zum Vergleich: Ein H2-Atemtest zur Bestimmung einer Fruktosemalabsorption, also einer Fruchtzuckerunverträglichkeit, wird mit nur 25 g Fruchtzucker durchgeführt.

Traubenzucker kannst du in größeren Mengen resorbieren, allerdings wirkt Traubenzucker nur ca. 10 Minuten, dann heißt es nachtanken.

Kann ich auch ohne Gels Wettkämpfe bestreiten?

Bei kurzen Wettkämpfen bis zu 2 Stunden kommst du, bei guter Vorbereitung und wenn dein Magen fit genug ist, ohne zusätzliche Energieversorgung aus. Es genügt ein isotonisches Getränk bzw. oft auch einfach nur Wasser (vgl. Was soll ich vor dem Sport essen?, S. 114, 117).

Muss ich zu den Gels noch Wasser dazutrinken?

Ja, wenn nicht anders angegeben, auf jeden Fall, sonst trocknest du aus (vgl. Kapitel hypertone Getränke, S. 33)!

Gibt es eine Alternative zu den gekauften Gels?

Ja, es gibt mehrere Alternativen!

1. Isotonische Getränke

Oft kommst du mit einem **isotonischen Getränk** über die Runden, denn zu den Sport-Gels solltest du sowieso ausreichend trinken, also warum nicht gleich auf ein isotonisches Getränk zurückgreifen?

> Hinweis! Alle paar Minuten ein Shot und meine Leistung bleibt konstant? Nein, du sackst immer wieder ab, weil nicht nur der Sport, sondern auch dein Insulin versucht den Zucker aus der Blutbahn in die Zellen zu bringen.

2. Selbst gemachte süße Gele

Süßes, hausgemachtes Sport-Gel, 1 Portion – Grundrezept

Zutaten für einen Shot mit langsamerem, aber länger anhaltendem Energieschub (Trauben- und Fruchtzucker in ähnlichem Verhältnis)

- 3 gehäufte EL einer Zuckerart, die sowohl Trauben- als auch Fruchtzucker enthält, z. B. Honig, Rohrzucker, Rübenzucker, Kokosblütenzucker, Ahornsirup, Birnendicksaft ...
- eine winzige Prise Salz (ca. ½ g) zum Ausgleich deines Salzverlustes

Zutaten für einen Shot mit schnellerem, aber kürzer anhaltendem Energieschub (höherer Traubenzuckeranteil)

- 3 gehäufte Esslöffel Traubenzucker (Pulver aus der Packung)
- 1 gestrichener Teelöffel Fruchtzucker (Pulver aus der Packung)
- eine winzige Prise Salz (ca. ½ g)

Zubereitung:

Alle Zutaten mit ¼ bis ½ Tasse Wasser vermischen. Fülle deine selbst gemixten Gels in kleine Mehrweg-Quetsch-flaschen (Squeeze-Flaschen). Die Quetschflaschen findest du im Handel. Verdünne deine Gels mit so viel lauwarmem Wasser, dass du sie gut aus der Flasche drücken kannst.

Tipp: Verwende gut lauwarmes Wasser, sonst löst sich der Zucker nicht auf und das Gel bleibt zu dickflüssig. Evtl. für den Geschmack einen Schuss frisch gepressten Saft (z. B. Zitronen-, Orangensaft ...) oder einen kleinen Schuss naturtrüben Apfelessig hinzufügen.

3. Selbst gemachte pikante Sport-Gels und -drinks

Pikante Alternativen zu gekauften Sport-Gels enthalten Stärke, die aufgrund der gut durchgekochten und flüssigen Form relativ rasch resorbiert werden. Dazu kommen natürliche Mineralstoffe aus den Lebensmitteln.

Kartoffelpüree – nur für Freaks

Hausgemachtes, eher flüssiger gehaltenes Kartoffelpüree in eine größere Quetschflasche füllen. Manche Sportler verwenden statt der Quetschflasche einen Spritzbeutel aus der Konditor-Patisserie (gefüllten Beutel eindrehen und umknicken).

Getreide-Booster, z. B. Polenta-Booster

- 300–400 g Wasser, Gemüse- oder echte Fleischbrühe
- 50 g Polenta oder beliebiger Vollkorngrieß, z. B. Dinkel- oder Weizengrieß
- eine Prise Salz und beliebige weitere Gewürze, z. B. Muskat, Oregano, Curry, Chili, Thymian ...

Zubereitung:
Die Flüssigkeit aufkochen. Das Getreide und die Gewürze (außer Salz) unter kräftigem Rühren einkochen, bis es blubbert. Den Brei vom Herd nehmen und zugedeckt mindestens 20 Minuten quellen lassen. Entweder dazwischen zwei- bis dreimal unter Rühren aufkochen (brennt leicht an!) oder alternativ dazu den Brei in der Kuscheldecke garen. Dazu eine Kuscheldecke 2 x zusammenfalten und auf den Tisch legen, eine Brandschutzdecke darübergeben. In die Mitte einen Topfuntersetzer platzieren. Den Topf mitsamt Deckel auf den Untersetzer stellen und zuerst mit der Brandschutzdecke, dann mit der Kuscheldecke einwickeln. 30 Minuten ziehen lassen. Umrühren nicht nötig, es brennt nichts an!

Gemüse-Getreide-Booster

- ca. 100 g beliebiges Gemüse, z. B. Hokkaidokürbis, Zucchini, Karotten oder Tomaten, klein schneiden
- 300–400 g Wasser, Gemüse- oder echte Fleischbrühe
- 50 g Polenta oder beliebiger Vollkorngrieß, z. B. Dinkel- oder Weizengrieß
- eine Prise Salz und beliebige weitere Gewürze, z. B. Muskat, Oregano, Curry, Chili, Thymian ...

Zubereitung:
Wasser aufkochen, das Gemüse hinzufügen und zugedeckt ca. 10 Minuten köcheln lassen. Getreide und Gewürze untermischen und wie oben beschrieben zubereiten. Zum Schluss alles pürieren und salzen.

Linsen-Booster

- 70 g rote oder gelbe Linsen, über Nacht in ½ l kaltem Wasser einweichen
- eine Prise Salz und beliebige weitere Gewürze, z. B. Lorbeer, Zitronengras, Curry, Chili, Thymian ...

Zubereitung:
Das Wasser abseihen und mit den Gewürzen (außer Salz) zum Kochen bringen. Die Linsen untermischen. Wenn du magst, kannst du auch noch eine Handvoll Gemüse mitkochen. Den Topf zu ¾ zudecken und so lange köcheln lassen, bis die Linsen gar sind, das dauert ca. 25 Minuten (außer du salzt das Wasser, dann dauert es ewig). Falls die Linsen noch nicht zerfallen sind, kannst du mit dem Pürierstab nachhelfen. Zum Schluss salzen.

Tipps

- ➜ Dein Booster ist zu dickflüssig? Wird der Brei beim Kochen zu dickflüssig, gieß einfach kochend heißes Wasser nach.
- ➜ Dein Booster ist zu dünnflüssig? Lass den Brei unter Rühren noch weiterkochen, die Flüssigkeit verdunstet, der Brei dickt ein.
- ➜ Achtung! Der Brei muss gut durchgekocht sein, sonst kann es zu Verdauungsbeschwerden kommen.
- ➜ Du kannst den Booster flüssiger halten und aus einer Flasche trinken oder fester kochen und aus einer Quetschflasche drücken.
- ➜ Im Kühlschrank hält dein Booster ca. drei Tage.
- ➜ Achtung! Bringe niemals Speichel in deine pikanten Sport-Gels, sonst werden sie flüssig. Also nicht z. B. zweimal mit demselben Löffel in den Brei tauchen. Speichel enthält das Verdauungsenzym Speichelamylase, das die Verdauungstätigkeit auch außerhalb deines Mundes munter fortsetzt.

4. Kohlenhydrathaltige Obstsorten von weicher Konsistenz mit Glucose- und Fructoseanteil

Am besten eignen sich reife Bananen oder weiche Datteln ohne Kern. Wenn dein Darm fit ist, kannst du auch alle möglichen anderen Trockenfrüchte probieren, sie sollten allerdings weich sein. Im Handel findest du weiche Trockenfrüchte unter der Bezeichnung „Soft". Du kannst sie aber auch selbst herstellen. Fülle ein Glas mit Dörrfrüchten, gieße zu ¾ mit kochend heißem Wasser auf. Verschließe das Glas und lass die Früchte mindestens 12 Stunden im Kühlschrank quellen. Überschüssiges Wasser kannst du trinken oder abgießen.

Da das Obst kein Salz enthält, kannst du dein Wasser mild salzen oder ein Salzstangerl dazu essen.

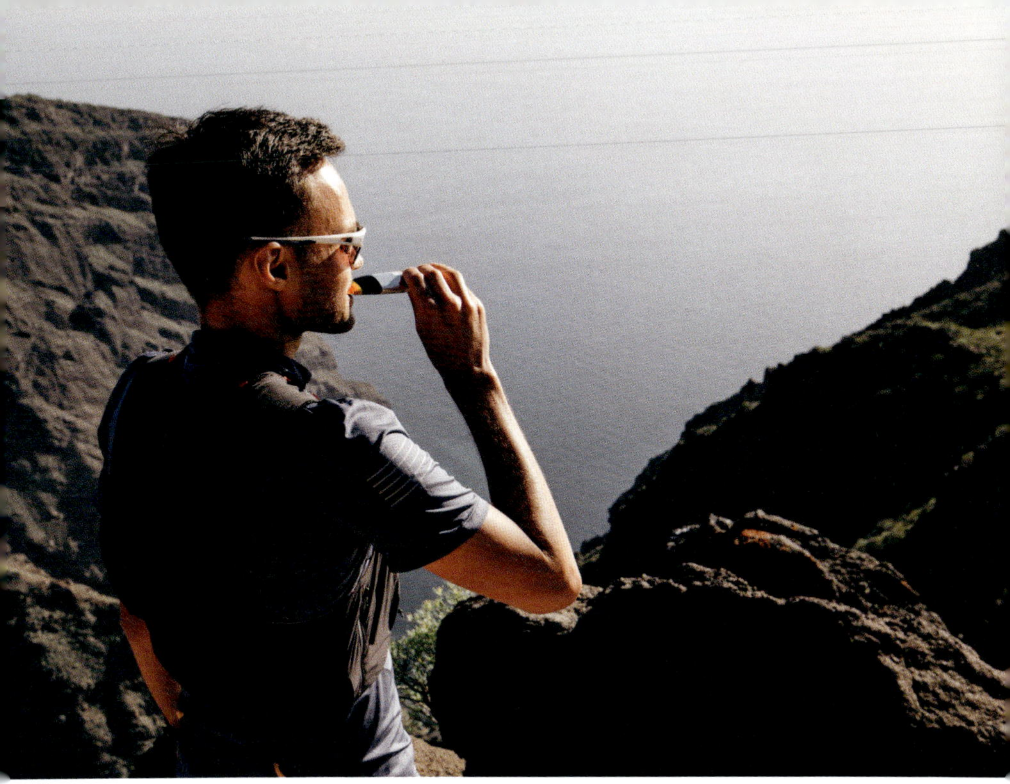

5. Smoothies

Mixe eine kleine Prise Salz in deinen Smoothie, fertig ist dein Smoothie-Shot! Im Idealfall enthält dein Smoothie auch Banane, diese liefert Glucose und verbessert damit sowohl die Resorption als auch die Verträglichkeit.

Probiere diesen Shot auf jeden Fall im Training aus, denn um Smoothies beschwerdefrei verdauen zu können, muss dein Verdauungstrakt topfit sein.

Ich möchte ein paar Kilos abnehmen, sind Gels für mich ideal?

Wenn du Gewicht verlieren möchtest, sind Gels für dich keine gute Wahl, denn nach rund 10 Minuten Sport beginnt dein Körper mit dem Verbrennen deiner Fettzellen. Mit einem Shot lieferst du externe Energie, damit gibt es keine Notwendigkeit mehr, die Energie aus deinen Fettzellen zu holen. Es wird zwar deine Leistung ohne Shots nicht für den Stockerlplatz reichen, dafür hast du deinen Fetthahn angezapft.

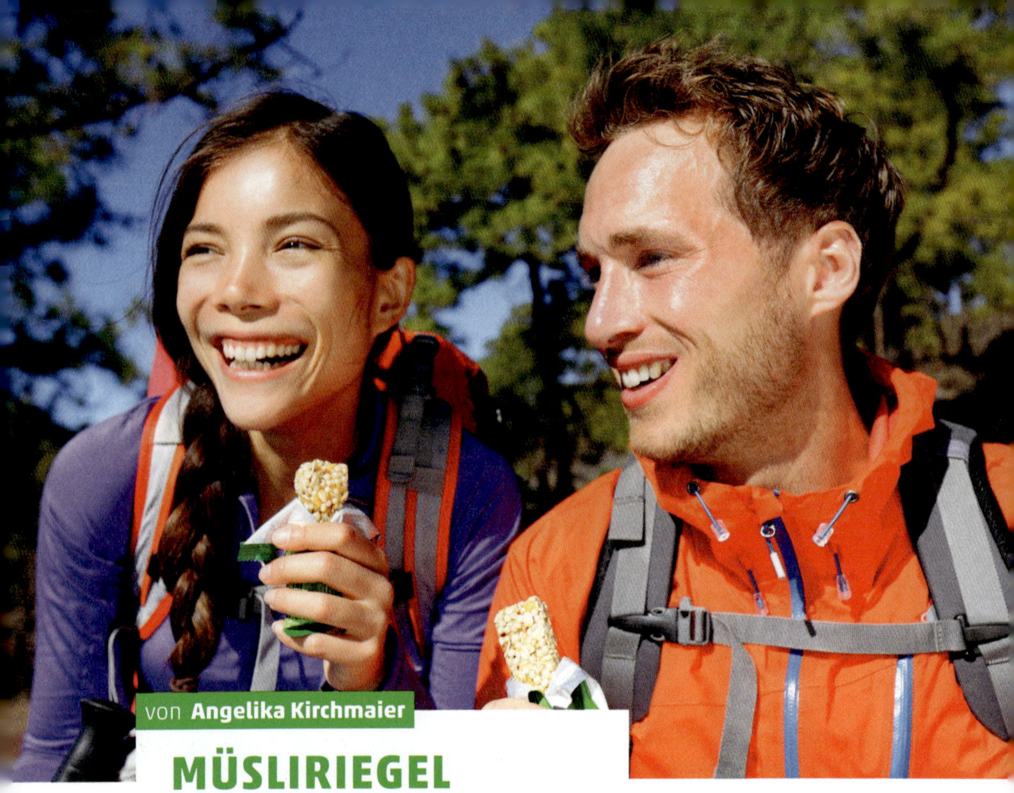

von **Angelika Kirchmaier**

MÜSLIRIEGEL UND ENERGY-BALLS

Müsliriegel und Energy-Balls stellen eine gesunde Home-made-Variante zu klassischen Fast-Food-Riegeln dar. Sie sind einfach zuzubereiten und lange haltbar.

Wofür kann ich die Riegel und Balls verwenden?

Die Riegel und Balls eignen sich für längere sportliche Touren ab 2 Stunden. Foliert und damit luftdicht verpackt, kannst du sie auch zu mehrtägigen oder sogar mehrwöchigen Expeditionen mitnehmen, z. B. auf eine Himalaya-Tour. Ganz wichtig ist bei längeren Expeditionen die luftdichte Verpackung (Vakuum), denn sonst bildet sich Schimmel.

Einheitsgeschmack, oder gibt es Variationsmöglichkeiten?

Die Rezepte sind Verwandlungskünstler. Je nachdem, welche Nüsse, Trockenfrüchte und Gewürze du magst, schmecken die Balls und Riegel jedes Mal anders.

Wie bewahre ich die Riegel und Balls am besten auf?

Die Balls und Riegel ziehen rasch Fremdgerüche an, daher ist es wichtig, dass du sie luftdicht verpackst. Als Verpackungsmaterial eignen sich Marmeladegläser, Gefrierboxen oder Gefrierbeutel, am besten mit Zipp.

Luftdicht verpackt, halten die Balls im Tiefkühler min. 1 Jahr, die Riegel ½ Jahr, im Kühlschrank min. 1 Monat bzw. 1 Woche, bei Zimmertemperatur nur wenige Tage, da das Fett schnell ranzig wird, bzw. die Riegel nur ca. 2 Tage, dann werden sie hart.

Warum steckt in den Riegeln und Balls kein Haushaltszucker?

Haushaltszucker ist in den Rezepten keiner nötig, da die Früchte genügend Süße liefern. In einigen Rezepten wird Honig verwendet, der als „Kleber" dient.

Rezepte

Energy-Balls mit Flocken

ca. 15 Balls

- 50 g beliebige Nüsse, z. B. Walnüsse, Haselnüsse, Mandeln, Pinien, Pistazien, Cashewnüsse, Pecannüsse ...
- 25 g beliebige Flocken, z. B. Hafer-, Dinkel, Einkornflocken ... (keine Reisflocken, diese sind zu hart und eignen sich nicht!)
- 75 g beliebige ungeschwefelte, weiche Trockenfrüchte, z. B. Datteln, Feigen, Rosinen, Pflaumen, Aprikosen
- 10 g hochwertige Butter, Öl oder Honig (zum Zusammenkleben)
- evtl. Gewürze, z. B. Vanille, Zimt, Ingwer, Kardamom, Chili, getrocknete und fein gemahlene Minze ...

Zum Ausfertigen – nur für die Optik, nicht zwingend nötig

- Kokosflocken, Nüsse oder Mohn zum Wälzen
- Konfekthülsen

Zubereitung

Alle Zutaten in einen Standmixer, eine Moulinette oder den Thermomix geben. Zu einer feinen Paste pürieren. Zur Not klappt das Pürieren auch mit einem Pürierstab. Hier muss man allerdings öfter einmal umrühren. Falls die Masse nicht bindet, ein paar Tropfen Honig hinzufügen. Aber nicht zu viel, sonst lässt sich die Masse nicht mehr formen. Aus der Masse Kugeln formen. Evtl. in Kokosflocken, Nüssen oder Mohn wälzen, dann kleben sie nicht so.
Zum Schluss in Konfekthülsen setzen.

Tipp: *Die Balls lassen sich wunderbar tiefkühlen. Gut verpacken (Tiefkühlbox oder Tiefkühlbeutel), sonst nehmen die Balls Fremdgerüche an. Du kannst sie gefroren in den Rucksack packen. Die Balls tauen nach ca. 1 Stunde auf.*

Energy-Balls à la Studentenfutter

- 50 g beliebige Nüsse, z. B. Walnüsse, Haselnüsse, Mandeln
- 50 g beliebige ungeschwefelte, weiche Trockenfrüchte, z. B. Pflaumen, Feigen, Rosinen, Aprikosen
- 10 g Öl, z. B. aromatisches Nussöl
- evtl. mit Vanille, Zimt, Kardamom oder Nelken würzen.

Zum Ausfertigen

- Kokosflocken zum Wälzen, kleine Konfekthülsen

Zubereitung

Zubereitung und Aufbewahrung wie bei Energy-Balls, Variante 1. Falls die Masse nicht bindet, einen Hauch Marmelade hinzufügen. Aber nicht zu viel, sonst lässt sich die Masse nicht mehr formen.

Tipp: *Anstatt Nüssen und Trockenfrüchten kannst du auch 100 g Studentenfutter verwenden!*

Je rascher du die Masse ins Rohr bringst, desto fluffiger werden deine Riegel.

Fruchtriegel

- 50 g flüssiger Honig
- 50 g weiche Butter oder Öl
- ca. 20 g Wasser
- 2 Eier
- 100 g ungeschwefelte Trockenfrüchte, klein schneiden
- 100 g feinblättrige Haferflocken
- 50 g Nüsse oder Saatenmischung (Sesam, Sonnenblumenkerne ...)
- 50 g Weizen- oder Dinkelvollkornmehl
- ½ Pkg. Weinsteinbackpulver (ca. 9 g)
- evtl. Gewürze, z. B. Bio-Zitronenschale, Vanille oder Zimt

Zubereitung

Den Backofen auf 170 °C vorheizen. Ein Backblech mit Backpapier auskleiden. Für die Riegel alle Zutaten der Reihe nach in eine Schüssel geben. Mit einem Schneebesen rasch verrühren. Die Masse mit Hilfe einer nassen Teigkarte rasch auf ein Blech streichen und backen. Je nachdem, wie dick du die Masse aufträgst, liegt die Backdauer zwischen 25 und 40 Minuten. Noch warm in Riegel schneiden.

Müsliriegel – Expedition

- 50 g Weizenvollkornmehl
- 50 g Roggenvollkornmehl
- 250 g Früchte-Müsli
- 100 g Haferflocken
- 100 g Rosinen
- 100 g Haselnüsse
- 1 Pkg. Weinsteinbackpulver (ca. 18 g)
- 1 Teelöffel Zimt
- evtl. Vanille
- 20 g Sonnenblumenkerne
- 1 großer Apfel (150–200 g), am besten Boskoop, grob reiben
- 200 g Marmelade
- 3 Eier

Zubereitung

Den Backofen auf 180 °C vorheizen. Ein Backblech mit Backpapier auskleiden. Die trockenen Zutaten, bis auf die Sonnenblumenkerne, grob mahlen, z. B. mit dem Pürierstab, in einer Moulinette oder im Thermomix. Danach mit den restlichen Zutaten rasch verrühren. Ist die Masse zu dickflüssig, Wasser hinzufügen. Rasch auf ein Backblech streichen und bei ca. 180 °C ca. 30 Minuten backen. Noch warm in Riegel schneiden.

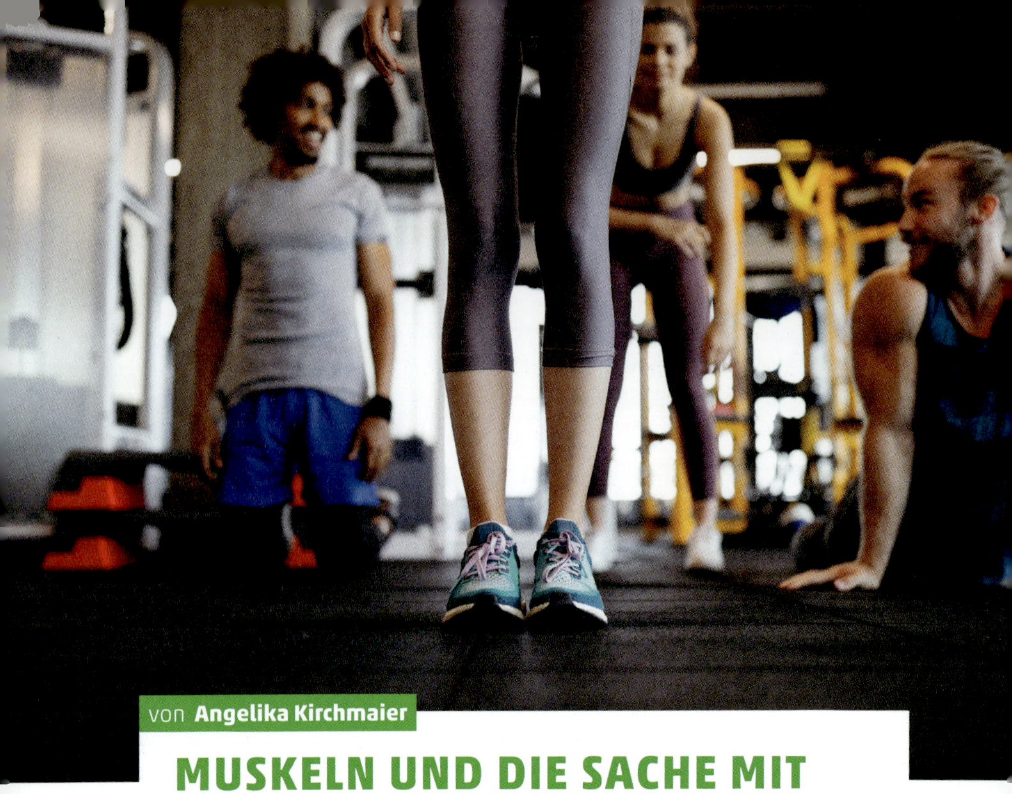

von **Angelika Kirchmaier**

MUSKELN UND DIE SACHE MIT DEM EIWEISS (PROTEIN) – SO WACHSEN DEINE MUSKELN BESONDERS SCHNELL!

Wer möchte nicht das Wachstum seiner Muskeln ankurbeln? Natürlich muss das Training perfekt ausgerichtet sein, denn ohne Trainingsreiz kein Muskelwachstum, aber zusätzlich kannst du deinen Körper mit speziellen Ernährungsmaßnahmen auf natürliche Weise dopen.

Kein Muskelzuwachs ohne Trainingsreiz! (Ausnahme Magersucht)

Nur wenn du einen entsprechenden Trainingsreiz setzt, kann dein Muskel wachsen. Außer bei Menschen mit einer Sportmagersucht oder einer klassischen Magersucht. Hier führt die alleinige Zufuhr von ausreichend Eiweiß und in der Folge auch von Kalorien bereits zu einem Muskelzuwachs. Umgekehrt heißt das, dein Muskel kann nur wachsen, wenn er genügend Energie bekommt.

Mix dir deinen Eiweißcocktail!

Damit dein Muskel sich gut entwickeln kann, benötigt er die entsprechenden Baustoffe. Dass es sich hierbei um Eiweiß handelt, ist hinlänglich bekannt, allerdings kann dein Muskel nicht jedes Eiweiß genau gleich gut verwerten. Du benötigst einen Mix aus den lebensnotwendigen Aminosäuren, und das im richtigen Verhältnis.

Lt. WHO werden folgende Mengen an Eiweiß empfohlen, aufgeschlüsselt in die einzelnen Bausteine (Aminosäuren):

Aminosäure	Nahrungsmenge in mg/kg Körpergewicht
Valin	26
Leucin	39
Isoleucin	20
Tryptophan	4
Threonin	15
Phenylalanin + Tyrosin	25
Lysin	30
Methionin	10
Cystein, für Kinder	4
Histidin, für Kinder	10

Tabelle 4: Aminosäurenbedarf eines Erwachsenen
(WHO Technical Report Series 935)

Nur stellt sich die Frage: Wer kann mit diesen Angaben etwas anfangen, wenn er nicht gerade ein Nährwertberechnungsprogramm zur Verfügung hat oder die einzelnen Aminosäuren auf dem Produkt vermerkt sind? Die gute Nachricht: Es gibt eine ganz einfache Möglichkeit, die Theorie in die Praxis umzusetzen, du musst nur verschiedene Eiweiße mixen.

D. h., Getreide, Kartoffeln oder Hülsenfrüchte mixt du mit Ei, Milch oder Fisch, daraus ergibt sich z. B. ein Grießbrei, (= Getreide + Milch), Kartoffelpüree (= Kartoffeln + Milch) oder Nudeln mit Tomatensauce und Käse (= Getreide + Milch).

Wenn du lieber die vegane Variante bevorzugst, dann kombiniere Getreide, Kartoffeln und Hülsenfrüchte miteinander, also z. B. eine vegane Gerstensuppe mit Kartoffeln, Linsensuppe mit Brot oder Bohnen-Kartoffel-Eintopf (vgl. Basics, S. 22). Folgende Grafik zeigt dir die Kombis auf. Mixe die Lebensmittel mindestens dreimal täglich.

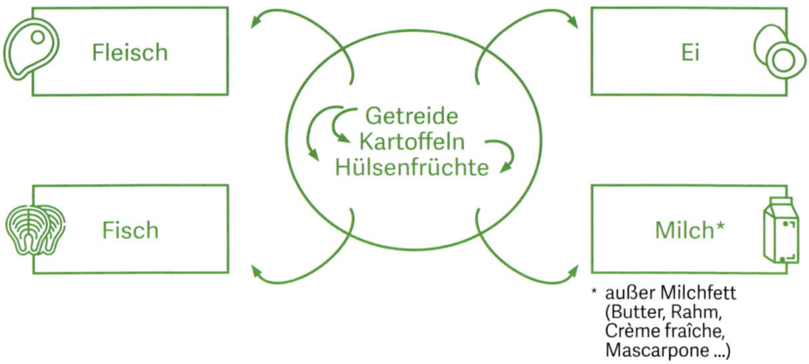

Abbildung 4: Eiweißmix

Tipp: Eiweiße dienen dem Muskelaufbau, Kohlenhydrate dem Muskelschutz, denn wenn du zu wenig Energie, also zu wenig Kohlenhydrate tankst, baut sich der sehr energieverschwenderische Muskel wieder ab.

Beispiel aus der Praxis

Eine Schwimmerin klagt über ein anhaltendes Leistungstief. Nach Durchsicht des Ernährungsprotokolls und der Blutwerte fällt auf, dass ein selektiver Eiweißmangel vorliegt. D. h., die Sportlerin hat zwar ausreichend Kalorien zu sich genommen, aber aufgrund mehrerer Sport-Modediäten die Eiweiße nicht optimal kombiniert. Die Therapie bestand einzig und allein darin, die Proteine entsprechend der angeführten Regel zu kombinieren. Bereits nach 3 Wochen zeigte sich eine deutliche Verbesserung der Leistung und schon nach einem Monat konnten im Blut keine Mangelerscheinungen mehr nachgewiesen werden.

Wie viel Eiweiß soll ich essen?

Pro Tag benötigst du maximal 2 g Eiweiß pro kg/Normalgewicht (vgl. S. 80, Berechnung Normalgewicht), die meisten internationalen Empfehlungen gehen sogar von 0,8 bis 1,5 g aus. Eiweiß übt im Körper die Funktion eines Stickstoffdüngers aus, dementsprechend vorsichtig musst du dosieren. So wie eine Pflanze krank wird, wenn du sie zu viel düngst, so schadet ein zu eiweißhaltiges Essen auch dem Körper.

Eine Eiweißüberdosierung merkst du zuallererst einmal an deinem Harngeruch. Dieser riecht penetrant, so wie viele Herren-WCs im Fitnessstudio. Das Eiweißabbauprodukt Harnstoff hemmt die Regeneration und begünstigt einen Umbau von Eiweiß zu Fett. Es macht also wenig Sinn, Unmengen an Eiweiß zu essen.

Man hört immer, man soll viel Eiweiß essen, gibt es in unseren Breiten einen Eiweißmangel?

Ein Eiweißmangel kommt in unseren Breiten de facto kaum vor, außer bei Menschen, die nicht essen können, z. B. aufgrund einer schweren Erkrankung, Kau- oder Schluckstörungen, oder nicht essen wollen, z. B. Sportanorexie-Kranken (Sport-Magersucht). Aber einen selektiven Eiweißmangel findet man immer öfter. D. h., die Menschen essen zwar mengenmäßig genug Eiweiß, oft sogar zu viel, aber die Eiweißzusammensetzung, also der Aminosäurenmix, passt nicht. Ein Müsli aus z. B. Getreideschrot, Mandelmilch,

Achtung! Eine hohe Eiweißzufuhr alleine bewirkt keinen Muskelzuwachs!

Nüssen, Hanfsamen, Chiasamen und Wasser enthält zwar rechnerisch viel Eiweiß, aber die Zusammensetzung entspricht nicht dem, was ein Mensch für seine Muskeln benötigt. In diesem Fall müsste man noch z. B. ein Milchprodukt oder ein Sojaprodukt (außer Sojamilch, diese enthält viel zu wenig Eiweiß) dazu kombinieren.

Stimmt die Aussage, dass Menschen tierisches Eiweiß besser verwerten können als pflanzliches?

Ja! Je ähnlicher ein Lebewesen dem Menschen ist, desto ähnlicher fällt auch der Aminosäurenmix aus. Fleisch enthält einen dem Menschen deutlich ähnlicheren Aminosäurenmix als z. B. eine Kartoffel oder eine Sojabohne. Daher ist es wichtig, pflanzliche Lebensmittel zu kombinieren, sonst kann es zu einem selektiven Eiweißmangel kommen, der insbesondere bei veganer Ernährung oder einer sehr bewussten Ernährungsweise einen Risikofaktor darstellt.

Kann ich mit Lebensmitteln überhaupt meinen Eiweißbedarf decken? Wie viel Eiweiß steckt in Lebensmitteln?

Es ist problemlos möglich, seinen Eiweißbedarf mit natürlichen Lebensmitteln zu decken. Eiweißangereicherte Lebensmittel sind unnötig und oft sogar gefährlich, da sie oft nicht jene Eiweißzusammensetzung aufweisen, die der Mensch benötigt. Tabelle 5 gibt dir einen groben Überblick, wie viel Eiweiß in welchen Produkten steckt. Aber Achtung! Nicht die Menge ist entscheidend, sondern die richtige Kombination (vgl. Abb. 4).

Soll ich den Eiweißbedarf auf mein Normalgewicht beziehen oder, wenn ich sehr muskulös bin, auf mein tatsächliches Gewicht, das aber über dem Normalgewicht liegt?

Als Erstes stellt sich die Frage, was Normalgewicht bedeutet. Dieses kannst du grob berechnen.

Berechnung Obergrenze Normalgewicht:

Formel: Körpergröße in cm – 100 = Normalgewicht-Obergrenze in kg. Bei einer Körpergröße von 180 cm liegt deine Normalgewicht-Obergrenze also beispielsweise bei 80 kg.

Wenn du nun sehr muskulös bist und dein Gewicht bei einer Größe von 180 cm z. B. bei 90 kg liegt, dann könnte man davon ausgehen, dass du deinen Eiweißbedarf auf das tatsächliche Gewicht beziehen sollst. Das wird auch meistens so gemacht, aber es ist gefährlich, denn zum Abbauen und Ausscheiden von Eiweiß benötigst du deine Leber und deine Nieren. Selbst wenn dein Gewicht deutlich höher liegt, können deinen Organe trotzdem nur eine begrenzte Leistung erbringen.

Lebensmittel	ungefährer Proteingehalt (g/100g)
Kartoffeln	2
Vollkorngetreide	8–16
Hülsenfrüchte	ca. 20 g
Fleisch	ca. 20
Fisch	ca. 20
Käse	10–36 (Parmesan)
Flüssige Milchprodukte (Milch, Buttermilch, Joghurt ...)	3–5
Topfen, mager	ca. 14
Ei	ca. 7 g (Größe M)
Obst	0,3 bis knapp 3
Gemüse	0,5 bis 7

Tabelle 5: Proteingehalt in Lebensmitteln, bezogen auf 100 g Lebensmittel; modifiziert nach GU-Nährwerttabelle

Ist der Zeitpunkt der Eiweißaufnahme entscheidend?

Ja! Nutze die erste Stunde nach dem Krafttraining, in dieser Zeit ist dein Muskel besonders empfänglich für eine Portion Eiweiß. Nach einer Stunde fällt der Effekt nur noch gering aus.

Wirkt jedes Eiweiß nach dem Sport gleich gut?

Der Eiweißbestandteil Leucin wirkt sich am besten auf die Muskelproteinsynthese aus. Bei Leucin handelt es sich um eine essentielle Aminosäure aus der Gruppe der BCAAs (**B**ranched-**C**hain **A**mino **A**cids), also der verzweigtkettigen Aminosäuren. Ebenfalls in diese Gruppe gehören Valin und Isoleucin. Leucin wirkt in der ersten Stunde nach dem Kraftsport am besten. Du kannst es ganz einfach in natürlicher Form zu dir nehmen.

Zu den besonders leucinreichen Lebensmitteln zählen Magertopfen, Hüttenkäse, Ziegentopfen und alle Sauermilchkäse (z. B. Zillertaler Graukäse, Broadakäse, Harzer, Mainzer, Handkäse, Bauernhandkäse etc.).

Für eine gute Verfügbarkeit mixe

- → leucinreiche Lebensmittel mit einer
- → kohlenhydratreichen Energiequelle in Form von Vollkorngetreide, Kartoffeln oder Hülsenfrüchten und dazu
- → Vitamine und Mineralstoffe als Wirkstoffe und Antioxidantien in Form von Obst, Gemüse oder frischen Kräutern.

Diese Kombination dient nicht nur dem Muskelaufbau, sondern zusätzlich auch der Regeneration!

Leucinreiche After-Sport-Booster

- → Sauermilchkäse, wie z. B. Graukäse, mit Schnittlauch und Vollkornbrot
- → Vollkornbrot mit Hüttenkäse und Tomate
- → Topfenaufstrich mit Schnittlauch und Vollkornbrot
- → Müslimix aus Joghurt, 1 Esslöffel Topfen, Haferflocken und Obst oder Marmelade mit einem Fruchtanteil von mindestens 70 %

Eiweißshake – zuhause zubereitet, mit Leucin

Mixe ¼ l Buttermilch mit ca. 30 g Haferflocken, 1 Esslöffel Magertopfen und einer Handvoll Obst, z. B. Beerenobst. Zum Schluss kannst du noch mit Mineralwasser zur gewünschten Konsistenz aufspritzen.

Was passiert bei einer Eiweißüberdosierung?

Wenn du zu viel Eiweiß isst, z. B. in Form von Eiweißshakes, steigt das Risiko, dass dein Körper das Eiweiß in Fett umwandelt, rapide an. Deshalb weisen auch viele Kraftsportler einen zu hohen Fettanteil auf. Mit Hilfe einer BIA-Messung kannst du deinen Fettanteil bestimmen lassen. Früher wurde pro Mahlzeit eine maximale Eiweißmenge von 30 g empfohlen, heute hat sich diese Empfehlung ein wenig aufgeweicht. Für einen Hobbysportler sind große Eiweißmengen aber insgesamt nicht sinnvoll.

Blöderweise spürt man anfangs die Nebenwirkungen einer Eiweißüberdosierung nicht oder nur schleichend. Wenn dir dein Körper folgende Zeichen schickt, dann macht es Sinn, einmal die Eiweißdosis zu checken, bevor es zu noch schwerwiegenderen Symptomen kommt.

- **Zunahme unerwünschter Begleitstoffe**, z. B. Purin (enthalten in z. B. Hühnerfleisch) mit dem Risiko eines Gichtanfalls
- **Anstieg von Harnstoff, Harnsäure, Kreatinin und Ammoniak, mit dem Risiko einer Nierenbelastung** (Harngeruch im Fitnessstudio oder Herren-WC)
- **Bei einem Anstieg von Harnstoff** kann es z. B. zu Übertraining, Unlust, Abgespanntheit, einer schlechteren Konzentrations- und Leistungsfähigkeit kommen, dazu erhöht sich die Regenerationsdauer, da zu viel harnpflichtige Substanzen anfluten (aus dem Sport und aus dem Eiweiß).
- **Potenzprobleme** nehmen zu.
- Eiweiß benötigt zur Verstoffwechslung viel Flüssigkeit, wird diese nicht ausreichend zugeführt, kann es zur **Bildung von Nierensteinen** kommen.
- **Eiweiß erhöht die Kalziumausscheidung**, damit steht weniger Kalzium für den Aufbau der Knochen zur Verfügung, das Risiko der Harnsteinbildung erhöht sich und es kann aufgrund des Kalziummangels zu vermehrten Muskelkrämpfen kommen.

Beispiel Eiweißüberdosierung im Kraftsport
Das folgende Beispiel (Abbildung 5 und 6) zeigt einen jungen Kraftsportler, der täglich nach der Arbeit nach einem perfekt auf ihn abgestimmten Trainingsplan trainiert, aber trotzdem kaum einen Kraftzuwachs erzielen kann. Er war bis dato der Meinung, dass er zu wenig Eiweiß aufnimmt und daher seine Eiweißdosis noch weiter erhöhen muss. Das Ergebnis der BIA-Messung zeigt ein ganz anderes Bild. Der Körperfettanteil (gelb markiert) liegt viel zu hoch. Es folgte eine eiweißreduzierte Ernährung von 1,5 g Eiweiß pro Kilogramm Körpergewicht und eine Umstellung auf ausschließlich natürliche Lebensmittel unter Einhaltung der Eiweißkombinationen. Bereits nach 2 Monaten zeigte sich eine deutliche Verbesserung seiner Muskelmasse, seiner Kraft und eine Reduktion seiner Fettmasse.

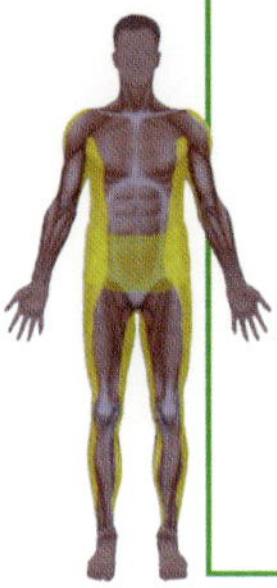

Abbildung 5: Körperzusammensetzung eines Kraftsportlers – zu hoher Fettanteil (gelb markiert)

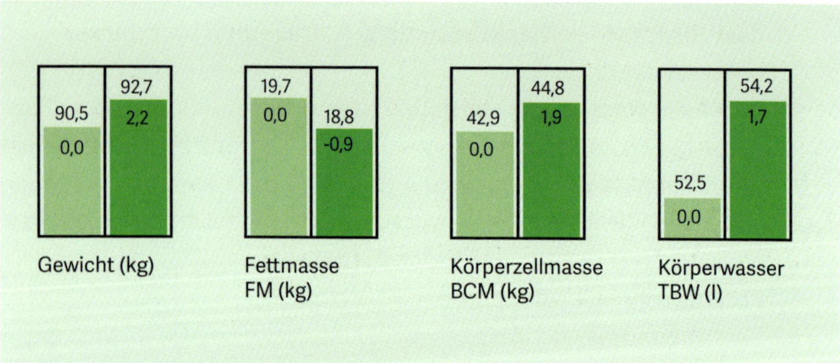

Abbildung 6: Knapp 2 Monate nach eiweißreduzierter, aber in der Zusammensetzung angepasster Ernährung mit ausschließlich natürlichen Lebensmitteln

Tagesspeiseplan vor der Ernährungsumstellung
F: 2 Eier, 4 Eiweiß, Ananas, 1 Esslöffel Haferflocken
J: 1 Handvoll Beeren, 1 Esslöffel Dinkelflocken, Kokosmilch, Banane, Eiweißpulver
M: Reis, Geflügel, 1 Pkg. Topfen, Eiweißpulver
J: Reis, Geflügel, 1 Pkg. Topfen, Eiweißpulver
A: Gedünstetes Gemüse + Salat

Tagesspeiseplan nach der Ernährungsumstellung
F: Nuss-Frucht-Müsli mit Joghurt und Obst
J: Vollkorn-Käsebrot mit Paprika
M: Nudeln mit Tomatensauce, Parmesan, Salat
J: Joghurt mit Haferflocken und Obst
A: Fisch mit einer Handvoll Kartoffeln und Gemüse

Wenn du abnehmen willst, musst du viel Eiweiß essen?

Nein! Du benötigst nur eine gute Eiweißkombi, nicht eine große Menge! D. h. keine Eiweißsupplemente, keine eiweißangereicherten Lebensmittel, wie z. B. Eiweißbrot oder Proteinjoghurt, und auch keine Proteinshakes.

Die derzeit populäre Meinung, dass man mit viel Eiweiß besonders leicht und schnell Gewicht verliert, ist schlichtweg falsch. Kurzfristig mag dies zwar gelingen, aber langfristig rutschst du damit in den Jo-Jo-Effekt. Zudem stecken in eiweißreichen Lebensmitteln auch oft Substanzen, die man nicht überdosieren sollte, z. B. Purine in Fleisch, Fisch und Hülsenfrüchten.

Das oberste Prinzip lautet: Runter mit den Kalorien! Immerhin parkst du pro Kilogramm Körperfett 7000 kcal. Wenn du Sport betreibst und danach dein Kaloriendefizit sofort wieder auffüllst, dann kann sich zwar deine Leistung ein wenig verbessern, aber das reicht nicht aus, um deine Muskeln so zu boosten, dass diese von alleine das Fett schmelzen lassen. D. h., neben der Bewegung ist die Ernährung mindestens genauso wichtig, um Gewicht zu verlieren. Auch für dich gilt die Faustregel der Basics (vgl. Seite 18).

Ohne gute Basisernährung gelingt das Muskelwachstum nur zäh

Mit der Basisernährung (vgl. S. 18 ff.) festigst du dein Fundament für einen späteren Muskelaufbau. Hakt es bei der Basisernährung, kann selbst der beste Eiweißshake auf Dauer keine Wunder bewirken. Die Aufnahme eines bunten Mixes an Nähr- und Wirkstoffen ist daher essenziell.

Wie wichtig ist Wasser zum Erreichen des Muskelziels?

Wasser dient dem Transport und Abtransport. Ohne eine ausreichende Flüssigkeitszufuhr hilft auch die beste Eiweißkombi auf Dauer nicht.

Wie lange dauert es, bis sich nach einer Ernährungsumstellung ein spürbarer Effekt einstellt?

Im Normalfall kannst du nach ein bis zwei Monaten bereits eine deutliche Verbesserung spüren. Im Fall eines Leistungsmangels bei guter Ernährungstherapie auch schon nach ca. 3 Wochen.

Was kann passieren, wenn ich zu wenig esse und trotzdem Sport betreibe?

Es gibt neben einer Essstörung viele weitere Gründe, warum man zu wenig isst: Zeitmangel, mangelnde Verfügbarkeit von Lebensmitteln auf einer Hütte, keine Toiletten vorhanden und auch keine „Büsche", z. B. bei Gleschertrainings etc.

In der Fachsprache wird dieser Energiemangel als RED-S bezeichnet, also **R**elative **E**nergy **D**eficiency in **S**port, auf Deutsch: „ungenügende Energiezufuhr". Als Folge können unzählige Nebenwirkungen auftreten, z. B. reduzierte Kraft und Leistungsfähigkeit, erhöhte Verletzungs- und Infektionsanfälligkeit, abnehmende Knochendichte, Zyklusstörungen bis zum Ausbleiben der Menstruation, hormonelle Störungen (z. B. im Bereich der Sexualhormone Testosteron und Östrogen), bei Kindern eingeschränktes Wachstum und verzögerte Entwicklung, Störungen des Magen-Darm-Trakts, der Herzfunktion, der Gefäßfunktion, depressive Verstimmung, reduzierte Konzentration, Energielosigkeit etc.

Wenn du schlank bist und unter einem oder mehreren dieser Symptome leidest, macht es Sinn, einmal deinen Speiseplan bei einem Sporternährungs-Diätologen genauer durchforsten zu lassen. Auf Dauer kann ein Energiedefizit zu irreversiblen Schäden im Körper führen.

Ich leide an Sportmagersucht. Trotz Training verliere ich an Kraft und meine Muskeln schrumpfen. Auch mein Herz wird zunehmend schwächer. Soll ich noch mehr trainieren?

Nein, auf keinen Fall! Dir fehlt der Baustoff für deine Muskeln. Ohne Baumaterial auf der Baustelle können selbst 100 Arbeiter kein Haus bauen.

Du bist mit deinem Problem aber nicht allein, gerade bei sportlich aktiven Menschen findet man oft eine Kombination aus Magersucht und Sportsucht. D. h., der Trainingsumfang ist meist enorm, trotzdem liegen die Muskelwerte in einem so niedrigen Bereich, dass diese oft lebensbedrohlich sind. Ungünstigerweise handelt es sich beim Herz ebenfalls um einen Muskel, einen „Pumpmuskel"; reduziert sich der Muskelanteil deutlich, so kann auch das Herz Schaden nehmen. Dieser Zustand ist lebensbedrohlich und muss umgehend behandelt werden.

Ein Muskelzuwachs durch Sport bei gleichzeitigem Extrem-Fasten ist also nicht möglich, da der Baustoff für das Muskelwachstum fehlt. In einem ersten Schritt wäre es wichtig, die Vitalwerte beim Arzt bestimmen zu lassen, eine psychologische Betreuung ist auch nicht verkehrt. Anschließend kannst du mit Ernährungsmaßnahmen starten, hier zeigt die Erfahrung, dass die Einhaltung der Eiweißkombis – mindestens 3 x am Tag – binnen kürzester Zeit zu einem Muskelwachstum führt, du aber keine Sorge haben musst, dass du fett wirst.

Beispiel vor und nach der Therapie

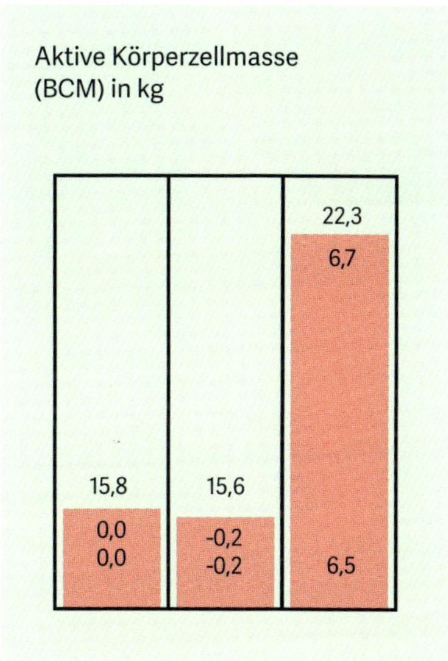

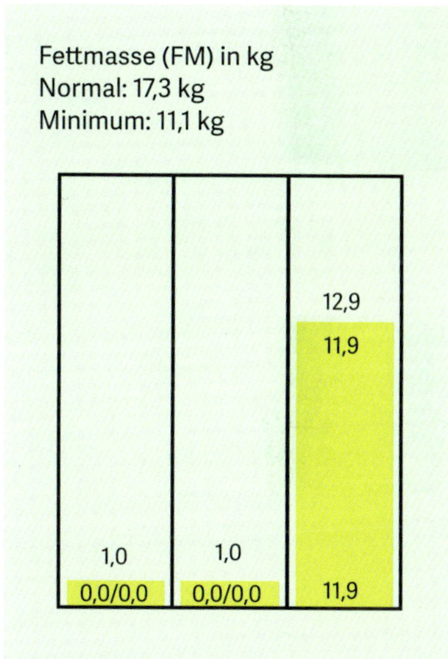

Die roten Balken zeigen die aktive Körperzellmasse (= großteils Muskelmasse) zu Beginn der Therapie, nach einer Woche und am Ende der Therapie. Die gelben Balken geben den Fettanteil an. Es ist deutlich ersichtlich, dass die Patientin initial über keinerlei Fettreserven verfügte, sie befand sich in einem lebensbedrohlichen Zustand. Mittlerweile ist die Patientin wieder gesund und kann problemlos Sport betreiben.

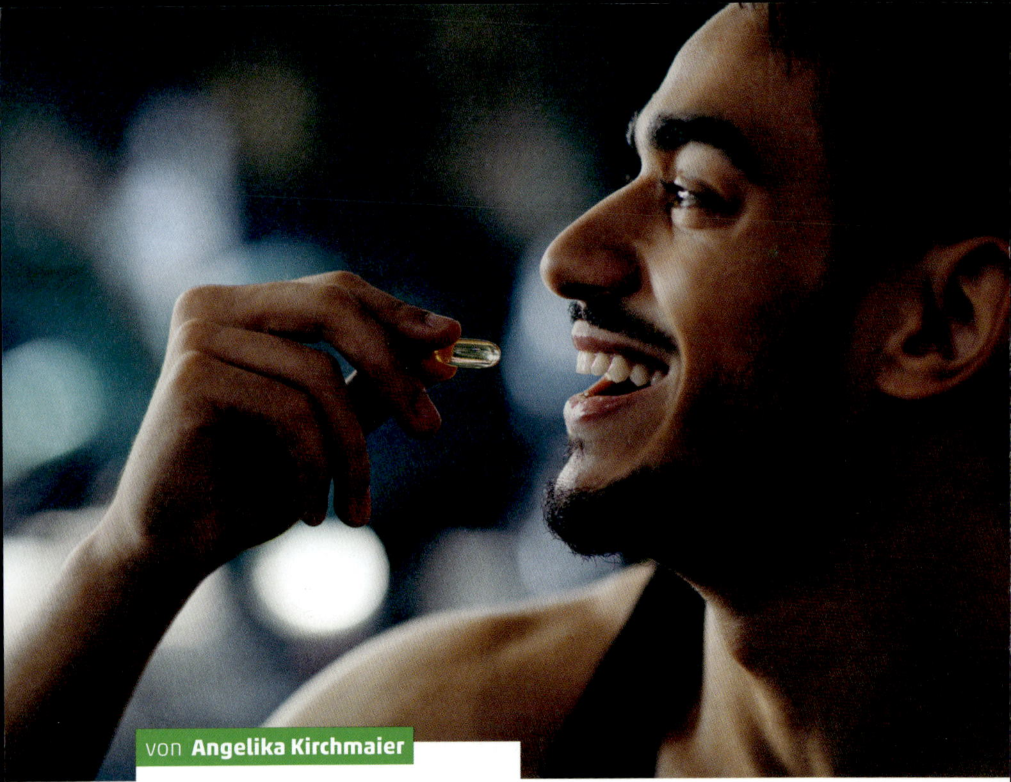

von **Angelika Kirchmaier**

SUPPLEMENTS

Kaum ein Hobbysportler, der nicht zumindest schon einmal in Erwägung gezogen hat, Supplements zu probieren. Sie sollen die Leistung steigern oder Ernährungs- und Sportsünden ausgleichen. Besonders Magnesium als „Anti-Krampfmittel", Proteine für den Muskelaufbau und Omega-3-Fettsäuren stehen hoch im Kurs. In Supplements verbirgt sich aber ein unterschätztes Risiko: Sie müssen nicht wie Medikamente klinisch getestet werden. Daraus resultiert, dass rund ein Viertel der erhältlichen Supplements mit teils gefährlichen Fremdsubstanzen kontaminiert ist. Dass es bei vielen kaum, nur ungenügende oder gar keine wissenschaftlichen Beweise für eine leistungssteigernde Wirkung gibt, setzt dem noch die Krone auf.

Was ist das Wichtigste, das du über Supplements wissen solltest?

Wenn deine Basisernährung gut ist, dann ersparst du dir jedes Supplement (es gibt kein einziges, auf das du nicht verzichten könntest). Hakt es bei deiner Basisernährung, können Supplements maximal kurzfristig aushelfen, langfristig laugst du deinen Körper aus, denn mit Supplements lieferst du deinem Körper nur einzelne Bestandteile, er benötigt aber für eine dauerhaft gute und gesunde Funktion eine ganze Palette, möglichst in Form von natürlichen Lebensmitteln.

Wenn ich Sport betreibe, habe ich doch einen höheren Mikronährstoffbedarf, z. B. an Magnesium. Welche Supplements soll ich nehmen?

Im Sport entstehen freie Radikale, diese führen zu oxydativem Stress. Als Gegenmittel bieten sich Antioxidantien an, z. B. Vitamin C. Sport verbraucht aber auch viele Mikronährstoffe, z. B. Magnesium. Unter sehr hoher körperlicher Belastung erhöht sich der Bedarf an Mikronährstoffen auf bis das Dreifache. Allein durch das Schwitzen können pro Liter Schweiß bis zu 3 g Mineralstoffe verloren gehen, bei Höchstleistungen sogar noch mehr. Grund genug, um auf Supplements zurückzugreifen, denn mit der normalen Ernährung lässt sich dieses Manko doch nicht mehr wettmachen!

So zumindest die Aussagen eines mittlerweile enormen Wirtschaftszweiges, der sich auf die Produktion von Supplements spezialisiert hat. Mit riesigem Erfolg. Fast jeder Vierte schluckt heutzutage Supplements. Zugegeben, im Spitzensport gibt es Situationen, da reicht die übliche Ernährung tatsächlich nicht mehr aus, z. B. während einer Tour de France oder eines Ironman-Wettkampfs, aber den Löwenanteil der Supplements konsumieren Hobbysportler, also Menschen, die den Sport nicht aus beruflichen Gründen betreiben, sondern „nebenbei". Gerade diese Zielgruppe ist besonders empfänglich für Supplements, und das, obwohl Supplements in den meisten Fällen weder sinnvoll noch wirksam, teils sogar gefährlich sind. Investiere das Geld lieber in ein gesundes Essen, damit deckst du im Normalfall alles ab, was du für den Freizeitsport brauchst (vgl. Basics, S. 18).

Arzneimittel – gesetzliche Grundlage

Arzneimittel unterliegen dem Arzneimittelgesetz, damit strengen Zulassungsverfahren und in weiterer Folge strengen Kontrollen. Sie dürfen nur in Apotheken verkauft werden, meist ist dazu ein Rezept vom Arzt nötig. Bevor ein Medikament überhaupt auf den Markt darf, muss es zahlreiche klinische Tests durchlaufen. Im Beipackzettel finden sich u. a. Informationen zu Anwendung, Dosierung, Wirkungen, Nebenwirkungen und Wechselwirkungen. Zudem gibt es die Möglichkeit, im Beipackzettel nicht genannte Nebenwirkungen über den Arzt oder selbst, z. B. über die Website des Bundesamts für Sicherheit im Gesundheitswesen (BASG), zu melden: https://www.basg.gv.at/marktbeobachtung/meldewesen/nebenwirkungsmeldung-human

Nahrungsergänzungsmittel (NEM) – gesetzliche Grundlage

Bei NEM (in diesem Buch als Supplements bezeichnet) verhält es sich rechtlich deutlich seichter. Supplements unterliegen nicht dem Arzneimittelgesetz, sondern der Nahrungsergänzungsmittelverordnung. Während Medikamente bis zur Marktzulassung unzählige Verfahren und Studien durchlaufen, ist dies bei Supplements nicht vorgeschrieben. Man benötigt keinerlei Medikamentenzulassung, also keine wissenschaftliche Forschung, keine Tests an Freiwilligen und Kranken und auch keine Zulassungsstudien. Daher findet man bei Supplements auch keinen Beipackzettel, in dem Wirkungen, Nebenwirkungen, Wechselwirkungen oder Ähnliches angegeben sind. Rein rechtlich zählen Supplements zu den Lebensmitteln, daher gelten für Supplements auch viel lockerere rechtliche Bestimmungen als für Medikamente.

Basierend auf der EU-Nahrungsergänzungsmittelrichtlinie verfügt jeder EU-Mitgliedsstaat über eine eigene Verordnung. In dieser wird festgehalten, dass es sich bei Supplements um Lebensmittel handelt, die eine normale Ernährung ergänzen, nicht ersetzen, sich aus einem Stoff oder einer Mixtur an Stoffen zusammensetzen, z. B. in Form eines Multivitaminpräparats, die eine ernährungsspezifische oder physiologische Wirkung aufweisen und in dosierter Form in Verkehr gebracht werden, z. B. in Form einer Kapsel. Krankheitsbezogene Angaben dürfen nicht auf die Verpackung. D. h., man darf z. B. nicht auf der Verpackung vermerken, dass das Produkt einen Sportler vor Herzinfarkt schützt. Daher kreieren findige Produzenten nicht selten die skurrilsten Formulierungen, um die Verordnung legal zu umschiffen.

Steckt genau jene Menge im Supplement, die auf der Verpackung angegeben ist?

Bei Medikamenten erwarten wir uns, dass in jeder Tablette genau die angegebene Dosis an Wirkstoff steckt. Bei Supplements nimmt man es nicht so genau. Hier ist eine Schwankungsbreite von 80 % bis ca. 150 %, je nach Inhaltsstoff, erlaubt. Stell dir vor, dein Antibiotika-Wirkstoff würde in der einen Tablette in der 1½-fachen Dosis vorkommen, in der anderen hat man gespart und du bekommst nur 80 % der angegebenen Dosis. Am einen Tag hättest du eine Überdosierung mit entsprechenden Nebenwirkungen, am anderen Tag würden deine Bakterien Kirmes feiern. Was also bei Medikamenten undenkbar wäre, ist bei Supplements die Regel.

Zuerst messen, dann essen?

Nimm Supplements nur dann, wenn sie vom Arzt verordnet werden, z. B. Folsäure in der Frühschwangerschaft zur Prävention einer Spaltung der Wirbelsäule („offenes Rückenmark"/spina bifidae), oder wenn ein nachgewiesener Mangel besteht. Leider lassen sich nicht alle Vitamine und Mineralstoffe testen, denn viele kommen vorwiegend gebunden in bestimmten Geweben vor, z. B. Kalzium im Knochengewebe.

Was passiert, wenn du Vitamine oder Mineralstoffe überdosierst?

Entgegen der früheren Meinung, dass eine Überdosierung bei Vitaminen und Mineralstoffen kein Problem darstellt, weil man sie „eh ausscheidet", weiß man heute, dass es bei Überdosierungen zu unangenehmen Nebenwirkungen kommen kann. Daher ist eine „Selbstmedikation" immer mit Risiken verbunden.

Welche Dosierung passt für mich?

Wie viele Vitamine, Mineralstoffe etc. du benötigst, findest du online in den DACH-Referenzwerten (https://www.dge.de/wissenschaft/referenzwerte/?L=0). Die empfohlene Tagesdosis variiert und ist abhängig von Alter und Geschlecht. Über diese Datenbank kannst du deinen ganz persönlichen Bedarf ermitteln. Ein Beispiel: Du bist weiblich und älter als 19. Damit liegt dein Mindesttagesbedarf an Magnesium bei 300 mg, für Männer im selben Alter bei 350 mg. Da du über Lebensmittel auch noch reichlich Magnesium aufnimmst, sollte die Dosis der Supplements immer darunter liegen (vgl. Kapitel Magnesium, S. 104), außer dein Arzt hat dir eine andere Dosis verordnet. Wenn du also nicht aufgrund einer Erkrankung auf Supplements zurückgreifen musst, solltest du dir genau überlegen, ob du tatsächlich ein Supplement schlucken möchtest und wenn ja, in welcher Dosierung (die im Produkt mögliche Schwankungsbreite eingerechnet).

Lässt sich mit Supplements eine ungesunde Ernährung ausgleichen?

Leider nein! Der Grund dafür liegt in der Komplexität des Stoffwechsels. Damit wir die einzelnen Nähr- und Wirkstoffe resorbieren und optimal verwerten können, muss eine ganze Reihe an Bedingungen erfüllt sein. In Lebensmitteln finden wir oft bereits diese Kombi, z. B. stecken in Haferflocken sowohl Kohlenhydrate als auch B-Vitamine, die für die Verstoffwechslung der Kohlenhydrate nötig sind. Bei anderen Stoffen hat sich die Menschheit angewöhnt, sie gleich in der richtigen Kombi zu verspeisen, z. B. das eisenhaltige Wiener-Schnitzel in Kombi mit einem Schuss Zitronensaft, der als Vitamin-C-Quelle die Eisenresorption fördert. Wenn du abwechslungsreich isst (vgl. Basics, S. 18), musst du dir um die Bioverfügbarkeit deiner Nähr- und Wirkstoffe keine Sorgen machen, das klappt einfach nebenbei.

Lassen sich alle lebensnotwendigen Substanzen künstlich herstellen?

Um diese Frage beantworten zu können, ist eine Zusatzinformation nötig. Während man früher dachte, dass in Lebensmitteln die Makronährstoffe Eiweiß, Fett und Kohlenhydrate, die Mikronährstoffe Vitamine und Mineralstoffe sowie Ballaststoffe stecken und die Geschmacks-, Farb- und Geruchsstoffe maximal dem Genuss dienen, weiß man heute, dass noch eine weitere Gruppe existiert: die sekundären Pflanzeninhaltsstoffe und übergeordnet die Gruppe der bioaktiven Substanzen. Bis jetzt konnte man rund 100.000 bioaktive Substanzen entschlüsseln. Die Forschung dazu steckt aber noch in den Kinderschuhen.

Bioaktive Substanzen sind für unsere Gesundheit von essenzieller Bedeutung. So wirken z. B. **Phytosterole** aus Nüssen und Sonnenblumenkernen cholesterinsenkend und antikanzerogen, also krebsschützend, **Saponine** aus Bohnen ebenfalls antikanzerogen, immunsystemfördernd, cholesterinsenkend und sogar antimikrobiell (= pflanzliches Antibiotikum). Saponine, das sind nichts anderes als pflanzliche Seifen, sorgen übrigens für den Schaum im Bohnenwasser. Auch **Glucosinolate** aus z. B. Zwiebeln wirken antimikrobiell. Diesen Effekt kannst du nutzen, indem du nach einem Insektenstich mit einer frisch angeschnittenen Zwiebel auf der Einstichstelle herumreibst. Den Vorgang mehrmals wiederholen, bis der Stich nicht mehr brennt, ansonsten reicht die antimikrobielle Wirkung der Zwiebel nicht aus, um eine Wirkung zu erzielen.

Du siehst also, dass nahezu jedes natürliche Lebensmittel zusätzlich zu den bekannten Makro- und Mikronährstoffen noch sehr viel mehr bietet und damit für die Gesundheit des Körpers unverzichtbar ist.

Stellt man sich nun die Frage, ob man sich durch die Einnahme von Supplements, z. B. einer Multivitamintablette, die Lebensmittel, z. B. das Obst und Gemüse, ersparen kann, liegt die Antwort auf der Hand: Nein! Bis jetzt ist es noch niemandem gelungen, die große Gruppe der bioaktiven Substanzen in der gesamten Fülle künstlich herzustellen. Wir kommen also um das Essen von natürlichen Lebensmitteln nicht herum.

Tipp: Im Prinzip kannst du dir den Stoffwechsel wie eine Abfolge ineinandergreifender Zahnräder vorstellen, die alle aufeinander abgestimmt sind. Sobald du an einem der Rädchen zu viel drehst, z. B. weil du zu viel von einem Supplement schluckst, kannst du das Ergebnis kaum mehr steuern.

Sind Supplements so gut geprüft wie Medikamente?

Nein! Vorsicht Falle! Rund jedes 4. Supplement ist kontaminiert. Während Arzneimittel unter strengsten Hygiene- und Sicherheitsvorkehrungen hergestellt werden, genügt bei Supplements eine Produktion wie bei Lebensmitteln. So passiert es bei fast jedem vierten Supplement, dass unerwünschte oder unerlaubte Stoffe in das Präparat rutschen. Sei es, weil z. B. die Abfüllanlage nicht ordentlich gereinigt wurde oder „versehentlich" z. B. das Anabolikum in das Proteinpulver für Kraftsportler geraten ist.

Woher weiß ich, dass mein Supplement frei von Kontaminationen ist?

Um sicherzugehen, dass Supplements frei von unerwünschten Kontaminationen sind, wurden für Sportler Plattformen eingerichtet, die es ermöglichen, das Produkt zu überprüfen. Es handelt sich dabei um unabhängige Labore, die Supplements testen und bei Unbedenklichkeit auf ihre Liste setzen. Auf diesen Websites kannst du kostenfrei nach deinem Produkt suchen. Achte bei der Suche auf jeden Fall auch auf die Chargennummer, denn nur wenn tatsächlich deine Charge untersucht wurde, kannst du sicher sein, dass dein Produkt safe ist.

Die nationale Anti-Doping-Agentur (NADA) empfiehlt zur Überprüfung etwaiger Kontaminationen folgende Labore:

- Kölner Liste: www.koelnerliste.com
- Sports Supplements Certification | Informed Sport: www.informed-sport.com oder wetestyoutrust.com
- NSF-International: www.nsfsport.com

Ich habe mein Produkt in der Kölner Liste gefunden, ist es damit auch zwingend wirksam?

Nein! Die Labore suchen nur nach etwaigen unerwünschten Kontaminationen, die Wirkungsweise der Supplements wird nicht untersucht. Dein Supplement kann also zwar „sauber", aber trotzdem wirkungslos oder überdosiert sein.

Dopingmittel in Supplements?

Dopingmittel finden ihren Ursprung oft in Medikamenten und wurden primär nicht als Mittel zur Leistungssteigerung, sondern zumeist für eine medizinische Anwendung entwickelt. Es kursieren unterschiedlichste Dopingsubstanzen, eine vollständige Liste der unerlaubten Mittel findest du jeweils aktuell auf der Website der WADA, also der World-Anti-Doping-

Agentur. Zu den beliebten Dopingsubstanzen zählen neben Anabolika (künstliches Testosteron zum Muskelaufbau) auch z. B. Hormone, Wachstumsfaktoren, Asthma-Mittel (Beta-2-Agonisten) und Entwässerungsmittel (Diuretika). Lt. NADA, also der nationalen Anti-Doping-Agentur, zeigen Studien aus den letzten 15 Jahren, dass bei einzelnen Produktgruppen nicht nur jedes vierte, sondern bis zu 58 % der Produkte verbotene Substanzen enthalten.

Dopingmittel in Lebensmitteln

Wer bei Doping nur an Supplements denkt, der irrt. Dopingsubstanzen findest du auch in Lebensmitteln, und zwar aus Ländern, in denen in der Viehzucht Wachstumshormone oder anabole Steroide erlaubt sind. Besondere Vorsicht ist bei direkt importiertem Fleisch und tierischen Lebensmitteln aus Mexico, Guatemala und China geboten. Selbst Melonen dürfen in China (Jiangsu) mit dem dort legalen Wachstumsbeschleuniger Forchlorfenuron behandelt werden, mit dem Effekt, dass Melonen am Feld explodierten, weil man zu viel davon erwischte. Dieser Stoff findet auch in den USA, u. a. beim Anbau von Kiwi und Trauben, Anwendung.

Beispiel aus der Praxis: Eine bekannte britische Fußballmannschaft lässt vorab ihren Head of Nutrition in das jeweilige Land fliegen, um zu checken, welche Lebensmittel bedenkenlos konsumiert werden können und welche nicht. Ohne Check wäre das Risiko zu hoch, bei einer Dopingkontrolle positiv getestet zu werden.

Dopingmittelfreie tierische Lebensmittel findest du beim Bio-Bauern aus der Region. Fast jedes Land bietet dazu eine eigene Direktvermarkter-Datenbank an. Nachschauen lohnt sich, z. B. auf der österr. Website „Gutes vom Bauernhof" (www.gutesvombauernhof.at/oesterreich.html), auf der deutschen Website „Einkaufen am Bauernhof" (https://einkaufen-auf-dem-bauernhof.com/de/hoefe-finden/bauernhoefe) oder auf der Südtiroler Seite „Roter Hahn" (www.roterhahn.it/de/qualitaetsprodukte/).

Dopingmittel – gravierende Nebenwirkungen möglich!

Bei Anabolika können Nebenwirkungen bis zu 15 Jahre nach der Einnahme auftreten. Es wurden bis dato unzählige Nebenwirkungen beschrieben, z. B. erhöhte Risiken für:

- Herzerkrankungen (Herzinfarkt)
- Krebs (Prostata ...)
- Lebererkrankungen
- Bluthochdruck
- Steroid-Akne
- Depression, Aggression
- Sehnen- und Bänderverletzungen, da die Muskeln zwar schnell wachsen, aber das schlecht durchblutete bradytrophe Gewebe, also z. B. die Sehnen, nicht schnell genug mitwächst
- Zunahme der Körperbehaarung
- Verweiblichung des Mannes und Vermännlichung der Frau
- Brustwachstum bei Männern
- Rückgang der Spermienaktivität bei Männern
- Hodenatrophie bis auf Erbsengröße, d. h. die Hoden schrumpfen

Wenn du auf keinen Fall auf ein Supplement verzichten möchtest, dann teste vorher, ob es safe ist! Ohne Test spielst du mit dem Feuer.

Hält mein Supplement, was es verspricht?

Lt. Gesetz gibt es keine Garantie, dass dein Supplement wirkt, aber du hast zumindest die Möglichkeit, mit dem Hersteller in Kontakt zu treten. Folgende Fragen können dabei für dich spannend sein. Eines vorweg, es wird kompliziert, bei natürlichen Lebensmitteln müsstest du dir diesbezüglich keine Gedanken machen!

- **Welche Wirkstoffe stecken im Produkt und in welcher Dosis?** So kannst du nachrecherchieren, ob die verwendete chemische Verbindung überhaupt von deinem Körper aufgenommen werden kann.
- **Wie flüssigkeitsstabil sind diese Wirkstoffe?** Z. B. dein Eiweißpulver, das du mit Flüssigkeit mischen musst?
- **Muss man das Produkt roh oder gegart essen?** Manche Stoffe lassen sich roh nicht verstoffwechseln, andere wiederum dürfen nicht erhitzt werden.
- **Wie bewahrt man das Produkt auf?** – Vitamin D und Omega-3-Fettsäuren bleiben beispielsweise nur im Kühlschrank stabil – **und wie lange ist es haltbar?** Bauen sich die Wirkstoffe bei längerer Lagerung (aber innerhalb des Mindesthaltbarkeitsdatums MHD) ab und

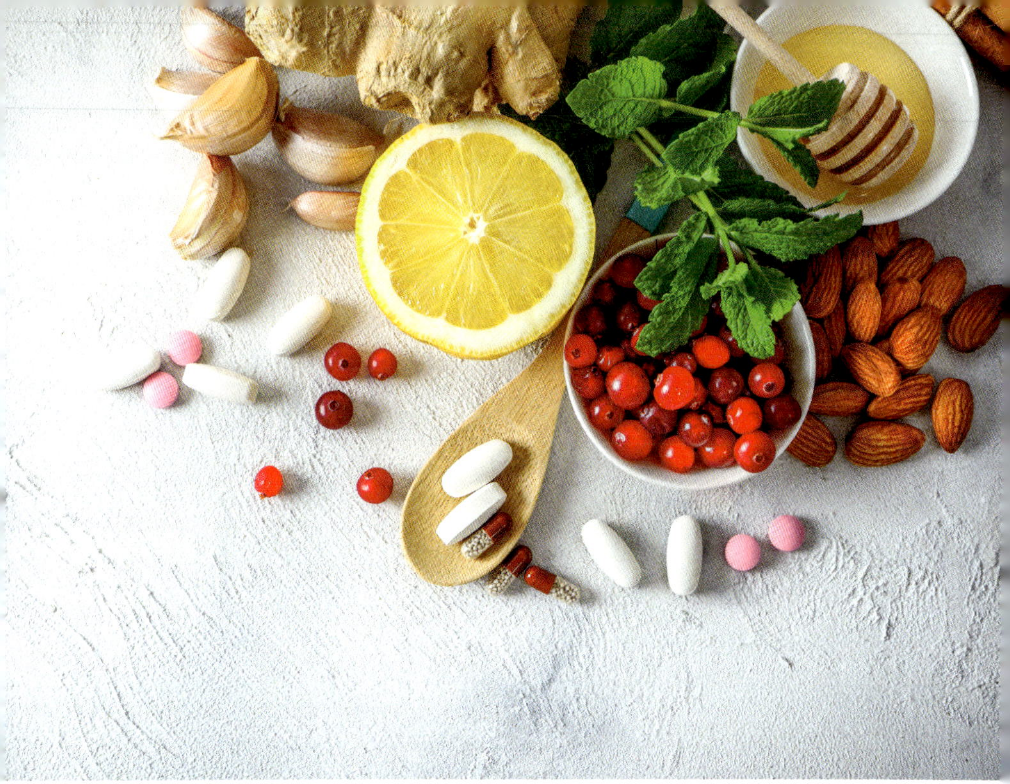

wenn ja, zu wie viel Prozent? Enthält das Produkt deshalb anfänglich eine höhere Konzentration an Wirkstoffen, um am letzten Tag des MHD noch den vollen Gehalt der Wirkstoffe garantieren zu können? Besteht dadurch die Gefahr einer Überdosierung?

- **Wie sollte man das Produkt am besten verwenden?** Vor-, zu oder nach den Mahlzeiten, zu welcher Tageszeit, in welchem Zeitfenster nach dem Sport ...?
- **Wie hoch liegt die Bioverfügbarkeit der einzelnen Wirkstoffe nach längerer Quellzeit**, z. B. wenn dein Eiweißshake 10 Minuten in der Wärme steht/erhitzt wird? D. h., wie viel von dem Wirkstoff wirkt danach noch?
- **Gibt es im Produkt Wirkstoffe, die sich in der Aufnahme gegenseitig verstärken oder hemmen?** Z. B. bremst Kalzium die Wirkung von Eisen komplett aus.
- **Wie rasch werden die Wirkstoffe resorbiert?** Interessant ist hier vor allem, wie schnell dies im Vergleich zum Verzehr in Form eines natürlichen Lebensmittels passiert.

- **Wodurch unterscheidet sich das Produkt von den Produkten der Mitbewerber**, die auch oft mit Slogans wie „mit der Kraft der Natur" oder „aus 100 % natürlichen Zutaten hergestellt" werben?
- **Wie gut ist das Produkt verträglich?** Manche Inhaltsstoffe, wie z. B. Maltodextrin, können z. B. Magen-Darm-Probleme auslösen.
- Wenn du noch tiefer in die Thematik eintauchen möchtest, kommen für dich auch noch **Fragen zu den Makronährstoffen** in Frage, wie z. B. im Fall von Eiweißprodukten: Passt das Verhältnis der Aminosäuren zu deinem Bedarf? Wie hoch liegt die Wertigkeit des Eiweißes? Welches Fettsäuremuster weisen die Fette auf (Kettenlänge, Sättigungsgrad)? In welcher Form liegen die Kohlenhydrate vor (Mono-, Di-, Oligo-, Polysaccharide ...)?

Wirkt jeder Wirkstoff gleich gut?

Wirkstoffe liegen in verschiedenen chemischen Formen vor, vergleichbar mit Obst oder Gemüse, hier findest du ebenfalls einen Überbegriff und zahlreiche Untersorten. Z. B. gibt es nicht DAS Kalzium, sondern diverse Untergruppen, und nicht DAS Eisen, sondern Häm-Eisen (besser verwertbar), Nicht-Häm-Eisen etc.

Du kannst aber leider nicht jede chemische Verbindung aufnehmen, daher ist es wichtig, vorab zu klären, ob das von dir bevorzugte Präparat auch tatsächlich in deinem Körper verstoffwechselt werden kann. Hier gibt es leider keine Pauschalempfehlung, denn die Wirkung eines Supplements hängt nicht nur von der chemischen Form an sich ab, sondern auch von den von dir sonst noch verwendeten Supplements oder Medikamenten, dem pH-Wert deines Magensaftes, deinem Alter, deinem Geschlecht etc. Wenn du nicht auf Supplements verzichten möchtest, empfiehlt sich ein Check-up in der Apotheke.

Beispiel Eisen

Häm-Eisen ist viel stabiler, da sich das Eiweiß Hämoglobin schützend um das Eisenatom legt (Häm = Blut, Globus = Kugel). Bei der Verdauung wird das Eiweiß abgespalten und das Eisen kann frei wirken. **Pflanzliches Eisen** hingegen enthält kein Hämoglobin, daher auch keinen schützenden Mantel, d. h., pflanzliches Eisen kann viel leichter von anderen Substanzen gebunden werden. Gerade Sportlerinnen weisen oft einen Eisenmangel auf, daher lohnt es sich, einmal den Eisenspiegel messen zu lassen.

Beispiel Kalzium

Die Kalziumverbindung **Calcium-D-Gluconat-Calciumlactat** ist besonders gut resorbierbar. Sie löst sich beim Einrühren in Wasser komplett auf. Allerdings sollte man dieses dann über den Tag verteilt trinken und auf eine ausreichende Vitamin-D-Versorgung achten, sonst kann das Kalzium seine Wirkung nicht voll entfalten. Grundvoraussetzung für die Resorption ist ein saures Magenmilieu. Wenn du also einen Magenschutz einnehmen musst, gelingt die Kalziumaufnahme nur zum Teil.

Beispiel Magnesium

Bis zu 80 % des Magnesiums können nicht resorbiert werden. Du scheidest es also über den Stuhl aus. Dabei kann es zu Magen-Darm-Beschwerden bis hin zu Durchfall kommen. Nicht auf einmal, sondern über den Tag verteilt getrunken, ist die Verträglichkeit meist besser. Das gelingt zum Beispiel sehr gut über magnesiumreiches Mineralwasser.

Können Supplements die Wirkung deiner Medikamente beeinflussen?

Supplements können die Wirkung deiner Medikamente einbremsen oder verstärken. Z. B. kann eine immunsuppressive Therapie durch ein Supplement, das das Immunsystem stärkt, ausgehebelt werden. Besprich daher mit deinem Arzt, ob das Supplement, das du verwenden möchtest, auch tatsächlich mit deiner Therapie kompatibel ist.

Supplements für Kinder?

Finger weg von Supplements (ausgenommen ärztlich verordnete, z. B. Oleovit®, ein häufig eingesetztes Vitamin-D-Präparat), denn in den allermeisten Fällen wird nicht getestet, wie Kinder darauf reagieren. Du weißt also nicht, wie Supplements den Körper deines Kindes im Wachstum beeinflussen. Dazu schwebt immer das Risiko von unerlaubten Dopingsubstanzen und damit gravierenden Nebenwirkungen mit. Gerade bei Kindern ist daher eine sportgerechte Ernährung unumgänglich. Besonders, wenn Kinder Leistungssport betreiben, sollte es an den Schulen und zu Hause bedarfsgerechte Sporternährung geben (vgl. Basics, S. 18).

Energy-Gels für Kinder?

Selbst die harmlos anmutenden Energy-Gels können kontaminiert sein. Am besten wäre es daher, wenn du die Gels selber zubereitest. (vgl. Rezept S. 68/69). Im Fall von gekauften Gels, müssen diese auf jeden Fall getestet sein (also z. B. auf der Kölner Liste stehen), sonst ist das Risiko einer Fremdkontamination viel zu hoch! Auch dürfen die Gels keine leistungssteigernden Substanzen, wie z. B. Koffein, enthalten.

Wie sinnvoll sind Vitamintabletten?

Vitamintabletten können Lebensmittel niemals ersetzen, sie enthalten auch niemals die komplette Fülle an Inhaltsstoffen eines Lebensmittels, besonders die sekundären Pflanzeninhaltsstoffe fehlen, da sich diese nicht synthetisch herstellen lassen. Der Verzehr von frischen Lebensmitteln ist also wesentlich empfehlenswerter als die Supplementation mit Vitamintabletten. Ausnahme: Die Supplements werden aufgrund einer Erkrankung vom Arzt verordnet.

Supplements gegen Übersäuerung?

Immer wieder klagen Freizeitsportler über eine vermeintliche Übersäuerung. Im klassischen Sinn kann der Körper nicht übersäuern, denn das würde zum sicheren Tod führen, aber es gibt natürlich Situationen, in denen bestimmte Säuren im Körper erhöht sind, was unser Wohlbefinden beeinträchtigt. Beispielsweise kann zu viel Harnsäure zu sehr schmerzhaften Gichtanfällen führen, sie wird in den meisten Fällen durch einen zu hohen Konsum von Alkohol und Fleisch (inkl. Fleischsuppe, Wurst, Fleischkäsesemmel, Würstchen ...) verursacht. Manche klagen auch über ein Aufstoßen der Magensäure in die Speiseröhre, dies führt zu Sodbrennen. Also liegt es nahe, einen Weg zu finden, um die Säuren abzupuffern.

Tipp! Mit einer klassischen Ernährungstherapie bei einem Diätologen bekommt man diese Probleme meist in kurzer Zeit in den Griff.

Wie sinnvoll ist ein Basenpulver?

Das natürlichste Basenpulver, und das noch dazu hoch konzentriert, findest du in deiner Gewürzschublade. Bis auf Salz und mit Geschmacksverstärkern oder Aroma versetzte Gewürze und Kräuter kannst du alles als natürliches basisches Mittel nutzen! Einfach kräftig würzen, schon gelingt der Ausgleich. Zusätzlich noch Obst, Gemüse, Salat und frische Kräuter, schon ist dein Basenkonto wieder aufgefüllt.

Ich habe gehört, dass sich mit Kalium Säuren abpuffern lassen, soll ich daher Kaliumsupplements einnehmen?

Nein! Kalium als Supplement kann sehr gefährlich oder unwirksam sein! Kalium als Supplement verfügt vielfach aufgrund einer Bindung mit Chlor über keine Pufferwirkung. Es macht also wenig Sinn, Kalium zu schlucken, ohne vorher beim Arzt abzuklären, ob es notwendig ist.

Hingegen kann Kalium, das in natürlichen Lebensmitteln wie Obst, Gemüse oder Salat vorkommt, im Körper zu Bikarbonat umgesetzt werden und damit Säuren abpuffern, insbesondere Säuren, die in Fleisch und anderen eiweißreichen Lebensmitteln vorkommen, wie z. B. Schwefelsäure. Der Salat zum Schnitzel macht also durchaus Sinn, denn er dient als basischer Gegenspieler zum als Säure wirkenden Fleisch.

Kalium findest du zwar in fast allen Lebensmitteln, z. B. in Obst, Trockenfrüchten, Gemüse, Vollkorngetreide, Kartoffeln, Pilzen, Hülsenfrüchten, Fisch, Fleisch, Eiern und Milchprodukten, aber richtig gut wirkt es nur, wenn deutlich mehr Kalium im Lebensmittel steckt als Eiweiß, das erreichst du nur mit Trockenfrüchten, Obst, Gemüse, Kräutern und Salat.

Fazit: Kalium-Supplements sind bei gesunden Sportlern unnötig, ja sogar gefährlich, denn eine Kaliumüberdosis kann zum Tod führen!

Welche Lebensmittel wirken sauer, welche basisch?

Chemisch betrachtet geben Säuren Protonen (H+) ab, man spricht von einem Protonendonator (donare = spenden), Basen nehmen Protonen auf (= Protonenakzeptor, accipere = annehmen).

Basische Lebensmittel

- Obst, Gemüse, Salat, Kräuter: Auch wenn in Obst & Co Säuren vorkommen, so überwiegen trotzdem die ebenfalls vorhandenen Basen.

Säuernde Lebensmittel

- eiweißreiche tierische Lebensmittel wie z. B. Fleisch, Fisch, Käse (nur schwach säuernd)
- industriell hergestellte Produkte: Der Grund dafür ist meist nicht das Grundprodukt, sondern vorwiegend das Säuerungsmittel Phosphorsäure (E 338), das vielfach als Zusatzstoff eingesetzt wird; zum Beispiel in der Wurst, im Schinken, in phosphorhaltigen Getränken wie Cola und Limonaden, im Backpulver (ausgenommen Weinsteinbackpulver) und in vielen Fertiggerichten.
- Bier

Faustregel: Je höher der Eiweißanteil (Proteinanteil) in der Ernährung, desto höher fällt in der Regel auch die Säurelast aus. Ungünstigerweise wirkt sich dieser Umstand sogar auf die Knochen aus. Je höher die Säurelast, desto schlechter die Kalziumwirkung. Dies kann u. a. zu Knochen-(Osteoporose) und Muskelproblemen führen. Es muss also nicht immer das Magnesium schuld an den Muskelkrämpfen sein.

Warum schmecken nun manche Lebensmittel sauer, wie z. B. die Zitrone, wirken aber letztlich doch alkalisch, also basisch?

Ob ein Lebensmittel nun alkalisch wirkt oder nicht, hängt zum einen vom Anteil der Säuren und Basen in einem Lebensmittel ab, aber vor allem vom Protein-Kalium-Verhältnis. Je mehr Protein im Vergleich zum Kalium, desto höher die Säurelast. Gemüse, Obst, Salat und Kräuter enthalten sehr viel Kalium, aber sehr wenig Protein, daher macht es Sinn, wenn du zu jedem Gericht Obst, Gemüse oder Salat vom Teller lachen lässt und mit vielen Kräutern würzt. Tierische Produkte, wie z. B. Wurst, liefern zwar auch Kalium aber im Verhältnis viel mehr Protein.

Fazit! Je mehr Gemüse & Co in deinem Speiseplan Platz finden, desto höher die Pufferwirkung und desto besser auch die Kalziumverwertung.

Milch wirkt annähernd neutral, sonst würde jedes neugeborene Lebewesen entweder übersäuern oder zu alkalisch werden.

Was ist nun mit pflanzlichen Lebensmitteln wie Kartoffeln oder Vollkorngetreide?

In vielen Tabellen werden diese Lebensmittel als sauer ausgewiesen. Da das Kalium aber in diesen Lebensmitteln nicht an Chlor gebunden ist, wie man das bei Kaliumsupplements oder Kaliumzusatzstoffen findet, verfügt es über eine ausreichende Pufferkapazität. Man kann Kartoffeln und Vollkorngetreide also durchaus zu den basisch wirkenden Lebensmitteln zählen.

Wie wirken Hülsenfrüchte?

Hülsenfrüchte enthalten reichlich Purine, die im Körper zu Harnsäure abgebaut werden. Die in Hülsenfrüchten enthaltene Menge an Kalium reicht leider nicht aus, um die Säuren vollständig abzupuffern. Daher wird bei einem Gichtanfall immer darauf hingewiesen, dass man auch beim Konsum von Hülsenfrüchten aufpassen sollte.

Gesamtfazit – Wie sinnvoll sind Nahrungsergänzungsmittel?

Im Hobbysport, selbst wenn man im oberen Leistungsbereich mitmischen möchte, sind Supplements im Normalfall nicht nötig. Es gibt viel zu viele Faktoren, die man für eine perfekte Wirksamkeit berücksichtigen muss. Bei nicht fachgerechter Auswahl, Dosierung oder Anwendung können gravierende Nebenwirkungen auftreten, entweder sofort oder im Fall von Kontaminationen mit Anabolika mit bis zu 15 Jahren Verzögerung.

Tipp! Sinnhaftigkeit gut überlegen, im Zweifelsfall auf Supplements verzichten. Wenn Supplements, dann nur aus 100 % sicheren Quellen!

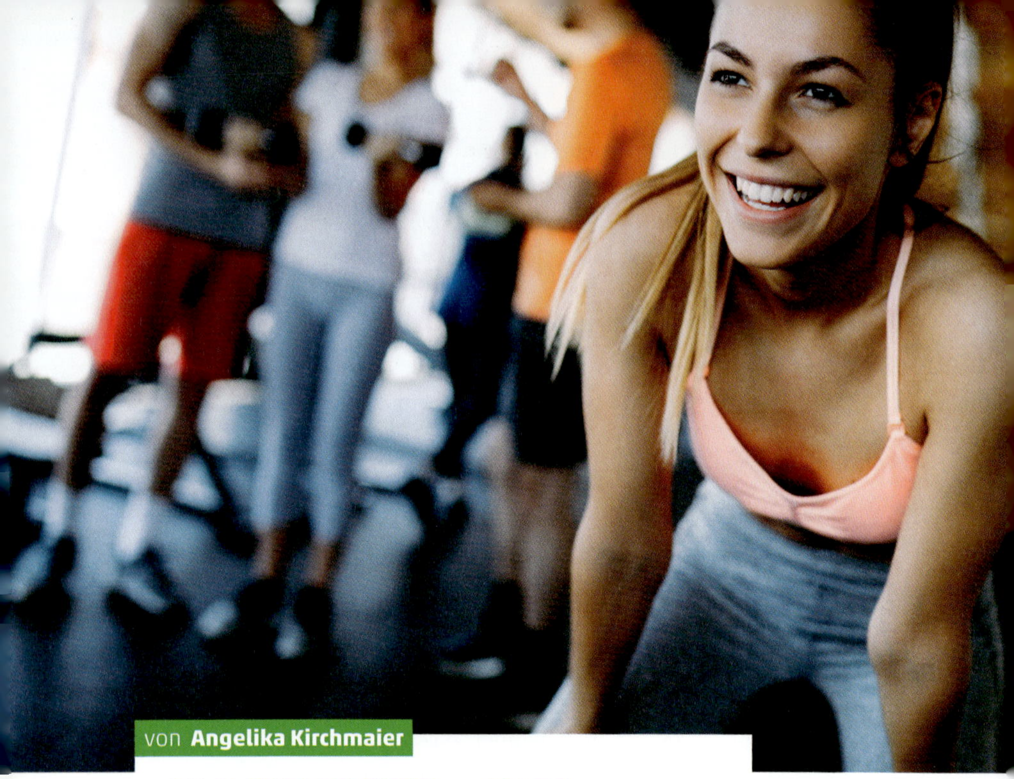

von **Angelika Kirchmaier**

MAGNESIUM – DER SPORTLERMINERALSTOFF

Magnesium zählt zu den wichtigsten Mineralstoffen in der Sporternährung. Gleichzeitig wird es oft überbewertet. Was steckt hinter dem Magnesiumhype und braucht es tatsächlich immer Supplements?

Wozu überhaupt Magnesium?

Biochemisch betrachtet handelt es sich bei Magnesium um ein zweiwertiges Erdalkalimetall, das im Körper zu 99 % im Intrazellulärraum vorkommt, also in der Zelle, und damit kaum in der Blutbahn. Um Enzyme im Körper aktivieren zu können, benötigen wir vielfach Magnesium als Kofaktor.

D. h., ohne Magnesium würden unsere Stoffwechselvorgänge binnen kürzester Zeit stillstehen. Magnesium ist zudem für die neuromuskuläre Reizübertragung und damit für die Aktivierung der Muskelzelle zuständig.

Wie viel Magnesium steckt in unserem Körper?

In 1 kg Körpermasse steckt nur rund ½ g Magnesium, das entspricht z. B. bei einer 60 kg schweren Frau einer Menge von nur rund 1/5 eines durchschnittlich großen Apfels!

Wie viel Magnesium soll's pro Tag mindestens sein?

Männer benötigen mit 350 mg am meisten Magnesium, Frauen 300 mg und Kinder je nach Alter zwischen 24 und 260 mg/d. In 100 g Lebensmittel stecken im Schnitt zwischen 10 und mehreren 100 mg Magnesium. Mit 100 g Vollkornbrötchen deckst du schon rund 1/3 deines Magnesium-Tagesbedarfs.

Magnesium ist Magnesium?

Nein! Es gibt unzählige Magnesiumverbindungen, die lt. Gesetz zugelassen sind. Der Hersteller kann zwischen 21 verschiedenen Magnesiumverbindungen wählen. So wie bei Äpfeln gibt es also auch bei Magnesium verschiedene „Sorten" mit jeweils unterschiedlicher Wirkung. Erschwerend kommt dazu, dass nicht jeder Mensch jedes Magnesium gleichermaßen verwerten kann. Wenn du z. B. einen Magenschutz einnehmen musst (PPIs) oder dich eine Gastritis plagt, kann für dich das organische Magnesiumsalz Magnesiumcitrat eine gute Wahl sein, denn für die Resorption dieses Magnesiums muss der pH-Wert im Magen nicht ganz so niedrig (sauer) sein. Lass dich am besten in der Apotheke beraten, welches Magnesium in deinem Fall, falls überhaupt erforderlich, sinnvoll ist.

Tipp! Zuerst messen, dann essen! Schluck niemals auf Verdacht hin oder zur Vorbeugung ein Magnesiumpräparat, sondern immer nur bei einem nachgewiesenen Mangel!

Welche Faktoren begünstigen einen Magnesiummangel?

Ein Magnesiummangel kommt bei einer gesunden Sporternährung im Normalfall nicht vor. Wenn doch, dann stecken vielleicht folgende Ursachen dahinter:

- **Alkohol:** Das kühle Blonde nach dem Sport kann die Magnesiumaufnahme hemmen und damit zu Muskelkrämpfen führen. Zusätzlich benötigt ein gut funktionierender Muskel Kalzium. Nach dem Konsum von Alkohol fällt es dem Kalzium schwerer, in die Muskelzelle zu gelangen. Als Folge können u. a. Muskelkrämpfe, verminderte Muskelkraft und allgemeine Muskelschmerzen auftreten. Tipp: Bei Krämpfen 4 Wochen lang auf Alkohol verzichten!
- **Zu wenig Eiweiß oder insgesamt zu wenig Kalorien:** Magnesium muss im Körper transportiert werden, dazu ist u. a. Eiweiß nötig. Wenn dieses fehlt, klappt der Transport nicht mehr optimal und der Mangel ist vorprogrammiert. Sportanorexie, also Sportmagersucht, ist leider ein sehr großes Thema. Als Nebenwirkung der Sportanorexie können natürlich mangels ausreichend Eiweiß Krämpfe auftreten.
- **Wassermangel:** Wasser ist unser wichtigster Stoff in allen Zellen, besonders in der Muskelzelle. Auf 1 Kilogramm reine Muskel-Trockenmasse kommen rund 3 Liter Wasser. D. h., „fertige" Muskelmasse setzt sich aus ca. 1 Teil Muskel-Trockenmasse und ca. 3 Teilen Wasser zusammen. Muskeln speichern damit, je nach Alter, bis zu ca. 70 % Wasser. Fehlt das Wasser, kann sich die Zelle zusammenkrampfen.

Wie gut helfen Magnesiumpräparate?

In einer groß angelegten kanadischen Studie aus dem Jahr 2020 (Cochrane Review) ging man der Frage nach, ob eine Magnesiumsupplementierung bei Muskelkrämpfen hilft. Man untersuchte die Auswirkungen einer Supplementierung im Vergleich zu einem Placebopräparat oder anderen Krampftherapien. Und siehe da, es zeigten sich kaum Unterschiede. D. h., die Ergebnisse legen nahe, dass die Ursache für Muskelkrämpfe nicht allein beim Magnesium zu suchen ist, denn sonst würden alle von einer Supplementierung profitieren.

Auffällig war der hohe Anteil der Studienteilnehmer:innen, die Nebenwirkungen nach der Supplementierung zeigten. Immerhin bis zu 37 % der Studienteilnehmer:innen klagten über gastrointestinale Beschwerden, also Magen-Darm-Beschwerden, insbesondere über Durchfall.

Muss man bei der Einnahme von Magnesiumsupplementen etwas beachten?

Ja! Lies dir auf jeden Fall den Beipackzettel durch. Magnesium darf zum Beispiel nicht mit Eisen (Frauen leiden oft an Eisenmangel) und bestimmten Medikamenten eingenommen werden, da es aufgrund von Salz- oder Komplexbildung die Resorption beider Substanzen behindern kann. Betroffen sind z. B. Antibiotika (Tetracycline), Natriumfluorid (auch aus der Zahnpasta), Psychopharmaka (Chlorpromazin) und Herzmedikamente (Digoxin). Hier ist jeweils ein Abstand von ca. 3 bis 4 Stunden einzuhalten. Vor dem Essen eingenommen, lässt sich Magnesium besser resorbieren als nach dem Essen.

Überschüssiges Magnesium wird normalerweise über die Nieren ausgeschieden. Ist das „Sieb" Niere nicht mehr ganz so fit, so staut sich das Magnesium im Körper zurück, was zu Problemen führen kann. Da die Nierenfunktion im Laufe des Lebens abnimmt, lohnt es sich, vor einer Magnesiumeinnahme seine Nierenfunktionswerte bestimmen zu lassen.

Auch bei einem Flüssigkeitsmangel oder bei einer Neigung zur Steinbildung in den Harnwegen ist Vorsicht geboten.

Was passiert, wenn ich zu viel Magnesium schlucke, also mein Supplement zu hoch dosiere?

Erwischt man einmal zu viel von einem Magnesiumpräparat, spürt man die Auswirkungen meistens im Darm in Form von Durchfall, aber auch starke Müdigkeit kann auftreten.

Sollen Kinder oder Jugendliche Magnesium schlucken?

NEIN! Auf keinen Fall! Nur wenn tatsächlich ein Mangel vom Arzt festgestellt wird, dann kann ein für das Kind individuell angepasstes Präparat zum Einsatz kommen. Besser wäre aber, wenn das Kind das Magnesium auf natürlichem Weg aufnimmt, d. h. über Lebensmittel. Denn man kann zwar das Magnesium ersetzen, aber nicht die gesunden Begleitstoffe, die ein Lebensmittel sonst noch liefert und die für heranwachsende Sportler:innen mindestens genauso wichtig sind.

Hilft Magnesium bei Muskelkrämpfen oder beugt ihnen vor?

Viele sportlich aktive Menschen kennen das Problem: schmerzhafte Skelettmuskelkrämpfe! Als Ausweg hilft nur Magnesium – so zumindest die landläufige Meinung. Aber nützt die Einnahme von Magnesium tatsächlich und steckt die Ursache für Krämpfe immer in einem Magnesiummangel?

Muskelkrämpfe – warum können diese entstehen?

Neben einem Magnesiummangel können auch noch viele andere Ursachen dahinterstecken, zum Beispiel:

- **Kalziummangel**: Besonders reichlich Kalzium findest du in Hartkäse, wie z. B. Parmesan oder einem gut gereiften Bergkäse. Aus diesen Käsen lässt sich das Kalzium noch dazu besonders gut aufnehmen. In vielen Pflanzen steckt zwar ebenfalls Kalzium, allerdings fällt uns die Resorption auf diesem Weg aufgrund von Hemmstoffen, wie z. B. Phytinsäure oder Phosphatüberschuss schwerer.
- **Salzmangel** (Hyponatriämie): Wenn du sportlich aktiv bist und dabei sehr salzhaltig schwitzt (erkennbar am Geruch und an den Salzrändern auf der Kleidung) kann dies zu einer Hyponatriämie führen, also einem Salzmangel. Ein paar Löffel Sauerkraut löffeln oder eine kleine Prise Kochsalz ins Sportgetränk und schon hast du wieder Natrium getankt (vgl. Kapitel Flüssigkeit).
- **Kaliummangel**: Kalium steckt vor allem in Gemüse, Salat, Obst und Kräutern. Wenn du viel Sport betreibst, aber wenig Gemüse & Co isst, wird Kalium knapp. Also möglichst täglich mindestens 5 Handvoll „Grünzeug“ essen (vgl. Seite 101–103, Kalium).
- **Manche Medikamente können deinen Magnesiumspiegel beeinflussen**, z. B. die „Pille“, Psychopharmaka (Neuroleptika), Herzmedikamente (ß-Blocker) oder Osteoporose-Medikamente (Bazedoxifen).

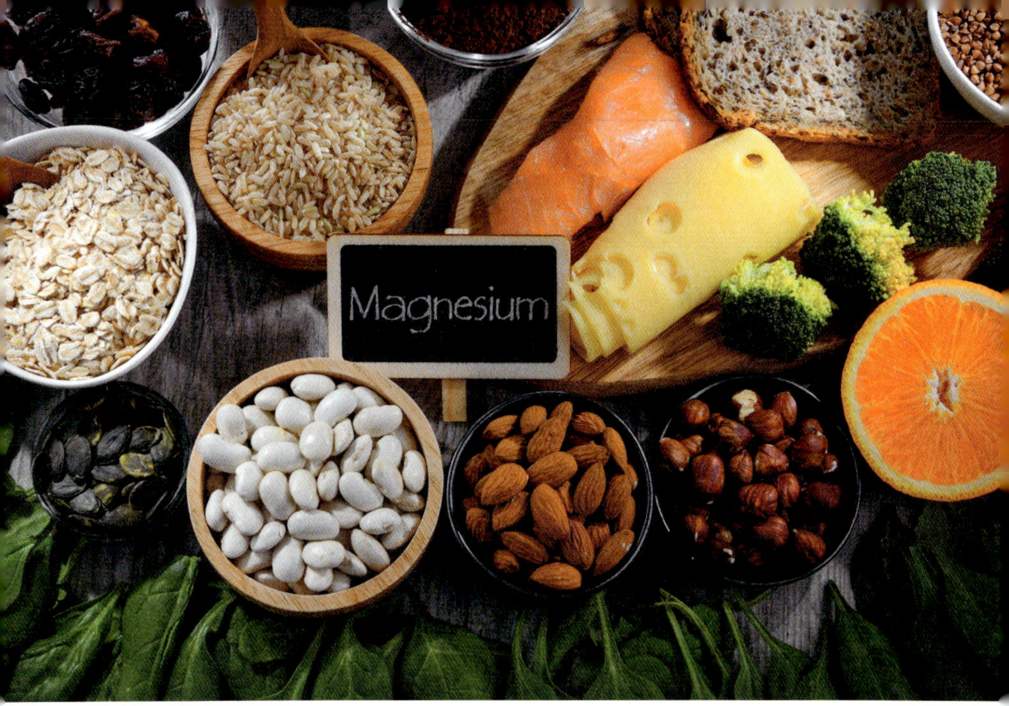

- **Schilddrüsenunterfunktion:** Magnesium wird über den Dünndarm in den Körper aufgenommen. Dabei spielt das Schilddrüsenhormon Thyroxin eine Rolle. Bei einer schlecht behandelten Schilddrüsenunterfunktion kann daher mitunter auch das Magnesium zur Schwachstelle werden.
- **falsches Training**
- **sehr selten auch div. Erkrankungen**

Magnesium – wenn nicht aus der Tablette, woher dann?

Magnesium steckt in fast allen Lebensmitteln, es ist also bei einer einigermaßen abwechslungsreichen und gesunden Ernährung fast nicht möglich, zu wenig Magnesium zu tanken. Magnesium findest du z. B. in Obst, Gemüse, Käse, Fisch, Fleisch, Eiern, Nüssen, Kernen (z. B. Kürbiskerne, Sonnenblumenkerne), Vollkorngetreide, Kartoffeln, Hülsenfrüchten, also Erbsen, Bohnen und Linsen, in Trockenfrüchten, z. B. Rosinen oder Feigen, sowie in magnesiumreichem Mineralwasser.

Vergleichsweise magnesiumarm präsentieren sich alle Öle und Fette, Zucker, Süßigkeiten und Stärke sowie viele Fertigprodukte.

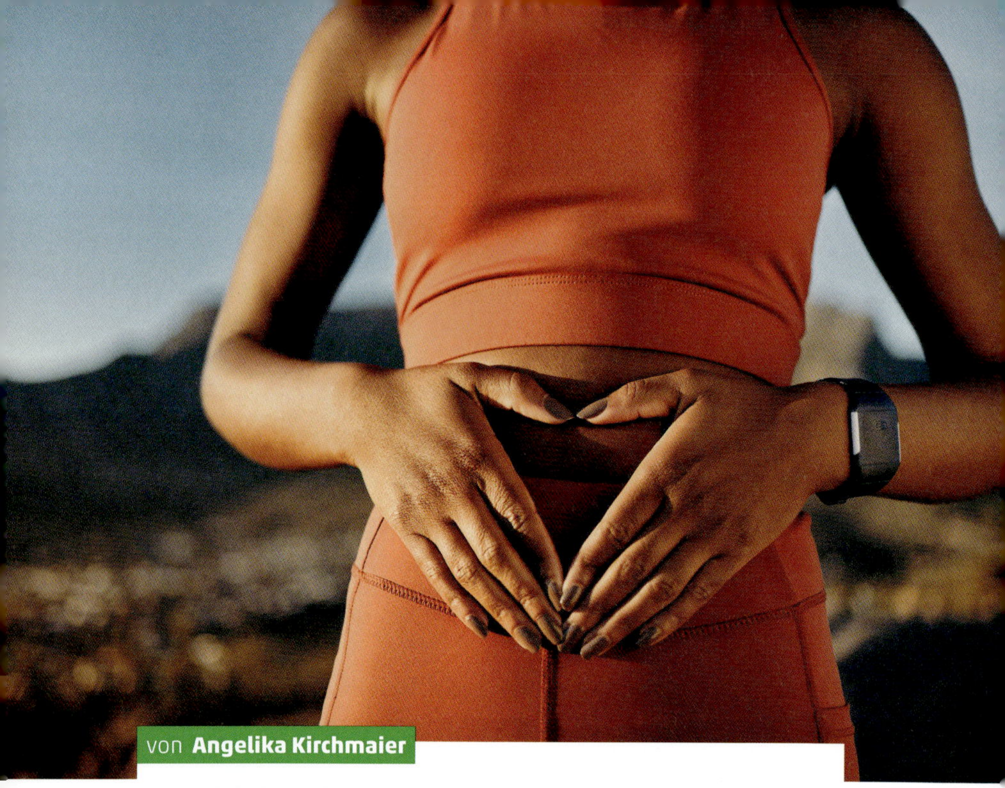

von **Angelika Kirchmaier**

VERDAUUNGSBESCHWERDEN IM SPORT

Rund die Hälfte aller sportlich aktiven Menschen leidet während des Sports an gastrointestinalen Beschwerden (GI), also Magen-Darm-Problemen. Die Ursachen dafür sind vielschichtig. Durch eine leicht verdauliche Kost und eine ausreichende Flüssigkeitszufuhr lässt sich das Problem reduzieren, wenn auch nicht zur Gänze vermeiden.

Warum kommt es zu GI-Problemen?

Von 1 auf 12, so lautet die Devise, wenn es um die Durchblutung der Muskulatur geht. In Ruhe fließt rund 1 l Blut pro Minute durch die Muskulatur, bei Belastung bis zu 12 l.

Im Gegensatz dazu nimmt die Durchblutung im Verdauungstrakt bei Belastung um gut 1/3 ab, und zwar von ca. 1,3 l/min. auf ca. 0,8 l pro Minute. Klar, dass du beim Sport oft selbst jene Lebensmittel nicht mehr gut verträgst, die im Alltag keinerlei Beschwerden hervorrufen. Daher macht es auch Sinn, jegliche Gels, Riegel, isotonische Getränke etc. immer auf ihre Verträglichkeit während des Sports zu prüfen, nur so kann man tatsächlich eine Beurteilung abgeben.

Auch die Nierendurchblutung sinkt, von ca. 1,2 auf ebenfalls 0,8 l/min. Einzig das Gehirn zeigt sich erwartungsgemäß stabil, die Durchblutung bleibt konstant bei ca. 1 l/min.

Welche Symptome können auftreten?

Im Prinzip ist der komplette Verdauungstrakt betroffen, von der Speiseröhre (Ösophagus) bis hin zum Anus. Demzufolge reichen die Beschwerden von Aufstoßen und Sodbrennen über Übelkeit bis hin zu Erbrechen, Krämpfen, Stuhldrang und Durchfall.

Wie viele Menschen sind betroffen?

Man kann davon ausgehen, dass mindestens jeder zweite Athlet während des Sports Symptome zeigt, im Wettkampf und bei sehr intensiven Sporteinheiten betrifft es deutlich mehr. Bereits 1986 stellte man im Zuge des Belfast City Marathons fest, dass von den knapp 500 befragten Athlet:innen bis zu 74 % über Symptome klagten. Dabei sind jüngere Athlet:innen und Frauen häufiger betroffen als ältere und Männer.

Warum kommt es zu GI-Problemen?

Um für die Muskulatur genügend Blut zur Verfügung stellen zu können, zapft der Körper das Blut vom Verdauungstrakt ab, denn dieser ist der einzige Ort, wo Energie abgezapft werden kann, ohne dass nachhaltiger Schaden entsteht. Die verminderte Blutversorgung des GI-Trakts in Kombination mit einer häufig zu geringen Flüssigkeitszufuhr, oder selten auch einer viel zu hohen, bildet die Basis für GI-Beschwerden. Dazu gesellen sich noch etliche weitere Ursachen, z. B. die Sportart („Sitzer", wie z. B. Radfahrer, leiden seltener an GI-Beschwerden), das Geschlecht (Männer zeigen weniger Probleme), der Trainingszustand (Trainierte adaptieren besser), das Alter (Jüngere sind teils noch nicht so anpassungsfähig), das Klima (bei kühlerem Wetter geht es uns besser als bei Hitze) oder bestimmte Zutaten, z. B. Maltodextrin und MCT-Fette.

Welche Lebensmittel sind für Magenempfindliche gut verträglich und leicht verdaulich?

Leider gibt es keine allgemein gültigen Regeln, die auf alle zutreffen, aber bei folgenden Lebensmitteln und Zubereitungsarten kommt es seltener zu Beschwerden.

Die Liste der gut verträglichen Lebensmittel wurde erstmals für die klinische Ernährungsmedizin entwickelt (leichte Vollkost bzw. angepasste Vollkost) und findet heute auch im Sport Anwendung.

Allgemeine Tipps für eine gute Magen-Darm-Verträglichkeit

- **Gut kauen**, denn sonst muss dein Magen die Spaltarbeit übernehmen, das dauert.
- **Lieber öfter und dafür weniger essen als seltener und dafür viel.** Große Mengen bleiben naturgemäß länger im Magen liegen als kleine. Zum Vergleich: Die „Alkohol-Vorglüh-Unterlage" besteht auch nicht aus einer Miniportion, sondern für die langanhaltende Wirkung aus einer üppigen Portion.
- **Besser warm als kalt**, dein Magen muss Kaltes erst wieder auf Betriebstemperatur, d. h. ca. 37 °C „aufkochen", das dauert.
- **Schonende Zubereitungsarten** erleichtern dem Magen die Arbeit. Je nach Gericht bieten sich folgende Zubereitungsarten an: in wenig Wasser dünsten, in Dampf garen, in Wasser kochen, mit maximal 1 Esslöffel Fett ganz leicht anbraten – scharfes Anbraten verlängert die Verdauungszeit –, backen im Rohr, garen im Römertopf.
- **Nicht mit Chili und Pfeffer würzen**, sondern mild mit Kräutern und Kräutersalz, das ist für einen empfindlichen Magen verträglicher.
- **keine frittierten Speisen:** Auch wenn Schnitzel, Pommes und Rösti noch so lecker schmecken, du wirst diese Köstlichkeiten im Sport büßen, da die Magenverweildauer viel zu lange ausfällt. Besser Naturschnitzel, Püree oder Pellkartoffeln und gedämpftes Gemüse.
- **Kompotte und gedämpftes Gemüse** sind leichter verträglich als frisches Obst und Salat oder Rohkost.

- **Kaffee, Limo, sehr Süßes, Weißmehl und fettige Fleischsuppen zählen zu den „Säurelockern"**, d. h., du produzierst mehr Magensäure. Das kann Sodbrennen und Magenschmerzen fördern. Ein mild zubereiteter Schonkaffee, Wasser oder maximal mild gesüßte Getränke, Gerichte aus fein vermahlenem Vollkornmehl oder entfettete Suppen stellen eine Alternative dar.
- **Gegen zu viel Säure** im Magen hilft oft ein **Stamperl** leicht angewärmter **Kartoffelsaft**. Dazu Kartoffelsaft in ein Glas füllen, mit einem Schuss kochend heißem Wasser erwärmen und trinken.

Tipps für gut verträgliche Lebensmittel

- **Getreide**: Alles ist möglich, es soll nur fein vermahlen und gut gekocht sein, z. B. in Form von Hafer-Porridge, Brot aus fein vermahlenem Vollkornmehl oder Over-night-oats (über Nacht eingeweichte Haferflocken).
- **Kartoffeln**: Pellkartoffeln und selbst gemachtes Kartoffelpüree sind für viele gut verträglich.
- **Obst**: Kompotte, Banane, Beeren, Honig- und Zuckermelone
- **Gemüse**: am besten gedünstet, nicht roh, z.B. Zucchini, Karotten, Schwarzwurzeln, Sellerie, Rohnen, Kürbis, Fenchel, Aubergine, Broccoli, Pastinaken
- **Milchprodukte**: fettarme und gesäuerte Milchprodukte sind relativ gut verträglich, z. B. Buttermilch und Magerjoghurt.
- **Wurstwaren**: kalter, magerer Braten, Schinken
- **Eier**: Rühreier oder in Gerichten mitgekochte Eier sind kein Problem.
- **Fisch**: alle mageren Fische, z. B. Scholle, Forelle, Saibling
- **Fleisch**: magere Fleischstücke, unabhängig von der Tierart. Z. B. kann ein Stück Fleisch vom Almschwein genauso gut verträglich sein wie ein Stück Huhn. Wichtig ist, dass das Fleisch von einem Tier aus extensiver Landwirtschaft stammt, d. h. das Tier frei laufen durfte und nicht übermäßig gemästet oder nach einem Sommer auf der Alm nachgemästet wurde, ansonsten erhöht sich der intramuskuläre Fettanteil (= unsichtbares Fett), der die Verträglichkeit und den Gesundheitsgrad des Fleisches deutlich reduziert.

Was kann ich sonst noch tun, um meine GI-Probleme in den Griff zu bekommen?

- **Iss am Vorabend spätestens um 18.00 Uhr** und nur eine leicht verdauliche Mahlzeit. So förderst du deinen Schlaf und damit auch deine Regeneration, sodass du fit in den Sport starten kannst. Das macht auch Sinn, wenn du erst am Nachmittag oder Abend sportelst.
- **Achte auf die Magenverweildauer der Lebensmittel**, diese kann bis zu 12 Stunden betragen. Wenn du zum Beispiel am Vorabend eine Pizza zu dir nimmst, ist das Risiko hoch, dass es mit den sportlichen Höchstleistungen in der Früh nicht so klappt.
- **Iss vor dem Sport nur leicht Verdauliches** und halte mindestens ½ Stunde Abstand, bevor du mit dem Sport beginnst (vgl. Kapitel praktische Tipps, S. 144). Tipp! **Bis zu 4 Stunden vor** und **2 Stunden nach der Belastung** nur **leicht Verdauliches** essen!
- **Achte auf deine Flüssigkeitszufuhr** (vgl. Kapitel Flüssigkeit, S. 27). Isotonische Getränke, möglichst lauwarm und ca. alle 15 Minuten getrunken, können bei sehr intensiven sportlichen Leistungen die Beschwerden lindern.
- **Lass dich von auf Sport spezialisierten Diätolog:innen beraten**, diese sehen auf einen Blick, wo du am besten ansetzen kannst. Derartige Beratungen können auch online erfolgen. Personalisierte Ernährungsberatung ist gerade im Sportbereich ein Muss.

Low FODMAP-Diät im Sport, ist das sinnvoll?

Seit ca. 2010 kursiert eine neue Diätform, die bei Reizdarm (IBS) helfen soll. Begründet wurde sie von der Monash University in Australien. Bei dieser Diät werden Lebensmittel mit folgenden Inhaltsstoffen für bis zu 6 Wochen vermieden:

- **f**ermentierbare (unverdauliche Nahrungsbestandteile, die vom Verdauungstrakt vergärt werden und damit die Darmbakterien ernähren)
- **O**ligosaccharide (Fructane, Galactooligosaccharide)
- **D**isaccharide (Milchzucker)
- **M**onosaccharide (Fruchtzucker)
- und (**a**nd)
- **P**olyole (Sorbit, Mannit)

Es handelt sich dabei um Zuckerarten, die im Dünndarm nicht oder in manchen Fällen nur teilweise verdaut werden.

Nach der ersten Karenzphase nimmt man step by step die einzelnen Lebensmittel wieder auf und testet sie nach Verträglichkeit. Bei guter Verträglichkeit steigert man die Dosis, bei schlechter Verträglichkeit reduziert man diese und probiert zu einem späteren Zeitpunkt noch einmal.

Was in der Theorie recht logisch klingt, erweist sich in der Praxis als Herausforderung. Zum einen enthalten FODMAP-reiche Lebensmittel genau jene Substanzen, die für eine stabile Darmflora wichtig sind, zum anderen bedeutet eine Low-FODMAP-Diät eine massive Einschränkung des Speiseplans mit dem Risiko einer Mangelernährung. Man sollte diese strenge Diätphase also, wenn überhaupt, nur für maximal 6 Wochen durchführen und idealerweise in Begleitung eines Diätologen. Welche Lebensmittel in der Diät erlaubt sind und welche nicht, kann man der kostenpflichtigen App der Monash University entnehmen. In der folgenden Tabelle findest du eine Übersicht über lt. Monash University gut und schlecht verträgliche Lebensmittel:

Lebensmittelgruppe	**Hoher FODMAP-Gehalt – in der ersten Phase vermeiden**	**Niedriger FODMAP-Gehalt – für die erste Phase geeignet**
Gemüse	Artischocke, Spargel, Blumenkohl, Knoblauch, grüne Erbsen, Champignons, Zwiebel, Zuckerschoten	Aubergine, Bohnen (grün), Pak Choi, grüne Paprika, Karotte, Gurke, Salat, Kartoffel, Zucchini
Obst	Äpfel, Apfelsaft, Kirschen, Trockenfrüchte, Mango, Nektarinen, Pfirsiche, Birnen, Pflaumen, Wassermelone	Kiwi (grün), Mandarine, Orange, Ananas
Milchprodukte und pflanzliche Alternativen	Kuhmilch, Pudding, Kondensmilch, Eiscreme, Sojamilch (aus ganzen Sojabohnen), Joghurt	selbst gemachte Mandelmilch, Brie/Camembert-Käse, Feta-Käse, Hartkäse, laktosefreie Milch, laktosefreies Joghurt
Eiweißquellen	die meisten Hülsenfrüchte, einige marinierte Fleischsorten/Geflügel/Meeresfrüchte, einige verarbeitete Fleischsorten	Eier, fester Tofu, normales gekochtes Fleisch/Geflügel/Meeresfrüchte, Tempeh

Lebensmittelgruppe	Hoher FODMAP-Gehalt – in der ersten Phase vermeiden	Niedriger FODMAP-Gehalt – für die erste Phase geeignet
Brot und Getreide	Brot auf Weizen-/Roggen-/Gerstebasis, Frühstückscerealien, Kekse und Snackprodukte	ungesüßte Cornflakes, Hafer, Quinoaflocken, Nudeln aus Quinoa/Reis/Mais, Sauerteigbrot aus Dinkel
Zucker, Süßigkeiten	Fruktosesirup, Maissirup, Honig, zuckerfreie Süßigkeiten	dunkle Schokolade, Ahornsirup, Haushaltszucker
Nüsse und Samen	Cashew, Pistazien	Makadamianüsse, Erdnüsse, Kürbiskerne, Walnüsse

Tabelle 5: Modifiziert nach Monash University, Where are fodmaps found

Fazit: Wenn du alle Lebensmittel aus deinem Speiseplan streichst, die deinen Darm in irgendeiner Weise fordern, werden sich deine Beschwerden naturgemäß bessern. Das zeigen auch etliche Studien. Genauso bekommst du auch keinen Muskelkater, wenn du keinen Sport betreibst. Welche Auswirkungen diese Diät langfristig hat, weiß man heute noch nicht. Vielleicht wäre es auch langfristig betrachtet sinnvoller, das Problem an der Wurzel zu packen und entsprechend naturbelassene Lebensmittel auszuwählen, den Zeitpunkt der Mahlzeitenaufnahme besser zu timen, die Kochtechnik anzupassen, den Darm nachhaltig zu stärken etc. Wenn man sich die Ernährungsweise vieler Sportler anschaut, mit Unmengen an Zucker, Fast Carbs etc., ist es nicht weiter verwunderlich, dass das Darmmikrobiom darunter leidet und der Darm rebelliert.

Wenn ich nach dem Sport etwas Kaltes trinke, wird mir übel, warum ist das so?

Ganz klar, dein Verdauungstrakt ist noch nicht bereit dafür, die Magensaftproduktion hat sich aufgrund des Sports reduziert, die „Herdplatte" Magen läuft also nur auf halber Flamme. Daher wird dir übel. Trinke deshalb nach dem Sport immer leicht angewärmte Getränke. Eiswürfel haben im Sportgetränk nichts verloren. Die kannst du dir zur Kühlung auf den Körper legen.

Ich habe nach dem Sport keinen Hunger, soll ich mich trotzdem zwingen, etwas zu essen?

Sport treibt die Glückshormone, allen voran das Serotonin, in die Höhe. Nach einer effizienten Sporteinheit dauert es eine Weile, bis sich der Appetit einstellt. Wenn du abnehmen möchtest, ist das genial, willst du dein Gewicht halten, so kannst du essen, sobald du wieder Appetit hast. Sich zum Essen zu zwingen ist unnötig, sofern du den restlichen Tag über genügend Essen zu dir nimmst.

Mir stößt das Essen oft Stunden später noch auf, manchmal habe ich sogar das Gefühl, dass ich in der Früh noch die Wurst vom Vorabend im Magen spüre, kann das sein?

Ja, der Magen sorgt für die Vorbereitung zur Verdauung. Erst wenn dein Essen gut mit Magensaft desinfiziert und zerkleinert wurde, kann es den Magen passieren, anschließend in den Dünndarm gleiten und dort ins Blut aufgenommen werden. Die Verdauung mancher Speisen stellt für den Körper einen Kraftakt dar. So bleibt Fettes, wie z. B. Wurst, Würstel, Leberkäse, Thunfisch in Öl oder eine klassische Pizza bis zu 12 Stunden im Magen liegen, während Obst meist nach 2 Stunden schon im Dünndarm angelangt ist.

Faustregel: Solange dir das Essen noch aufstößt oder du ein Völlegefühl verspürst, hat es den Magen noch nicht passiert.

Soll ich vor dem Sport essen, wenn ja, was und wie viel?

Ja, sofern es dein Magen verträgt und dir danach nicht übel wird, auf jeden Fall. Nahrung wirkt wie Sprit für das Auto. Die Portionsgröße hängt von deiner Magen-Leistungsfähigkeit ab. Ca. 1 Handvoll wird in den meisten Fällen gut vertragen, falls du mehr verträgst, noch besser. Im Kapitel praktische Tipps (S. 144) findest du Speisenvorschläge. Wenn es schnell gehen muss, bieten sich ein gekochtes Porridge oder ein Hüttenkäsebrot mit Gemüseauflage, z. B. Tomatenscheiben, an. Wenn dein Magen allerdings zu den Softies zählt, dann halte einen zeitlichen Abstand zum Sport ein. Probiere am besten aus, welcher Abstand für dich ideal ist, das kann ½ Stunde sein, aber auch 2.

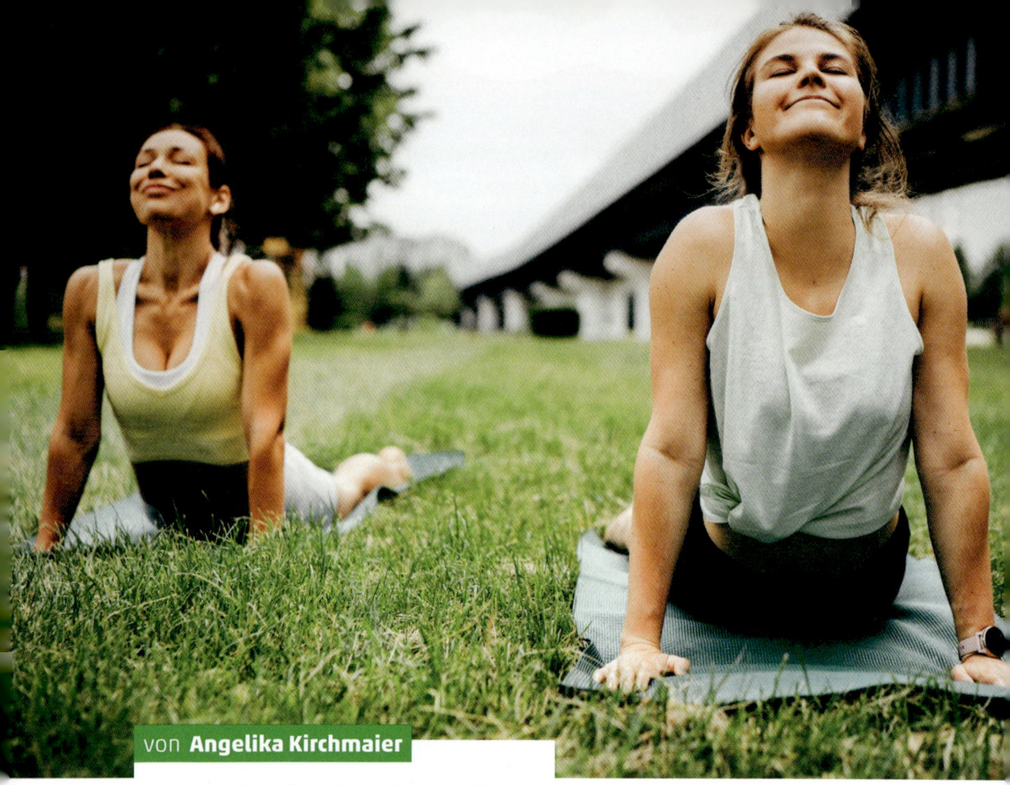

von **Angelika Kirchmaier**

REGENERATION

Die Regeneration stellt eine der wichtigsten Säulen im Sport dar. In der Regeneration räumt der Körper auf. Gelingt die Regeneration nicht oder nur ineffizient, folgt ein Leistungsverlust. Wird die Regeneration über längere Zeit zu wenig beachtet, beginnt man zu kränkeln. Erkennt man die Signale nicht, läuft man Gefahr, irgendwann in ein Übertraining zu rutschen, mit der Folge, dass nichts mehr geht.
Während Spitzensportler ihre Regeneration bis ins kleinste Detail planen, genügt es für Freizeitsportler, ein paar Basics zu beachten: Ausreichend Wasser trinken, auf Alkohol nach dem Sport verzichten, wenn, dann nur leichte Kost mit Obst und/oder Gemüse, keine deftigen Speisen und auch keine Eiweißbomben, dann hast du schon die beste Basis für eine optimale Regeneration gelegt.

Warum muss ich mich nach dem Sport überhaupt regenerieren?

Sport verursacht im Körper Unordnung, die aufgeräumt werden muss (= Regeneration). Je öfter du trainierst, desto schneller wird dein Körper mit dem Aufräumen (= Trainingseffekt). Wenn du aber deinem Körper zu wenig Zeit gibst, also du zu schnell wieder trainierst, noch bevor die Regeneration abgeschlossen ist, rutschst du irgendwann in ein Übertraining. D. h., dein Körper schafft es im Falle eines Übertrainings nicht mehr, sich entsprechend zu erholen. In der Folge kannst du dich kaum noch aufraffen und jede noch so kleine Sporteinheit führt zur Erschöpfung. In diesem Fall ist es wichtig, deinem Körper die nötige Zeit für die Regenerationsarbeit zu geben. Unterstütze ihn mit einer gesunden Ernährung (vgl. Basics, S. 18), einer ausreichenden Trinkmenge und viel Entspannung.

Wie spüre ich, ob ich übertrainiert bin?

Es werden zwei Arten von Übertraining unterschieden.

- Das **basedowoide Übertraining (Overreaching)** spürst du relativ rasch, es handelt sich um eine Überforderung deines Körpers. Neben einer raschen Ermüdung und Lustlosigkeit, Sport zu betreiben, können viele weitere Symptome auftreten, z. B. Schwächegefühl, Schlafstörungen, Appetitlosigkeit, Kopfschmerzen, innere Unruhe, Gereiztheit, Depression, erhöhter Ruhepuls, Übererregung und Fehlreaktionen. Wenn du dir in diesem Fall ausreichend Erholung gönnst, kannst du oft schon nach ca. 2 Wochen wieder mit dem Training starten. Du spürst selbst sehr gut, wann dein Körper wieder fit und erholt ist.
- Das **addisonoide Übertraining (Overtraining)** schleicht sich ein und verursacht anfänglich kaum Symptome. Einzig deine Leistung will

Tipp! Ein erschöpfter Muskel benötigt Erholung, sonst ist er nicht trainierbar. Genau so, wie auch ein müder Kopf nicht effizient lernen kann. „Trainingseffekte sind das Produkt eines geplanten Wechsels von Belastung und Regeneration."
Zitat Prof. Dr. Hans Holdhaus, IMSB Wien, 2018

sich trotz Training nicht verbessern und auch in Wettkampfsituationen findest du nicht mehr die richtige Spur. Du denkst vielleicht, dass du ineffizient oder zu wenig trainierst, aber das Gegenteil ist der Fall. Du hast zu viel trainiert und dir im Vergleich zum Training zu wenig Erholung gegönnt. In diesem Fall heißt es über mehrere Wochen bis Monate herunter vom Gas, gönn dir Ruhe und Erholung und beginne in ganz kleinen Schritten wieder mit dem Sport. Lass dich dabei am besten von einem Sportwissenschaftler und einem Diätologen begleiten, damit du nicht wieder in ein Übertraining rutschst.

Warum soll ich nicht jeden Tag ein und dieselbe Muskelpartie trainieren?

Muskeln benötigen zur Erholung, also zur Regeneration min. 24 Stunden. Wenn man nur die Muskeln alleine betrachtet, könntest du also durchaus jeden Tag ein und denselben Muskel trainieren, ABER bradytrophe Gewebe, dazu zählen z. B. Sehnen und Knorpel, benötigen für die Regeneration doppelt so lange, also min. 48 Stunden. D. h., wenn du ein und dieselbe Muskelpartie innerhalb von 24 Stunden zweimal oder öfter trainierst, kann es passieren, dass irgendwann eine Sehne reißt, weil der Muskel zwar wächst, aber die Sehne nur halb so schnell stärker wird. Daher sollte man muskelkräftigendes Training an derselben Muskelpartie nur alle zwei Tage durchführen, niemals täglich!

Warum ist der eine nach dem Sport mehrere Tage erschöpft und der andere fühlt sich wie ein Duracell-Häschen?

Je trainierter du bist und je besser deine Regenerationsmaßnahmen sind, umso schneller bist du wieder fit. D. h., ein Trainierter kann seinen Körper nach dem Sport viel schneller regenerieren, also „aufräumen", als ein Untrainierter.

Wie kann ich mein Training wählen, damit ich immer besser werde?

Mit dem Prinzip der zyklisierten Belastung hast du eine Möglichkeit zur Hand, mit der du den Trainingseffekt optimieren kannst. Beginne dazu in

Woche 1 mit einer bestimmten Belastung bei einer bestimmten Intensität. Steigere dich von Woche zu Woche, wobei du in Woche 4 immer auf das Ausgangsniveau von Woche 1 zurückkehrst, um deinen Körper zu entlasten. Ein Beispiel (vgl. Abbildung 7): Du möchtest mit dem Sport beginnen und hast ca. ½ h täglich dafür Zeit. Du entscheidest dich fürs Nordic Walken. Für den Start traust du dir 10 Minuten bei einem langsamen Tempo von 5 km/h zu. In Woche zwei steigerst du entweder die Zeit oder das Tempo. Z. B. walkst du statt 10 Minuten 15 Minuten. In Woche 3 legst du noch einmal zu, z. B. statt 15 Minuten 20 Minuten. In Woche 4 gönnst du deinem Körper Erholung und walkst wieder 10 Minuten bei 5 km/h. Im zweiten Monat startest du schon in der ersten Woche eine Stufe höher, z. B. bei 15 Minuten, in der zweiten Woche walkst du 25 Minuten, in der 3. Woche 30 Minuten und in der 4. Woche wieder erholsame 15 Minuten. Nun kannst du damit beginnen, die Intensität zu steigern, d. h., du walkst von Woche zu Woche schneller.

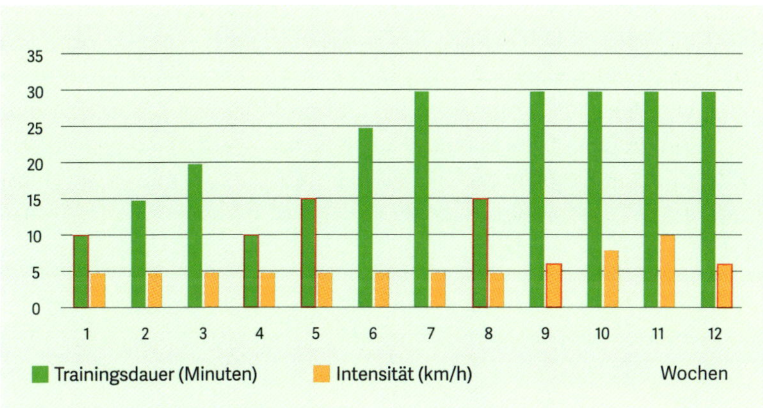

Abbildung 7: Beispiel für einen zyklisierenden Trainingsplan (rote Rahmen kennzeichnen gleiche Trainingsdauer oder Intensität)

Bei einem entsprechenden Trainingszustand kannst du deine Intervalle natürlich auch kürzer setzen als eine Woche, im Training Intervalle einbauen, z. B. abwechselnd sprinten und dann wieder langsam walken etc. Optimal wäre auch, wenn du die Sportarten mixt, damit du möglichst den ganzen Körper trainierst. Je bunter dein Programm, desto effektiver dein Training.

Was soll ich essen, um meine Regeneration zu fördern?

Im Sport benötigst du viel Energie und viel Wasser als Transport- und Abtransportmittel, also ist es besonders wichtig, diese Defizite wieder aufzufüllen.

> **Tipp!** Wenn du Sport betreibst, um Gewicht abzunehmen, gelten für dich teils andere Regeln der Regeneration (vgl. Kapitel Sport, um Kilos zu verlieren, S. 130).

Regenerationsfördernd wirken folgende Faktoren:

- **Flüssigkeit** stellt die Basis der Regeneration dar, achte dabei auf eine ausreichende Hydrierung (vgl. Kapitel Flüssigkeit, S. 27).
- **Kohlenhydrate** zum Auffüllen deiner Muskel-Glykogenspeicher; in Kombination mit **Kalium**, das die Glykogensynthase aktiviert, ein für den Glykogenaufbau wichtiges Enzym. Kohlenhydrate in Kombination mit Kalium findest du in Obst, Trockenfrüchten, Getreideprodukten (Nudeln, Vollkornmehl, Haferflocken ...), Kartoffeln und Hülsenfrüchten, also Erbsen, Bohnen und Linsen.

> **Tipp!** Die Energie aus den Muskel-Glykogenspeichern kannst du im Sport besonders schnell und effizient nutzen, allerdings als Freizeitsportler meist nur für kurze Zeit (ca. 10 Minuten), danach reichen deine Glykogenspeicher alleine nicht mehr aus und du zapfst deine Fettreserven an.

- **Eiweiß:** Dieser Makronährstoff ist allerdings nur bei langen oder intensiven Belastungen, z. B. nach einem Marathon oder im Kraftsport nötig (vgl. Muskelaufbau, S. 76).
- **Mikronährstoffe**, d. h. Vitamine, Mineralstoffe und sekundäre Pflanzeninhaltsstoffe: Von diesen Substanzen benötigst du während des

Sports Unmengen, daher ist es nach dem Sport nötig, dein Mikronährstoffkonto wieder aufzufüllen. Mikronährstoffe findest du reichlich in Obst, Gemüse und frischen Kräutern. Beerenobst, wie z. B. Erdbeeren, Himbeeren oder Brombeeren, ist nach dem Sport für viele besonders leicht verträglich.

Regenerationshemmend wirken folgende Faktoren:

- **fettreiches Essen:** Du musst mit einer Regenerationsverzögerung von bis zu 72 Stunden rechnen. Schweinsbraten, Würstel, Brettljause, Landjäger & Co setzen also deiner Regeneration ordentlich zu.
- **Alkohol:** Auch hier musst du eine immense Regenerationsverzögerung von bis zu mehreren Tagen einkalkulieren. Alkohol wird im Stoffwechsel aufgrund der giftigen Wirkung (vgl. Alkohol ist ein Konservierungsmittel) bevorzugt abgebaut, es kommt daher zu einer Blockade in der Sportregeneration. So lecker das Weißbier nach dem Sport auf der Hütte sein mag, so sehr bremst es dich in deiner Regeneration ein. Auch der Fettabbau wird verzögert.
- **Energiedefizit:** Wenn du von Haus aus schon sehr schlank bist, also keine Reserven nutzen kannst, und dann auch noch sehr wenig bis gar nichts isst, verzögert sich deine Regeneration immens, da dir die Bausubstanz für die Regeneration fehlt. Wenn du allerdings abnehmen möchtest, ist es von Vorteil, wenn du nicht gleich jede verbrannte Kalorie durch ein Essen ersetzt.
- **Eiweißüberschuss:** Wenn du es mit dem Eiweiß nach dem Sport übertreibst und dabei auch noch schlecht verfügbares Eiweiß bevorzugst, z. B. einen nicht optimal zusammengesetzten Eiweißshake oder eiweißangereicherte Lebensmittel (High-Protein-Joghurt, Eiweißbrot, Proteinwasser ...), ist dein Körper mit dem Eiweißabbau und der Ausscheidung der harnpflichtigen Substanzen beschäftigt und vernachlässigt die Regeneration. Wohldosiertes und perfekt kombiniertes Eiweiß kann hingegen dein Muskelwachstum boostern (vgl. Muskelaufbau, S. 76).
- **Natriumnitrit** (= Pökelsalz) hemmt die Sauerstoffaufnahme im Blut. Pökelsalz findest du in nahezu allen Wurstwaren.

Die Sache mit den Zeitfenstern und warum nicht jede Regenerationsmaßnahme zu jeder Zeit wirkt

Dein Körper öffnet nach dem Sport seine Pforten für alle möglichen Regenerationsmaßnahmen, allerdings jeweils nur für eine bestimmte Zeit.

- **0 bis ½ h nach dem Sport**: In dieser Zeit vertragen viele nur Flüssigkeiten. Du kannst z. B. Wasser oder, falls deine Sporteinheit sehr schweißtreibend war, isotonische Getränke (Kohlenhydrate und Elektrolyte) am besten resorbieren und damit das volle Regenerationspotenzial ausschöpfen. Nach einem Krafttraining und wenn du ein Muskelwachstum anstrebst, hilft eine Eiweißzulage, idealerweise in Kombi mit der Aminosäure Leucin (vgl. Rezept Eiweißshake, S. 82).
- **0 bis 1 h nach dem Sport**: Wenn dein Magen fit genug ist oder deine Sporteinheit nicht zu anstrengend war, verträgst du relativ bald auch feste Nahrung, am besten in Kombi mit Obst oder Gemüse als Mikronährstoffquelle.
- **Innerhalb der ersten 4 h**: In dieser Zeit sollte deine Ernährungs-Regeneration abgeschlossen sein. Außer nach sehr intensiven sportlichen Leistungen, z. B. einem Ultramarathon, da benötigst du für die Ernährungs-Regeneration wesentlich mehr Zeit, weil der Körper nicht in der Lage ist, so schnell Ressourcen für die Verdauung zur Verfügung zu stellen.

Welche Maßnahmen unterstützen deine Regeneration zusätzlich zur Ernährung?

Es gibt viele Möglichkeiten, deine Regeneration zu optimieren.

- Entlastender **Sport** hilft dir zu regenerieren, dazu zählt z. B. das bei vielen unbeliebte Stretching, das deine angespannten Muskeln wieder dehnt. Auch leichte Gymnastik und langsames Auslaufen können zur Regeneration beitragen. Achte dabei auf eine moderate Herzfrequenz von maximal 100 bis 120 Schlägen pro Minute.
- Wenn du zu den **Wasserratten** zählst, gibt es gleich mehrere Möglichkeiten der Regeneration, z. B. Eisbaden, 15 bis 20 Minuten bei 38 bis 39 °C baden, 5 bis 10 Minuten warm duschen oder 1 bis 2 Minuten

warm und im Wechsel 10 bis 30 Sekunden kalt duschen, das Kneippen drei- bis viermal wiederholen.

- Für Liebhaber von **Wärme** bietet sich Saunieren ohne Aufguss oder ein ca. 10-minütiges gemütliches Sonnenbad an.
- Du magst es gerne **entspannt**? Dann genieße Entspannungsmusik, Yoga, Qi Gong, Tai-Chi oder andere Entspannungstechniken.
- Falls es einmal **zwickt**, dann bist du beim Sport-Physiotherapeuten bestens aufgehoben. Dieser hilft dir nicht nur, dein derzeitiges Problem zu lösen, sondern unterstützt dich dabei, dass du im Sport immer besser wirst.
- Im **Schlaf** repariert sich dein Körper von selbst. Ausreichend Schlaf ist daher für eine gute Leistung unumgänglich. Der Schlaf sollte idealerweise noch am selben Tag nach einer sportlichen Leistung stattfinden. Wenn du länger als 24 Stunden wach bleibst, kannst du die Regeneration im Schlaf leider nicht mehr optimal ausnutzen. Du fühlst dich mit zunehmendem Alter trotz Schlaf weniger leistungsfähig, obwohl du vielleicht am vorherigen Tag ausreichend lange geschlafen hast.
- **Frühes Abendessen bis ca. 18.00 Uhr**. Der Körper eines Mitteleuropäers genießt in der Nacht eine Regenerationsphase, auch als Autophagie bekannt. D. h., der Körper repariert sich jede Nacht aufs Neue. Wenn du sehr früh und nur eine leichte Mahlzeit zu Abend isst, kann sich dein Körper optimal der Autophagie widmen. Isst du sehr spät und sehr üppig, benötigt dein Körper Ressourcen für die Verdauung. In der Folge regenerierst du nur ineffizient und bist am nächsten Tag auch nicht so ausgeschlafen und leistungsfähig. In jungen Jahren spürt man diesen Effekt noch kaum, aber je älter man wird, desto mehr schlägt der Faktor Abendessen zu Buche.

Warum werden die einen beim Bergsteigen von Tag zu Tag besser, die anderen immer schlechter?

Praktisches Beispiel: „Wir waren mit einer Gruppe am Berg und wollten eine Woche lang mehrere 3000er besteigen. Während sich bei den einen die Leistung von Tag zu Tag verbesserte, rutschten die anderen immer weiter in ein Leistungstief. Warum ist das so? Als Ergänzung muss ich erwähnen, dass die träge Gruppe den Abend noch gerne bei einem Bier und einer Brettljause verbrachte, während sich die andere Gruppe eine Dusche, ein leichtes Abendessen und Tee gönnte."

Ganz klar, in der Gruppe der Fitten wurden die Regenerationsmaßnahmen (vgl. S. 118) perfekt erfüllt. Diesem Umstand ist es geschuldet, dass die fitte Gruppe immer noch fitter wurde.

Hemmen Pestizide, Lebensmittelzusatzstoffe und Nahrungsergänzungsmittel meine Regeneration?

Dein Körper verfügt nur über eine begrenzte Abbau- und Ausscheidungskapazität. D. h., deine Leber kann nur eine begrenzte Menge verstoffwechseln und falls nötig entgiften und deine Nieren nur eine bestimmte Menge pro Tag ausscheiden. Wenn du deinen Körper mit Unnötigem zumüllst, z. B. mit Lebensmittelzusatzstoffen aus hoch verarbeiteten Lebensmitteln, Pestiziden aus konventionell angebauten Obst- und Gemüseprodukten oder nicht optimal gewählten oder unnötigen Nahrungsergänzungsmitteln, bremst du damit die Regeneration. D. h., je naturbelassener und gesünder dein Essen, desto schneller kannst du regenerieren.

Je weniger du deinen Körper mit Unnötigem „zumüllst", desto schneller regenerierst du!

Übertreibt man es z. B. mit Eiweiß, Nahrungsergänzungsmitteln oder diversen Wundermitteln so verzögert sich die Regeneration, weil der Körper nur über eine begrenzte Abbau- und Ausscheidungskapazität verfügt!

Ich betreibe nur sehr selten Sport und wenn, dann maximal 1 bis 2 Stunden pro Woche. Muss ich trotzdem in Sachen Regeneration etwas beachten?

Nein, in deinem Fall reicht eine gesunde Ernährung aus. Es schadet aber natürlich nicht, wenn du die eine oder andere Regenerationsmaßnahme trotzdem durchführst.

Regenerationsernährung nach dem Sport – was soll man nach dem Sport essen?

Nach kurzen Sporteinheiten

Nach einer kurzen Sporteinheit musst du nichts essen, es genügt, wenn du Wasser trinkst. Hast du trotzdem Hunger, dann hilft z. B. ein Stück Obst, ein Joghurt oder ein kleines Brot mit Belag.

Nach längeren Sporteinheiten

Nach längeren Sporteinheiten benötigst du nicht nur Energie (Getreide, Kartoffeln, Hülsenfrüchte), sondern auch Mikronährstoffe (Obst, Gemüse, Kräuter) und Eiweiß (vgl. S. 78, Eiweißkombis). Alles zusammen findest du in folgenden Gerichten:

- Vollkornbrot (aus fein vermahlenem Mehl) mit einer Scheibe Käse und Salatblatt, dazu ein Stück Obst
- Joghurt mit Haferflocken und Obst
- Grießbrei mit Obstmus, z. B. Himbeerragout
- Milchreis aus Vollkornreis mit Obstmus
- Rührei mit Vollkornbrot (aus fein vermahlenem Mehl) und viel Schnittlauch
- Palatschinken aus Vollkornmehl mit einer Marmelade mit einem Fruchtanteil von mindestens 70 %
- Vollkornnudeln mit Tomatensauce, darüber ein Löffel geriebener Käse
- Vollkornnudeln mit Gemüse und einem Löffel geriebenem Käse
- Linsen-Kartoffel-Suppe mit Gemüse
- Gemüsesuppe mit Nudeln und Kartoffeln oder ein paar Käsewürfeln
- Pellkartoffeln mit Topfenaufstrich oder Käse, dazu Salat
- Kartoffel-Gemüse-Gulasch mit Vollkornbrot (aus fein vermahlenem Mehl)
- Vollkornkuchen mit Obstbelag

Tipp! Ein großes Glas lauwarmes Wasser rundet deine Regenerationsernährung ab.

Warum Brot aus fein vermahlenem Vollkornmehl?

Vollkorn bedeutet nichts anderes, als dass man das komplette Korn, d. h., das volle Korn verwendet. Dementsprechend stecken in Vollkorn noch alle Mikronährstoffe und im Vergleich zu Weißmehl deutlich mehr Eiweiß. Allerdings wird das grobe Korn nach dem Sport oft schlecht vertragen, fein vermahlenes hingegen meist deutlich besser. Es macht daher Sinn, statt Brot aus grobem Schrot ein Brot aus fein vermahlenem Vollkornmehl zu wählen. Fein vermahlenes Vollkornmehl gibt es mittlerweile in jedem gut sortierten Supermarkt.

Was soll man nicht vor bzw. nach dem Training essen, damit Leistung und Regeneration gewährleistet sind?

Deftiges, Fettreiches, Alkohol und viele Zusatzstoffe (Fertigprodukte) erschweren deinem Körper die Arbeit und lassen deine sportliche Leistung schrumpfen. Nicht optimal sind z. B.:

- Wurst, Leberkäse, Brettljause, Landjäger, Würstel, deftige Fleischspeisen
- Schokolade, Schnitten, Schokoaufstrichsemmel
- Plunderteig- und Blätterteiggebäck, z. B. Nussschnecke
- Herkömmliches Eis (Alternative: selbst gemachtes Eis aus pürierten Früchten, Joghurt und einem Hauch Zucker oder Honig; alles verrühren und in kleinen Eislutscherformen gefrieren lassen)
- Fast Food (Burger, Chicken Nuggets ...)
- Fertiggerichte, Packerlsuppe, Fleischsuppenwürfel
- schwer verdauliche, deftige Speisen, z. B. Schnitzel, Bratwurst, deftiger Schweinsbraten, Ölsardine
- Chips, Knabbergebäck, Erdnüsse
- Weißbier, Radler
- Softdrinks

Muskelkater durch ungesunde Ernährung?

Beim Muskelkater handelt es sich um einen Muskelschmerz, der nach spätestens 1 bis 2 Tagen auftritt und nach 3 Tagen meist wieder eine Besserung zeigt. Als Ursache wird eine Überlastung angenommen, die durch exzentrische oder ungewohnte Bewegung auftritt. Die genaue Ursache kann nur vermutet werden. Während die einen Wissenschaftler davon ausgehen, dass es sich beim Muskelkater um Mikroverletzungen von Myofibrillen (bestimmten Muskelfasern) handelt, vermuten andere eine Kompression der Nervenenden in der Muskelspindel. Als Folge können schmerzhafte Entzündungsreaktionen, Ödembildungen, d. h. Wasseransammlungen in der Muskulatur, bis hin zu Muskelschwellungen, auftreten. Es gibt unzählige Methoden, um die Schmerzphase zu verkürzen, z. B. Massage, Wärme und leichte Belastung. Eine ungesunde Ernährungsweise, arm an Magnesium, Obst oder Gemüse, sowie Alkoholkonsum können das Muskelkaterrisiko erhöhen.

Ich bin eigentlich ein Couchpotato, aber wenn ich einmal auf den Berg gehe, habe ich trotzdem nie Muskelkater. Warum bekommt der eine so schnell Muskelkater und der andere nicht?

Wenn man nie einen Muskelkater verspürt, kann das unterschiedliche Ursachen haben. Z. B.: guter Trainingszustand, moderater Sport ohne große Anstrengung, ergonomische Bewegungsausführung, gesunde Ernährung, ausreichend Flüssigkeit, kein Alkohol etc.

Woran liegt es, dass man trotz täglicher Bewegung und Sport immer einen Muskelkater bekommt, Nährstoffmangel?

Die Ursachen für einen Muskelkater können tatsächlich in einem Nährstoffmangel liegen, z. B. wenn du zu wenig Obst und Gemüse isst oder die Basics der Sporternährung (vgl. S. 18) nicht ganz so genau nimmst. Es kann aber auch daran liegen, dass die Ergonomie im Sport noch Luft nach oben zeigt oder du zu wenig trinkst. Auch Medikamente können zu Muskelschmerzen führen, z. B. die cholesterinsenkenden Statine (CK-Wert bestimmen lassen!).

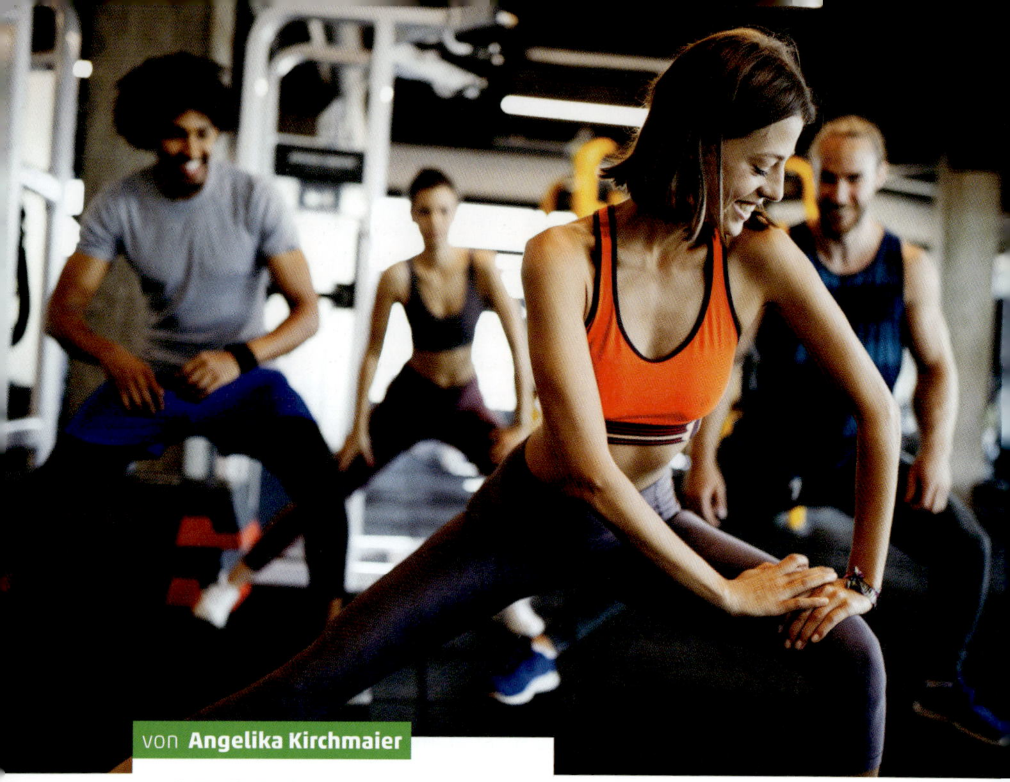

von **Angelika Kirchmaier**

SPORT, UM KILOS ZU VERLIEREN

Laut WHO-Bericht 2022 sind rund 60 % der europäischen Bevölkerung übergewichtig, mindestens jeder 5. Mensch ist adipös, also schwer übergewichtig (BMI über 30). Allerdings stammen die Zahlen für den aktuellen Bericht aus 2016, d. h. aus der Zeit vor der Pandemie. Man kann also aktuell von einer deutlich höheren Rate ausgehen. Frauen sind häufiger adipös als Männer, Männer dafür häufiger übergewichtig als Frauen. Die bei Männern von Haus aus höhere Muskel- und damit „Kalorien-Verbrennungsmasse" scheint also bis zu einem gewissen Grad als Schutzschild vor Adipositas zu wirken. Trotz Sport nehmen viele nicht ab, in den meisten Fällen ließe sich das Problem mit ein paar Tricks vermeiden.

Was sind die Voraussetzungen, die du mitbringen musst, um Fett abzubauen?

Wenn man Gewicht verlieren möchte, muss man sich immer zuerst die Funktion der Entgiftungsorgane Leber (inkl. Gallenblase) und Nieren anschauen. Beim Abnehmen werden aus dem Fettgewebe sehr viele Giftstoffe freigesetzt, diese müssen von den Entgiftungsorganen abgebaut werden. Falls das ein oder andere Organ nicht mehr ganz so fit ist, darf man nicht zu schnell abnehmen, sonst würde man dieses Organ überlasten, erkennbar an z. B. steigenden Leberwerten. Wichtig sind auch die Herzfunktion, sie kann mittels EKG überprüft werden, und die Funktion der Schilddrüse.

Tipp! Eine jährliche Gesundenuntersuchung schafft Klarheit.

Fett abnehmen ohne Sport, ist das möglich?

Nein! Nur im Zuge schwerer Erkrankungen oder Essstörungen kann es tatsächlich passieren, dass du auch ohne Sport Fettmasse verlierst. Ansonsten ist eine nachhaltige Körperfettreduktion nur in Kombi mit Sport möglich.

Warum nehmen manche auch ohne Sport nur durch eine Diät ab, und dann auch noch sehr viel und sehr rasch?

Wenn jemand in sehr kurzer Zeit sehr viel abnimmt, dann handelt es sich um einen Verlust von Muskelmasse. Muskelmasse bindet im Vergleich zu Fett die rund dreifache Menge an Wasser. Somit lässt sich innerhalb weniger Tage ein enormer Gewichtsverlust erzielen. ABER damit rutscht man leider zwangsläufig in einen Jo-Jo-Effekt, weil der Körper stoffwechselaktive Masse („Kalorien-Verbrennungsmasse") verliert, also quasi seine Kraftwerke abbaut. Sobald wieder mehr Energie anflutet, weil du wieder mehr isst, kann diese überschüssige Energie mangels Kraftwerken nicht mehr verbrannt werden. Was bleibt, ist eine Ablagerung in Form von Fett, d. h., du nimmst wieder zu. Mit jeder Diät ohne Sport wächst also dein Körperfettanteil und damit wird es immer schwieriger, Gewicht zu verlieren.

Warum geht, wenn ich weniger esse und keinen Sport betreibe, die Muskelmasse verloren und nicht das Fett?

Wenn dem Körper Energie entzogen wird, was beim Diäthalten zwangsläufig der Fall ist, versucht er nicht zuerst sein Sparbuch zu leeren, d. h. sein Fettdepot, sondern er verabschiedet sich von Körperzellen, die viel Energie verbrauchen, aber aktuell mangels Sport nicht genutzt werden, d. h. von den Muskelzellen. Verglichen mit dem Heizen einer Wohnung würde das bedeuten, dass man bei steigenden Energiekosten nicht sofort sein Sparbuch leert bei gleichzeitig glühend heißer Heizung, sondern zuerst die Heizung zurückdreht und so versucht, Energie einzusparen. Wenn du nachhaltig Fett abbauen möchtest, kommst du also nicht drum herum, dich zu bewegen.

Wie viel Fett kann ich in einer Woche mit Sport und Diät abnehmen?

Langfristig betrachtet nur ½ bis 1 Kilo, also leider nicht so viel, wie sich das manche wünschen würden. In einem Kilogramm Körperfett stecken 7000 kcal. Diese gilt es mittels Sport und Kalorieneinschränkung abzubauen. Zum Vergleich: Ein Durchschnittsmann verbrennt pro Tag ca. 2000 kcal, eine Frau ca. 1500 bis 2000 kcal.

Im langsamen Fettabbau steckt allerdings ein großer Vorteil. Die Haut bildet sich meistens von allein zurück. Fettschürzen, die sich nur noch chirurgisch entfernen lassen, sind also kein Thema, außer bei schwerer Adipositas, hier ist die Haut zu sehr gedehnt, um wieder in den straffen Urzustand zu gelangen.

Macht es Sinn, ein paar Tage eine Nulldiät einzuhalten und daneben Sport zu betreiben, sodass die Muskelmasse erhalten bleibt?

Nein! Damit rutschst du zwangsläufig trotz Sport in einen Muskelabbau. Denn rund ¾ deines gesamten Kalorienbedarfs entfallen auf den Grundumsatz, also den Grundenergieverbrauch des Körpers, um die Maschine Mensch am Leben zu erhalten, also z. B. auf die Pumpfunktion des Herzens, die Filterfunktion der Nieren oder die Belüftung durch die Lunge. Dabei macht allein der Energiebedarf des Gehirns 20 % des Grundumsatzes aus. Mit einer Nulldiät oder einer stark kalorienreduzierten Diät schwächst du zwangsläufig deinen Körper, auch wenn es dir gefühlt gut geht. Der Mensch verfügt über einen Hormon-Schutzmechanismus, der einem selbst in der größten Hungersnot über eine gewisse Zeit suggeriert, dass alles in bester Ordnung ist. Wohl ein Überlebensmechanismus des Menschen, der in tatsächlichen Notsituationen sehr hilfreich sein kann.

Essen nicht vergessen beim Sport, sonst bunkert dein Körper die Kalorien und du nimmst trotz Sport und Fasten nicht ab! Aber überschätze dich nicht beim Kalorienverbrauch, nur ein Kaloriendefizit in Kombi mit Sport kann nachhaltig helfen.
Grundumsatz = ca. 1 kcal pro kg Normalgewicht/Stunde
(vgl. S. 80, Berechnung Normalgewicht)

Wie hängen Muskeln und Sport mit der Fettverbrennung zusammen?

Sport in Kombination mit einer sportgesunden Ernährung (vgl. Basics, S. 18) lässt die Muskeln wachsen. Je mehr Muskeln, desto mehr stoffwechselaktive Masse und desto einfacher gelingt die Fettverbrennung.

Beispiel aus der Praxis
Ich nehme meine überflüssigen 1 bis 2 Kilo mit mehr Bewegung leichter ab als mit weniger essen? Warum ist das so? Verändert Sport etwas in der Körperchemie oder ist das einfach die Folge eines höheren Kalorienverbrauchs?
Sport sorgt dafür, dass deine Muskelmasse aktiv bleibt oder bei entsprechend gesunder Ernährung (vgl. Kapitel Basics, S. 18) sogar wächst. Da es sich bei Muskelmasse um eine sehr stoffwechselaktive Masse handelt, verbrennst du mit jedem Gramm Muskelzuwachs mehr Kalorien. Dass weniger essen ebenfalls die letzten Fettkilos purzeln lässt, ist falsch. Weniger essen ohne Bewegung bedeutet einsparen von Muskelmasse, damit sinkt der Energieverbrauch und man nimmt Fettmasse zu.

Kann Sport das ein oder andere Ernährungslaster ausgleichen? Bezogen auf das Gewicht, aber auch den gesamten Zustand des Körpers?

Ja, Ernährungslaster an 1 bis 2 Tagen pro Woche steckt ein gesunder Körper im Normalfall gut weg, vorausgesetzt es wird regelmäßig Sport betrieben. Regelmäßiger Sport verbessert die Körperfunktionen nachhaltig, u. a. die Durchblutung, die Herzfunktion und die Kalorienverbrennung. Bei täglichen Ernährungslastern stößt selbst der fitteste Körper irgendwann an seine Grenzen.

Ich bin sportlich aktiv, gehe Skitouren, bergwandern, laufe Marathon, aber mit dem Abnehmen klappt es nicht, obwohl mir meine Sportuhr anzeigt, dass ich sehr viele Kalorien verbrannt habe.

Die Antwort auf dieses Problem kann zum einen in einem nicht ganz optimal gewählten Training liegen, aber auch in einer Selbstüberschätzung, die vielen, ohne es zu ahnen, unterläuft: „Ich habe mich ja den ganzen Tag über bewegt, also werden sich jetzt wohl das Weißbier oder die Schokolade ausgehen!" Die Praxis zeigt, dass im Sport oft deutlich weniger Kalorien verbrannt werden, als man nach dem Sport zu sich nimmt. Dazu kommt, dass die auf Sportuhren oder in Sportapps angezeigten Kalorienverbrauchswerte oft viel zu hoch liegen. Wenn das Abnehmen trotz Sport nicht klappt, liegt das Problem bei deiner Kalorienzufuhr, die bezogen auf dein Sportpensum und deinen sonstigen Verbrauch zu hoch liegt. Zusätzlich kann die Tageszeit der Mahlzeiten eine Rolle spielen. Spätes Essen am Abend (ab ca. 18.00 Uhr) sowie süße Getränke und Alkohol spürst du sehr schnell an den Hüften.

Ich bin im mittleren Alter und mein Training ist perfekt, trotzdem will meine Speckrolle am Bauch nicht verschwinden, was mache ich falsch? Nach dem Sport gehe ich gerne mit meinen Kumpels auf ein Bier und mit dem Essen nehme ich es auch nicht immer so genau.

Du bist ein klassischer Fall von falscher Ernährung und/oder zu hohem Alkoholkonsum. Diese Faktoren bremsen deine Regeneration ein. Dazu kommt eine relativ hohe Energiezufuhr, die sich in deinen Fettzellen niederschlägt. Vielleicht vernachlässigst du zudem noch dein Bauch- und Rückenmuskeltraining.

Tipp: Notiere dir über mehrere Tage, was du isst und trinkst und vergleiche es mit den Sporternährungsbasics auf Seite 18. Ein Diätologe kann dir dabei helfen, deine ganz persönlichen Problemfelder zu finden.

Oft wird nach dem Sport ein Bier getrunken oder noch schnell etwas gegessen, denn das hat man ja „schon abgebaut". Leider bremst du damit die Regeneration und damit den Fettabbau ein (vgl. Kapitel Regeneration, S. 118). Deine Speckrollen freuen sich über jedes Bier.

Mit Sport alleine nehme ich nicht ab, der macht nur den Hunger größer. Sobald ich mich aber beim Essen einschränke, purzelt das Gewicht.

Sport in Kombination mit einer angepassten Ernährung (vgl. S. 118) ist die beste Methode, um Gewicht zu verlieren. Sport alleine kann zwar einen Teil der Ernährungssünden ausgleichen, aber nur begrenzt. Das Essen von heute liefert uns vielfach deutlich mehr Kalorien, als wir verbrennen können. In einer Nussschnecke stecken z. B. mehr Kalorien als in einem gesunden Mittagessen. Selbst wenn du viel Sport betreibst, geht sich die Rechnung irgendwann nicht mehr aus. D. h., ergänzende Ernährungsmaßnahmen erleichtern den Fettabbau wesentlich.

> Schlanke Menschen, die vermeintlich essen können, was sie wollen, verbrennen oft mehr, als sie denken, z. B. im Job, weil sie es hektischer angehen oder zu den Menschen zählen, die immer auf Achse sind.

Wenn ich Sport betreibe, plagt mich danach der Heißhunger, ich muss unbedingt etwas Süßes essen. Was kann ich tun?

Während die einen nach dem Sport keinen Appetit verspüren, könnten die anderen alles aufessen, was ihnen in die Quere kommt. Ein Blick darauf, warum das so ist:

Warum kommt es zu Heißhungerattacken?

Heißhungerattacken sind nichts anderes als die Frühwarnung deines Gehirns, dass sich der Sprit dem Ende zuneigt. So wie dich dein Smartphone informiert, wenn der Akku knapp wird, so verfügen wir auch im Gehirn über einen Warnmechanismus. Würde uns dieser Mechanismus fehlen, wäre das fatal. Unsere „Festplatte" Gehirn würde sich irgendwann mangels Energie abschalten, wir würden sterben. Sport verbrennt naturgemäß Energie. Wenn dich Heißhungerattacken plagen, handelt es sich also um ein Notsignal deines Körpers.

Die Ursache für den Süßhunger steckt meistens in einem Defizit an langsamen Kohlenhydraten (vgl. Carbs, S. 53), sodass deinem Gehirn die Energiereserven ausgehen. Langsame Kohlenhydrate werden wie schnelle ebenfalls zu Zucker abgebaut, aber eben sehr langsam, sodass dein Gehirn lange davon zehren kann. Werden die Energiereserven aus langsamen Quellen knapp, ruft dein Gehirn nach schnellem Zucker.

Fazit: Wird die Energie knapp, so sendet dein Gehirn eine Warnmeldung und du musst Fast Carbs, also rasche Energie, nachtanken. Versorgst du dein Gehirn aber mit langsam anflutenden und lange anhaltenden Slow Carbs, kommst du erst gar nicht in diese Notsituation.

Liefert jedes Lebensmittel optimale Gehirnenergie?

Nein! Das gesunde Gehirn nutzt als Treibstoff nur Kohlenhydrate (vgl. S. 53). Diese findest du in größeren Mengen in Getreideprodukten (Nudeln, Polenta, Müsli, Haferflocken, Reis, Hirse ...), Kartoffeln, Hülsenfrüchten (Erbsen, Bohnen, Linsen) und Trockenfrüchten (Datteln, Feigen ...).

Wie kann man dem Heißhunger vorbeugen?

Tanke bereits **vor dem Sport** ausreichend Energie in Form von Slow Carbs. Fast Carbs sind zwar gut verdaulich, aber aufgrund der guten und schnellen Verdaubarkeit schießen sie ins Blut und werden dort mittels Insulinausschüttung rasch wieder abgebaut. Der Energieschub ist also nur von kurzer Dauer.

Wenn du trotz guter Energiereserven immer noch zu Heißhungerattacken neigst, dann trinke **während des Sports** isotonische Getränke (vgl. Rezepte S. 49). Diese enthalten Energie in Form von Kohlenhydraten. Alternativ dazu kannst du Wasser trinken und zwischendurch eine Sportjause einnehmen (vgl. Sportjause, S. 145).

Sollten beide Tipps nicht helfen, dann schau dir deine Gesamternährung an. Folgende Faktoren führen oft zu Heißhungerattacken:

- **zu wenig Vollkornprodukte**: Vollkornprodukte gleiten in das Blut und versorgen damit dein Gehirn langanhaltend mit Energie. Weißmehlprodukte schießen in das Blut und können dich daher nur kurzfristig mit Energie versorgen.
- **zu wenig Kohlenhydrate**: Wenn du insgesamt sehr wenig Kohlenhydrate isst, fällt es deinem Gehirn schwerer, eine konstante Leistung zu erbringen. Alternativ zu den Kohlenhydraten kann das Gehirn zwar als Notnahrung Ketonkörper nutzen, allerdings ist der Zustand der sogenannten Ketose nicht ungefährlich und wohl auf Dauer auch schwierig, denn in der ketogenen Ernährung, die vorwiegend auf Fett und Eiweiß basiert, fehlen oft wichtige Mikronährstoffe, z. B. B-Vitamine, bzw. kann es bei anderen Stoffen zu viel werden, z. B. Purin, Cholesterin und Arachidonsäure.
- **kein Frühstück**: Wenn du aktiv in den Tag starten möchtest, ist ein Frühstück unumgänglich. D. h. es macht Sinn, dann Kohlenhydrate zu essen, wenn man die Energie benötigt, und dann zu pausieren, wenn man ruhen und regenerieren möchte. D. h., ein kohlenhydrathaltiges Frühstück lässt dich gut versorgt in den Tag starten, z. B. ein Vollkornbrot mit Belag, ein Müsli oder ein Porridge. Wenn du keine Lust auf Frühstück hast, liegt die Schuld oft am Abendessen. Flutet dieses zu spät oder zu üppig in den Körper, so muss sich dieser die ganze Nacht über mit der Verdauung beschäftigen. In der Folge bleibt der Appetit in der Früh aus. Fettreiche Speisen, wie z. B. Wurst, können zudem bis zu 12 Stunden im Magen liegen, d. h., dein Essen steckt in der Früh noch im Verdauungsapparat fest. Klar, dass sich dann kein Appetit auf Frühstück einstellen möchte.
- **lange Pausen zwischen den einzelnen Mahlzeiten** (ab ca. 3 bis 4 h): Wenn du tagsüber mehrere Stunden lang nichts isst, dich aber bewegst, wird die Energie naturgemäß knapp, damit steigt das Risiko für Heißhungerattacken. In der Nacht sind Essenspausen von 12 bis 14 Stunden kein Problem, im Gegenteil, sie fördern die Autophagie, also die Regeneration deines Körpers.
- **Du musst Medikamente einnehmen oder bekommst eine spezielle Therapie?** Manche Medikamente (z. B. Psychopharmaka) und auch

Therapien können Heißhungerattacken fördern. Bitte besprich in diesem Fall das Problem mit deinem Arzt/Therapeuten.

→ **Keiner der genannten Punkte trifft auf dich zu?** Dann macht es Sinn, wenn du deine aktuellen Ernährungs- und Bewegungsgewohnheiten mit einem Diätologen besprichst. So findet ihr bestimmt die Ursache für dein Problem.

Wie viel Energie verbrauche ich im Sport? Meine Sportuhr zeigt mir oft sehr hohe Werte an, könnnen die stimmen?

Die Praxis zeigt, dass viele den Energieverbrauch beim Sport überschätzen und nach dem Sport mehr Kalorien essen oder trinken (Bier & Co), als sie während des Sports verbrannt haben. In der Folge wachsen die Speckröllchen, und das trotz intensiver und häufiger Sporteinheiten.

Wie viel Energie du tatsächlich verbrennst, kann man leider nicht genau berechnen. Selbst Sportuhren folgen einem Algorithmus, der nicht selten viel zu hohe Verbrauchswerte errechnet. Da der Energieverbrauch von sehr vielen Faktoren abhängt, lässt sich nur eine grobe Schätzung anstellen. In der Kälte verbrennt man z. B. mehr Energie, da sich der Körper warm halten muss, Trainierte sind effizienter und damit kaloriensparender unterwegs als Untrainierte etc. In der nachfolgenden Tabelle findest du eine ungefähre Angabe des Kalorienverbrauchs nach Sportart, bezogen auf das Geschlecht und pro kg Körpergewicht und Stunde. Pausen, wie z. B. das Sitzen am Lift beim Skifahren oder das Warten auf den Schlag des Flightpartners beim Golfen müssen natürlich von der Sportzeit abgezogen werden. D. h., selbst wenn man sich z. B. bei einem Golfturnier 5 Stunden am Platz befindet, hat man trotzdem nur eine deutlich geringere aktive Sportzeit.

Aktivität	**Frau kcal pro kg KG/h**	**Mann kcal pro kg KG/h**
Aerobic	5,4	6,0
Aqua-Fitness	3,6	4,0
Badminton	5,4	6,0
Basketball (Breitensport)	5,4	6,0
Beachvolleyball	7,2	8,0
Billard	2,2	2,5

Bodybuilding	7,2	8,0
Bogenschießen	3,2	3,5
Bowling	2,7	3,0
Fußball (Breitensport)	6,3	7,0
Golf	4,0	4,5
Handball (Breitensport)	7,2	8,0
Klettern	7,2	8,0
Laufen (langsam, 5 km/h)	4,6	5,1
Laufen (mittel, 8 km/h)	7,5	8,3
Laufen (schnell, 12 km/h)	11,2	12,4
Nordic Walking (langsam, 4 km/h)	3,7	4,1
Nordic Walking (schnell, 6 km/h)	5,7	6,3
Radfahren (gemütlich, zirka 15 km/h)	5,4	6,0
Radfahren (flott, zirka 25 km/h)	9,0	10,0
Radfahren (Heimtrainer, 150 Watt)	6,3	7,0
Rudern	5,4	6,0
Schneeschuhgehen (mittlere Intensität)	3,6	4,0
Schneeschuhgehen (intensiv)	7,2	8,0
Schwimmen (moderat)	5,4	6,0
Schwimmen (intensiv, Kraul)	7,2	8,0
Skifahren (mittlere Intensität)	5,4	6,0
Skilanglaufen (zirka 8 km/h)	4,5	5,0
Skilanglaufen (zirka 12 km/h)	8,1	9,0
Snowboarden (mittlere Intensität)	5,0	5,5
Tanzen	4,0	4,5
Tennis (Einzel)	7,2	8,0
Tennis (Doppel)	5,4	6,0
Tischtennis	3,6	4,0
Volleyball (ohne Punkte)	2,7	3,0
Wandern (bergauf, mit 0–5-kg-Rucksack)	6,3	7,0
Wandern (bergauf, mit 5–10-kg-Rucksack)	6,8	7,5

Tabelle 6: Energieverbrauch im Sport (in Kilokalorien), modifiziert nach ÖGÖ, 2020
kg = Kilogramm, kcal = Kilokalorien, KG = Körpergewicht, h = Stunde

Intervallfasten in Kombination mit Sport, macht das Sinn?

Ja, aber nur wenn du ab dem frühen Abend bis zum Frühstück fastest, z. B. von 18.00 bis 7.00 Uhr. Ein Fasten untertags ist kontraproduktiv, denn tagsüber benötigst du Energie, um deinen Alltag wunderbar zu meistern. Der Grund für dieses Zeitfenster liegt in unserem Biorhythmus, der erstmals über die Wissenschaft der Chronobiologie näher untersucht wurde. Jeder Mensch folgt einem bestimmten Rhythmus, meist in Abhängigkeit vom Klima. D. h., ein Mensch mitteleuropäischer Herkunft verbrennt die Kalorien am besten von in der Früh bis am frühen Abend. Ein Ägypter hingegen ruht z. B. tagsüber während der größten Hitze und aktiviert seinen Stoffwechsel dann, wenn es kühler wird, d. h. am Abend und bis in die Nacht hinein.

Ich möchte abnehmen, soll ich nach dem Sport fasten oder lieber etwas essen?

Hier beißt sich die Katze in den Schwanz. Eine optimale Sporternährung mit einer kleinen Portion Eiweiß und Kohlenhydraten als Energiequelle verbessert das Muskelwachstum. Andererseits führt jedes Essen zu einer zusätzlichen Kalorienaufnahme. Die Praxis zeigt, dass du am besten abnimmst, wenn du am Abend so lange Sport betreibst, bis du ordentlich schwitzt. Sobald die Schweißbildung eintritt, halte noch mindestens 10 Minuten durch, danach trink Wasser oder ungesüßten Tee und lass das Essen ausfallen. So kannst du pro Woche ca. 1 kg an Fett verlieren.

Wenn du tagsüber trainierst, warte nach dem Training ca. 2 Stunden mit dem Essen, um den Nachbrenneffekt auszunutzen und genieße anschließend ein gesundes, kalorienreduziertes Essen, den Basics entsprechend (vgl. Seite 18).

Was ist der Nachbrenneffekt – Excess-Post-Exercise-Oxygen-Consumption (EPOC)?

Nach einer intensiven Sporteinheit „brennt" der Körper noch bis zu 2 Tage nach und zapft damit die Fettreserven an, vorausgesetzt man füllt den Körper nicht bis oben hin mit Kalorien wieder auf. Es werden zwar nicht Unmengen an Kalorien verbrannt, aber bis zu ca. 200 Kalorien täglich bzw. 5 bis 10 % des Grundumsatzes sind durchaus möglich, eine ordentliche Menge fürs Quasi-Nichtstun.

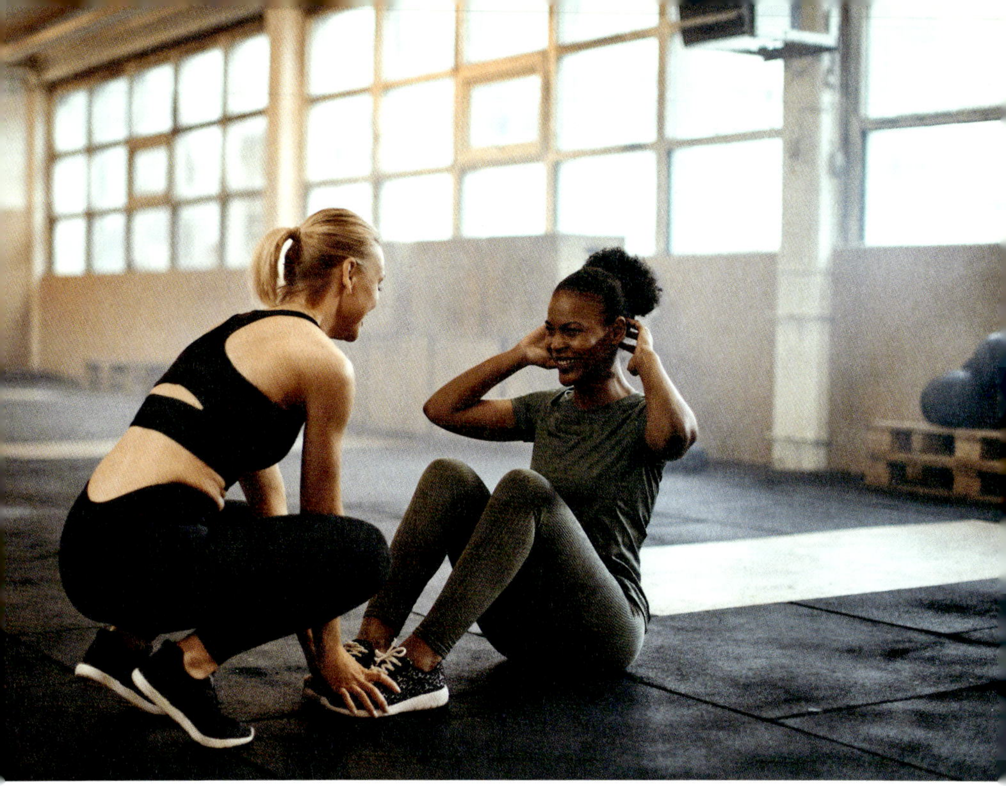

Ich will abnehmen, muss ich in Sachen Regeneration etwas beachten?

Ja, wenn du weniger als 3 Stunden Sport betreibst, macht es Sinn, nach dem Sport zu fasten und nur noch Wasser oder einen ungesüßten Tee zu trinken. So muss dein Körper zwangsläufig auf deine Fettreserven zurückgreifen. Nachteil: Deine sportliche Fitness wird nicht gar so flott voranschreiten, aber dafür fällt dir der Sport mit jedem Kilo Fett, das du abnimmst, leichter.

Dauert deine Sporteinheit länger als 3 Stunden, kannst du danach entweder fasten oder eine fettarme Mahlzeit zu dir nehmen.

Ein Sportmix lässt deine Kilos noch schneller schmelzen

Ein Mix aus täglichen Aktivitäten, wie z. B. Treppensteigen oder zu Fuß zur Arbeit gehen, Ausdauer- und Krafttraining hilft dir, deine Fettdepots schneller loszuwerden, bei gleichzeitiger Straffung deiner Haut.

Wie viel Sport soll es sein?

Min. 2 Stunden Sport mit mittlerer Anstrengung oder min. 1¼ Stunden Sport mit höherer Anstrengung pro Woche und zusätzlich min. 2 x die Woche ein Muskeltraining wäre als Basis optimal. Mehr darf's natürlich immer sein. Für Menschen über 64 Jahren gelten etwas moderatere Empfehlungen. Wer fit genug ist, kann sich natürlich bis ins hohe Alter so oft wie möglich bewegen.

Gelenkschonende Sportarten

Wenn du zu viele Kilos auf die Waage bringst, ist es sinnvoll, sich gelenkschonende Sportarten auszusuchen. Das klassische Laufen belastet die Knie z. B. viel zu sehr, besser wären Sportarten wie Nordic Walking, Tanzen, Schwimmen, Aquagymnastik, Schneeschuhwandern, Langlaufen, Radfahren, Skitourengehen, Wandern, Bergwandern oder für den Anfang auch einfach nur ein flotter Spaziergang. Natürlich alles moderat ausgeführt, Bewegung im steilen Gelände ist z. B. nicht gelenkschonend.

Nordic Walking gegen Chicken Wings – die Stocklänge macht's!

Viele Frauen klagen mit zunehmendem Alter über Chicken Wings, also hängende Oberarme. Es gibt aber einen Trick, um Chicken Wings vorzubeugen oder diese wieder loszuwerden. Nordic Walking! Entscheidend ist dabei die Stocklänge. Während für Männer aufgrund des kräftigeren Schultergürtels eine Stocklänge in etwa der Höhe der angewinkelten Arme perfekt ist, bietet sich für Frauen eine Stocklänge in gut Nabelhöhe an. Du spürst selbst sehr rasch, welche Stocklänge dir guttut. Ist dein Stock zu lang, schmerzt irgendwann die Schulter, ist er gerade richtig, strafft sich deine Oberarmmuskulatur.

Bauchtraining – ohne schmilzt das Bauchfett nicht

Mit zunehmendem Alter zeigt sich oft ein Speckgürtel im Bauchbereich. Der Grund dafür ist einfach. Mit jedem Lebensjahr sinkt der Grundenergiebedarf. Isst man gleich viel wie früher, so lagern wir die überschüssigen Kalorien in Form von Fett ein. Während Männer von Haus aus ihre Fettdepots meist um den Bauchbereich ansiedeln, ähneln Frauen bis zu den Wechseljahren einer Birne, d. h., auch Hüften und Beine legen an Fett zu. Dieser Unterschied liegt in der Funktion des Fettgewebes. Oberschenkel- und Hüftfett dienen als Stillfett. Je länger man also stillt, desto mehr kann man dieses Fett anzapfen. Ab den Wechseljahren gibt es keine Notwendigkeit mehr, das Stillfett weiter zu behalten, daher sammeln sich die überschüssigen Kalorien auch bei Frauen ab diesem Alter im Bauchbereich an.

Will man nun dieses Bauchfett wieder loswerden, heißt es Bauchmuskeln trainieren, denn ohne Trainingsreiz wird es höchst mühsam bis unmöglich, die Speckrollen um den Bauch abzubauen und gleichzeitig die Haut zu straffen. Ungünstigerweise lässt sich der Bauchmuskel sehr betteln. Frühestens nach 3 Monaten kann man erste Effekte erkennen, vom Sixpack ist dabei aber noch lange keine Rede.

Wichtig! Nicht nur die Bauch- sondern auch die Rückenmuskeln müssen trainiert werden, ansonsten spannt dich deine Bauchmuskulatur nach vorne und du überdehnst deine Rückenmuskeln, mit der Folge von Rückenschmerzen. Lass dich am besten von einem Physiotherapeuten beraten, welche Übungen für dich passend sind, damit es keine Komplikationen gibt, wie z. B. einen Bandscheibenvorfall.

Tipp! Mit einem Gymstick® – das ist ein Trainingsstab, den du sehr günstig im Sporthandel bekommst – lassen sich deine Bauch- und Rückenmuskeln effektiv und mit Anleitung trainieren. Achte bei der Auswahl auf die Farbe des Gummis. Ein schwarzer Gummi ist für den Durchschnitt perfekt, silberne oder gar goldene Gummis zu fest und damit für Untrainierte viel zu belastend für die Gelenke. Wenn du für eine Übung mehr Zug haben möchtest, roll einfach den Gummi ein-, zweimal um den Stab. Du kannst den Gummi auch jederzeit austauschen und einen stärkeren oder schwächeren anbringen.

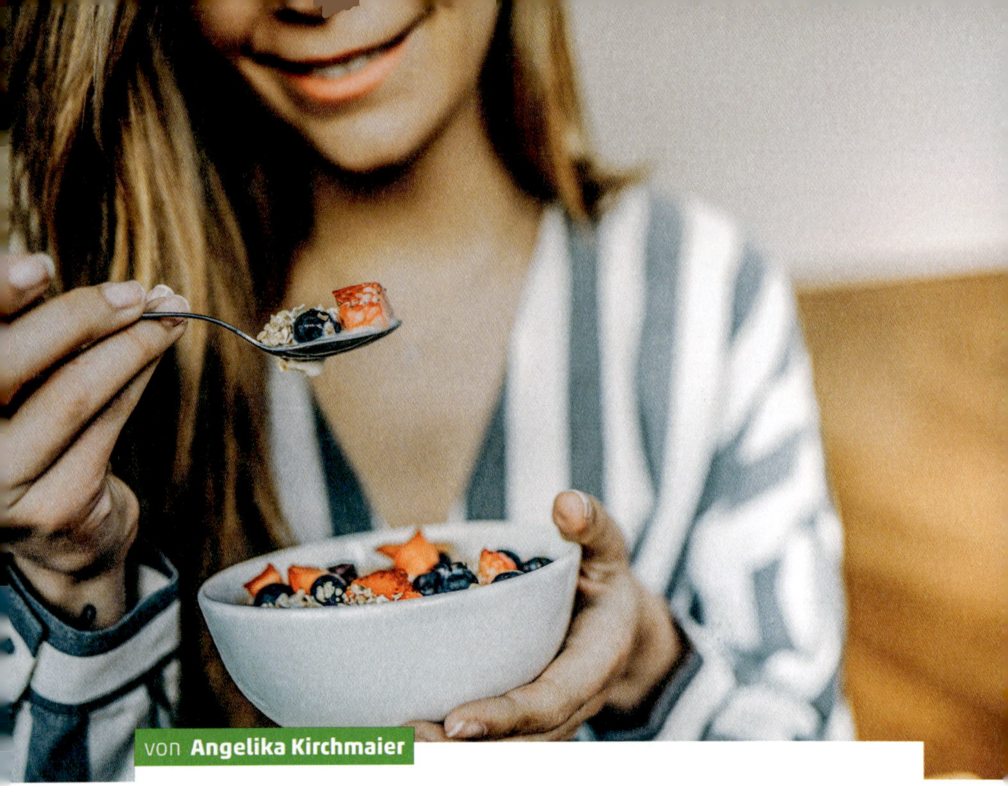

von Angelika Kirchmaier

PRAKTISCHE TIPPS – VOM FRÜHSTÜCK BIS ZUM ABENDESSEN UND DARÜBER HINAUS

Eine sporttaugliche Mahlzeit ist keine Hexerei. Nachfolgend geben wir ein paar Anregungen.

Wie stelle ich mir ein gesundes Sportlerfrühstück zusammen?

Die Theorie

Reichlich Kohlenhydrate in Kombi mit hochwertigem Eiweiß und einer kleinen Menge Fett sind optimal, dazu reichlich Mikronährstoffe.

Die Praxis

- gekochtes, warmes **Porridge** (sehr magenverträglich) mit Obst oder Marmelade, z. B. aus ¼ l Milch, ca. 3 bis 4 Esslöffeln Haferflocken, ca. 1 Esslöffel Hafermark: Milch aufkochen, Haferflocken und Hafermark unterrühren, vom Herd nehmen und zugedeckt ein paar Minuten quellen lassen. Evtl. mit Marmelade, Obst, Nüssen etc. verfeinern).
- **kaltes Mix-Müsli**, z. B. Flocken-Basis-Müsli oder Flockenmischung mit frischen Früchten, Trockenfrüchten oder Marmelade, vermischt mit Milch oder Joghurt
- **kaltes Haferflockenmüsli**: ca. 6 EL Haferflocken mit Milch, ca. 3 EL fein gehackte Nüsse und Obst oder Trockenfrüchte ...
- echtes **Vollkornbrot** (kann fein oder grob sein – je nachdem, wann mit der Leistung begonnen wird) mit wenig Butter und reichlich Marmelade (70 % Fruchtanteil), dazu Milch
- **Käsebrot**: Vollkornbrot (fein vermahlenes Mehl) und 1 Scheibe Käse mit Gemüse, z. B. Tomate
- **Rührei** aus 2 Eiern mit Cottage Cheese, Gemüse, Kräutern (Basilikum etc.) und Vollkornbrot
- **Hirsebrei** mit mitgekochtem Apfel
- **Milchreis** (am besten aus Vollkornreis) mit Beerenragout

Wie sieht eine optimale Sportlerjause aus?

Die Theorie

Eine Sportlerjause ist erst nach frühestens zwei Stunden nötig, mit Ausnahme von sehr anstrengenden Sporteinheiten, hier kann es sinnvoll sein, bereits früher zu essen. Im Wettkampf und im Spitzensport gelten andere Regeln, hier heißt es so rasch wie möglich Energie nachtanken (vgl. Kapitel Getränke, S. 27).

Die Sportlerjause sollte als Unterstützung Energie liefern, fettarm sein, viele Mikronährstoffe enthalten, möglichst frei von Zusatzstoffen sein und kein Natriumnitrit (= Pökelsalz) enthalten, da dieses die Sauerstoffaufnahme im Blut hemmt. Ein Getränk rundet die Sportlerjause ab (vgl. Kapitel Getränke, S. 27).

Die Praxis

- **Vollkornbrot** aus fein vermahlenem Vollkornmehl (Energiequelle) mit Belag, z. B. fettarmem, selbst zubereitetem kaltem Braten (enthält von Natur aus kein Natriumnitrit) statt Wurst (enthält Natriumnitrit), oder Käse. Damit das Verhältnis stimmt, sollte das Brot mindestens doppelt so dick sein wie der Belag.
- **Obst und/oder Gemüse**, z. B. Karotten, Snackgurken, Radieschen ...
- **Trockenfrüchte** oder **Studentenfutter**
- hausgemachter **Müsliriegel** (vgl. Rezept S. 75)
- **Vollkorn-Obst-Kuchen**
- **warme Suppe**, z. B. Gemüse-, Kartoffel- oder Haferflockensuppe
- gekochte **Kartoffeln**
- **Nudel- oder Getreidesalat** mit Joghurt- oder Essig-Öl-Marinade
- hart gekochtes **Ei** mit einer Prise Salz
- **Getränke** (vgl. S. 27)

Was taugt als Snack für zwischendurch? Optimale Snacks z. B. während Fußballturnieren bei Kindern

Ein Snack soll schnelle Energie liefern, dies gelingt etwa mit Bananen, Trockenfrüchten, z. B. Datteln, hausgemachten Müsliriegeln (vgl. Rezept S. 75), Pancakes, Müsli-Bowl (über Nacht eingeweicht), aber auch einem Vollkornbrot aus fein vermahlenem Vollkornmehl mit z. B. Käse und Salat belegt. Dazu natürlich immer ein Getränk (vgl. Flüssigkeit, S. 27).

Was esse ich idealerweise zu Mittag?

Die Theorie

Wie bei Jause beschrieben.

Die Praxis

Variante 1: Hütte

- Frittatensuppe, Nudelsuppe, Gemüsesuppe, Gerstensuppe
- Nudeln mit Tomatensauce und geriebenem Käse
- Tiroler Gröstl (abhängig von der Zubereitung – soll nicht zu fett sein)
- Naturschnitzel mit Kartoffeln und Salat
- Chili con Carne mit Brot

- Kartoffelgulasch
- Ofenkartoffeln
- Knödel in Suppe mit Salat
- saurer Graukäse mit Zwiebeln und Brot
- Salat, Nudelsalat mit Essig-Öl- oder Joghurtmarinade
- Räucherforelle mit Brot
- Kaiserschmarren (abhängig von der Zubereitung – nicht zu fett)
- Buchteln mit Vanillesauce
- Germknödel mit Vanillesauce
- hausgemachter Apfelstrudel mit Vanillesauce

Variante 2: Rucksack
Wie bei Jause beschrieben.

Variante 3: zu Hause
Ein Gericht aus Vollkorngetreide, Kartoffeln oder Hülsenfrüchten, evtl. mit Milch, Fleisch, Fisch oder Ei, dazu Obst oder Gemüse. Entweder wie auf der Hütte oder:

- Pasta-Party mit verschiedenen Saucen, fettarm zubereitet
- Strammer Max: Vollkornbrot mit 1 Scheibe kaltem Braten, Spiegelei und Kräuter, z. B. Rucola
- Rührei aus 2 Eiern mit Cottage Cheese, Gemüse, Kräutern und Kartoffeln
- Vollkornpalatschinken mit Marmelade (70 % Fruchtanteil)
- Käsetoast mit Salat (Vollkornbrot, Käse, Gemüse, z. B. Tomate)
- Spaghetti Bolognese, fettarm zubereitet

Wie sieht das perfekte Abendessen aus?

Die Theorie
So früh wie möglich und leichte Kost essen, dies verleiht dir einen guten Schlaf und damit eine perfekte Regeneration. Ohne Sport liegt die empfohlene Menge bei ca. 1 Handvoll, d. h. nicht mehr satt essen, sondern nur noch den Magen angenehm füllen. Wenn du sehr schlank bist und kein Gewicht verlieren möchtest, kann die Portion auch größer sein. Du wirst selbst merken, ab welcher Menge du schlechter schläfst.

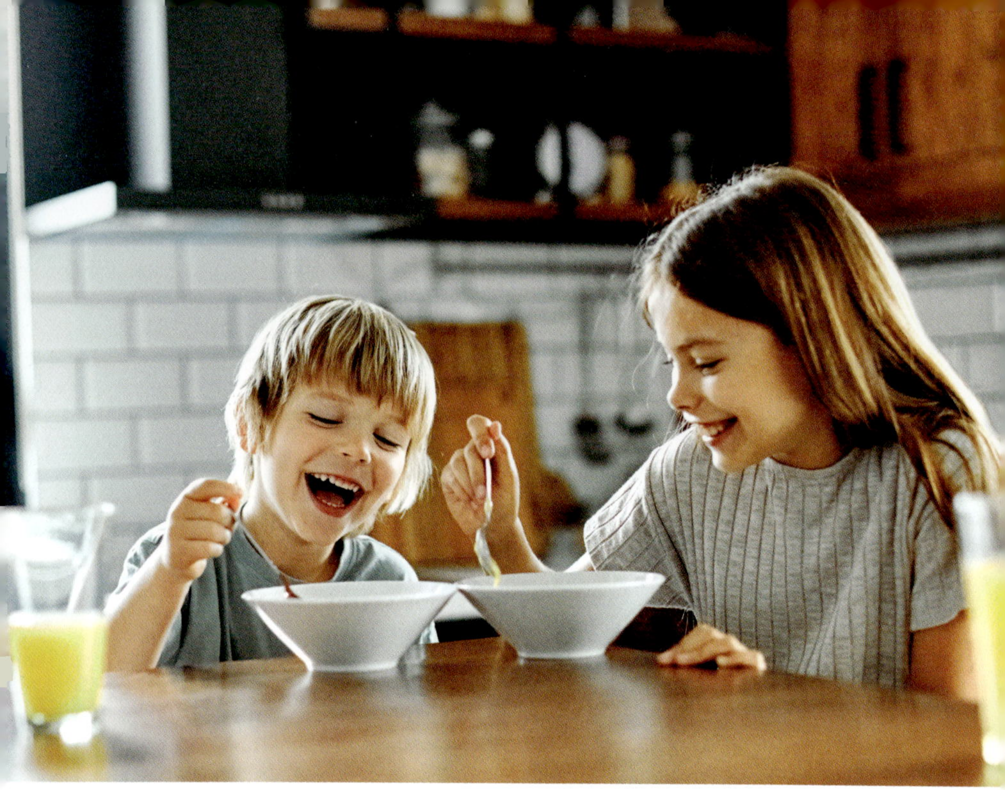

Die Praxis

- Suppe
- Palatschinken
- Joghurt mit Früchten und einem Esslöffel Topfen
- Topfenauflauf
- Grießbrei
- ein bis zwei Scheiben Brot mit Belag

Kunterbunte Tipps aus der Praxis

Welche Ernährung auf Skitour?

Bei klassischen Skitouren bietet sich eine Sportlerjause wie in diesem Kapitel bereits beschrieben an. Allerdings liegt hier der Fokus auf wärmenden Speisen, z. B. Tee oder Suppe in der Thermoskanne. Da es gerade in Gipfelnähe oft eiskalt ist und man vor Kälte kaum den Rucksack öffnen kann oder mag, bietet sich ein Jackentaschen-Snack an. D. h. ein warmes Getränk in einer Mini-Thermoskanne für die Jackentasche oder den seitlichen Rucksackschlitz und als Energiequelle Trockenfrüchte, z. B. Datteln oder Müsliriegel (vgl. Rezept, S. 75). Es macht Sinn, alles, was geschält werden muss, z. B. Orangen oder hart gekochte Eier, vorab zu schälen, denn am Gipfel kann sich das Schälen als mühsames Unterfangen erweisen. Wenn du eine Trinkflasche mit Ansaugschlauch benutzt, frag beim Kauf nach, ob diese auch frosttauglich ist, nicht dass dir deine Flasche zufriert und du ohne Flüssigkeit auskommen musst.

Wie ernähre ich mich bei einem Golfturnier? Mit Einschlagen, Aufwärmen etc. bin ich ca. 5 bis 6 Stunden am Platz. Was und wann soll man da trinken und essen? Dazu ist es im Sommer oft ganz schön heiß.

Das Allerwichtigste ist hier die Flüssigkeit. Im Normalfall reicht Mineralwasser zur Flüssigkeitsversorgung aus. Bei Hitze verliert man im Golfsport enorm viel Wasser, daher benötigst du mindestens 2 bis 3 Liter Flüssigkeit. Bereits nach 15 Minuten kannst du mit dem Trinken starten. Schluckweise alle ca. 15 Minuten, d. h. nicht zu viel auf einmal, sonst musst du aufs WC. Zur schnellen, aber trotzdem länger anhaltenden Energieversorgung können Trockenfrüchte, Studentenfutter mit einem hohen Fruchtanteil oder hausgemachte Müsliriegel (vgl. Rezept Seite 75) dienen. Ein Apfel oder anderes Obst zwischendurch sorgt für einen Mikronährstoffschub, die Banane in der letzten Stunde für Energie. Natürlich kannst du auch ein Vollkornbrot einpacken.

Damit du voller Energie in das Turnier starten kannst, genieße ein Frühstück (vgl. S. 144) und nach dem Sport eine Regenerationsernährung (vgl. S. 122). Willst du Gewicht verlieren, dann findest du die Infos auf S. 130.

Was tun, wenn man tagsüber nicht zum Essen kommt, aber am Abend trotzdem noch Sport betreiben möchte. Vor dem Sport Gegessenes liegt im Magen, nach dem Sport Verspeistes raubt den Schlaf. Aus welchen Zutaten koche ich das ideale Gericht für solche Fälle?

Die eierlegende Wollmilchsau ist etwas schwierig. Tagsüber seine Tanks zu leeren und dann mit leeren Tanks in den Sport zu hechten, gleicht einem Raubbau am Körper. In diesem Fall ist es sinnvoll, sich tagsüber zumindest Obst, Studentenfutter und eine Jause aus z. B. Vollkornbrot mit Belag oder einem Müsli einzupacken.

Wenn du Pech hast, verträgst du unmittelbar vor dem Sport maximal eine kleine Menge von ca. 1 Handvoll, z. B. eine kleine Portion Suppe, Grießbrei oder Nudeln mit Gemüsesauce.

Während des Sports reduziert sich die Magendurchblutung, in der Nacht lässt die Verdauungskapazität nach, d. h. wenn, dann am besten noch am Nachmittag einen kleinen Snack verspeisen, z. B. Studentenfutter, und dafür nach dem Sport nur noch Wasser trinken oder maximal eine Handvoll von einer warmen, gekochten und fettarmen Speise essen.

Muss ich, wenn ich Sport betreibe, immer sofort etwas essen?

Nein, im Gesundheitssport kommt man locker 2 bis 3 Stunden ohne zusätzlichem Essen aus. Ausgenommen du bist untergewichtig oder an der Grenze zum Untergewicht, hast also keine Depots zum Leeren, dann kannst du stündlich eine Jause genießen (vgl. S. 145, Jausenvorschläge).

In den ersten Minuten läuft dein Körper auf Basis deiner Kohlenhydratreserven (Muskelglykogen), danach knabbert er langsam deine Fettzellen an. Da in einem Gramm Körperfett 7 kcal stecken, kannst du sehr lange von deiner Fettenergie zehren, vorausgesetzt deine Fettreserven liegen im Normbereich.

Rezepte und Literaturempfehlungen für die praktische Umsetzung

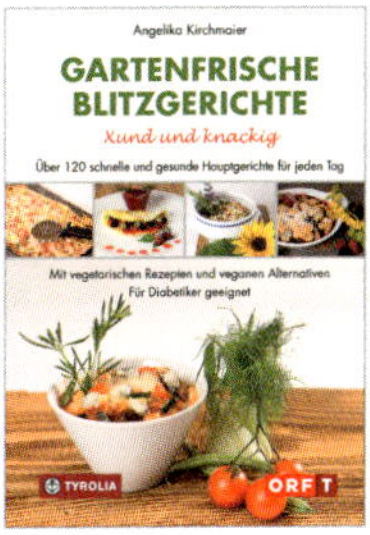

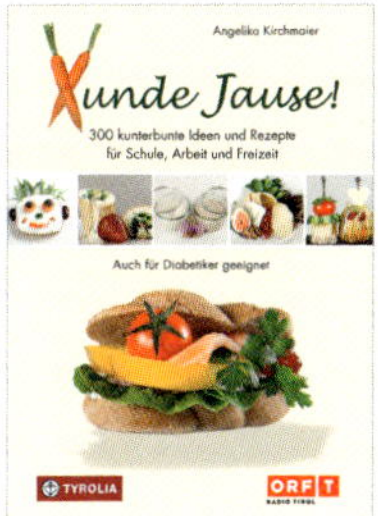

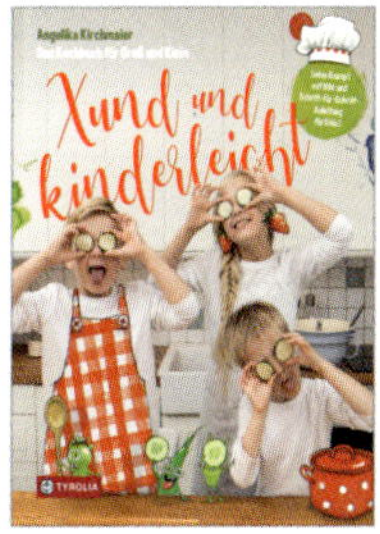

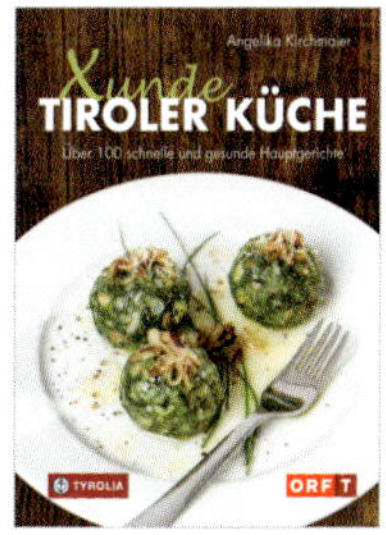

Sporttaugliche Rezepte

Sporttaugliche Rezepte findest du in unseren im Tyrolia-Verlag erschienenen Büchern „Gartenfrische Blitzgerichte" (Suppen und Hauptgerichte), „Xunde Jause" (Jause), „Xund und kinderleicht" (Frühstück, Brot backen, Hauptgerichte, Kuchen, Desserts) und „Xunde Tiroler Küche" (Hauptgerichte).

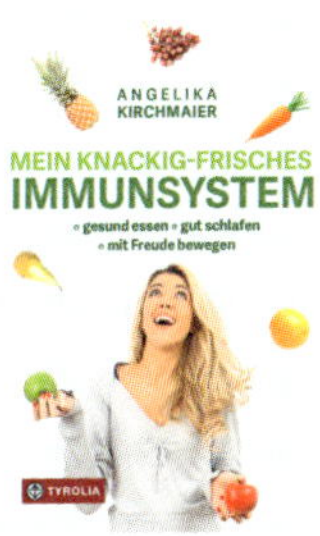

Immunsystem und Sport

Das Thema Immunsystem stärken, besonders im Sport, wird in unserem Buch „Mein knackig frisches Immunsystem" vorgestellt. Hier erfährst du zum Beispiel, warum manche sportlich aktive Menschen immer wieder kränkeln oder ob Sex auch zum Sport zählt.

Bücher erhältlich unter www.tyrolia-verlag.at

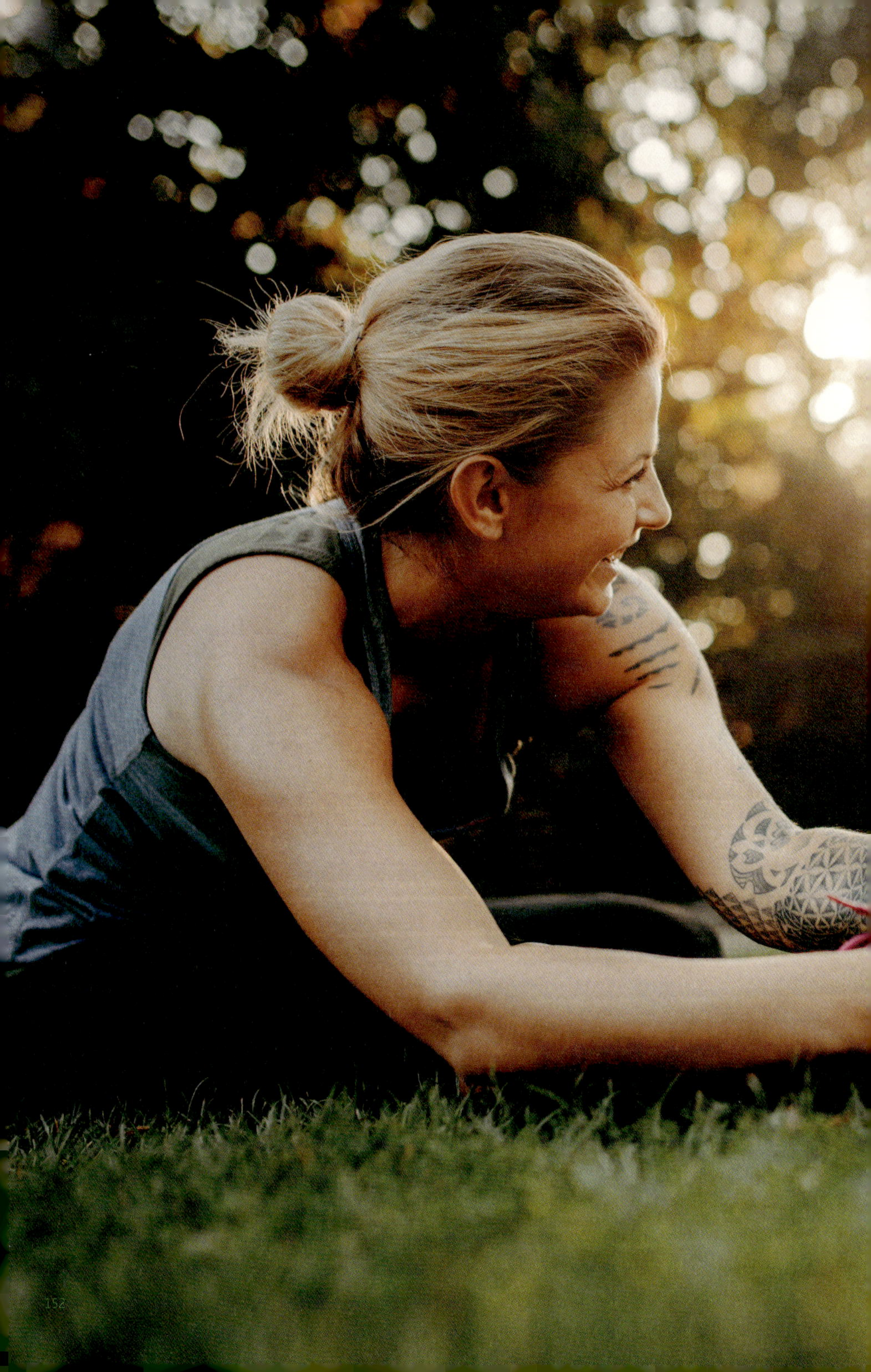

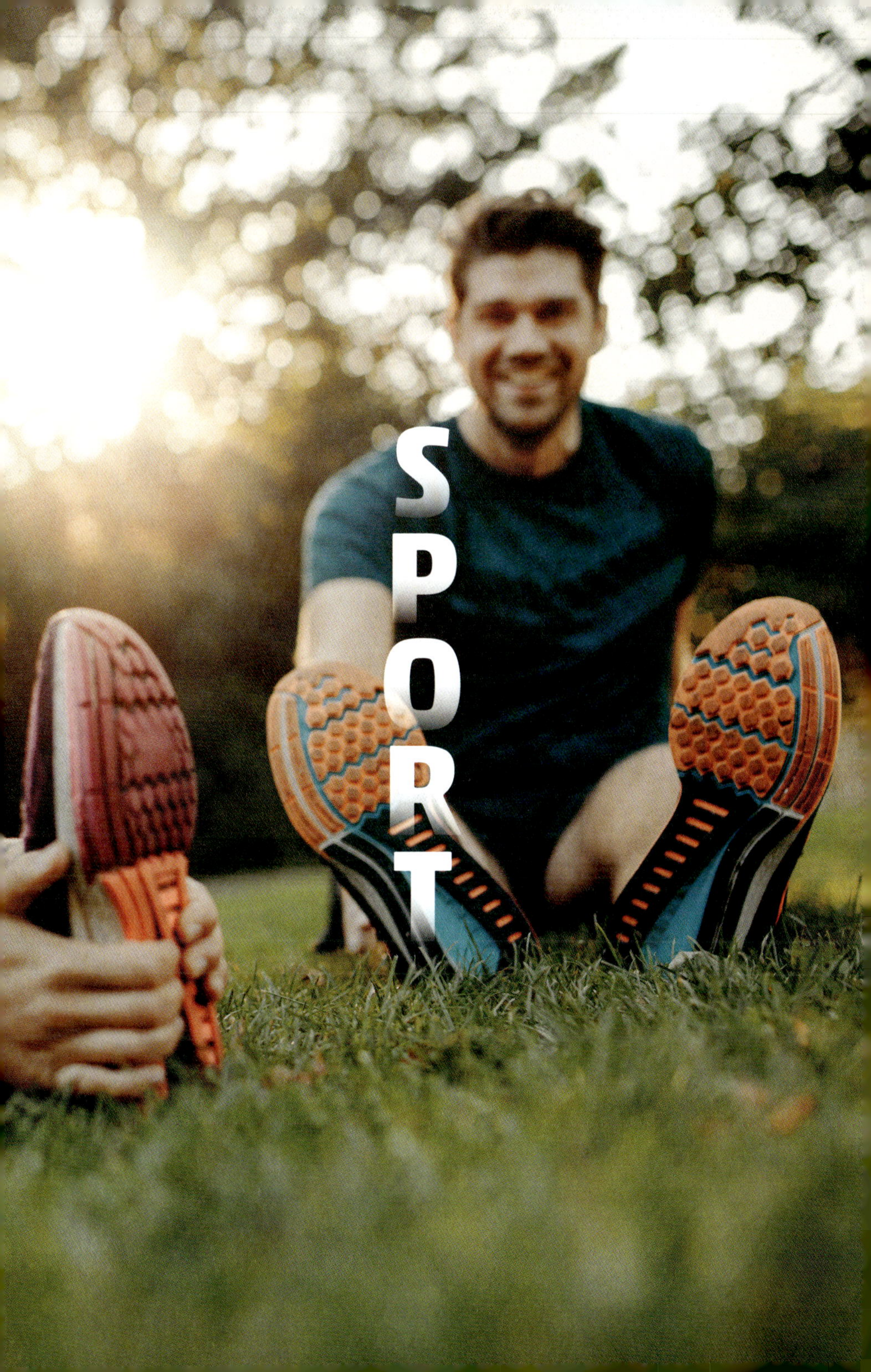
SPORT

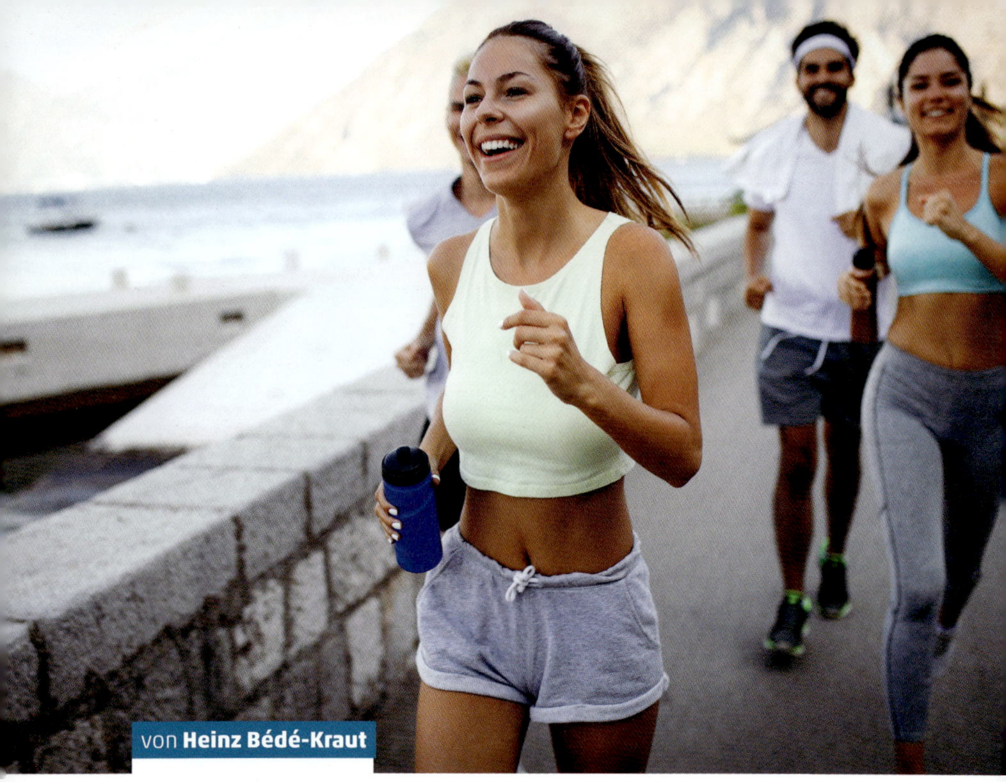

von **Heinz Bédé-Kraut**

LAUFEN

Laufsport ist überall möglich und zählt zu jenen Sportarten, die am wenigsten Ausrüstung erfordern. Gute Laufschuhe und eine angenehme Sportbekleidung und schon kann es losgehen.

Wie steige ich als Anfänger in den Laufsport ein?

Anfänger nennen es Joggen, Fortgeschrittene sagen Laufen. Hier einige wertvolle Tipps zum Start, speziell für Einsteiger.

- → Beginne nicht zu intensiv. Starte im ersten Gang. Laufe nur so schnell, dass du noch in der Lage bist, ruhig und gleichmäßig zu atmen. Eine Unterhaltung sollte immer möglich sein. Du könntest längere Sätze sprechen. Du könntest locker durch die Nase atmen. Wenn du jederzeit das Gefühl hast, dass du schneller laufen könntest, ohne dass du es tust – dann ist es genau richtig.

- Mache beim Laufen kleine Schritte, versuche mit dem Fuß unter dem Knie, unter dem Becken zu landen.
- Lege anfangs auch Gehpausen ein, z. B. 3 Minuten laufen und 1 Minute gehen.
- Wähle eine leichte, flache Strecke, idealerweise mit Schotter- oder Waldboden.
- Laufe nicht so weit, wie deine Füße dich tragen, sondern lass noch etwas Steigerungspotenzial für die nächsten Wochen.
- Verschaffe dir selbst Erfolgserlebnisse, indem du Woche für Woche oder Monat für Monat etwas mehr Distanz bewältigst.
- Setze dir Ziele. Sie sind unsere Triebfeder und Motivation. Definiere dein ganz eigenes Ziel, das zu dir passt und realistisch ist. Für jemanden, der noch nie gelaufen ist, kann es schon genügen, sich vorzunehmen, nach einem Monat, in dem man ein- bis zweimal wöchentlich gelaufen ist, nun 30, 45 oder 60 Minuten ohne Probleme durchlaufen zu können.
- Such dir einen Laufpartner. Gemeinsam macht es mehr Spaß. Sich zum Sport verabreden, sich gegenseitig zu motivieren, ist gerade bei einem Neustart oder Wiedereinstieg eine große Hilfe. So ein kleiner Zwangspunkt, die Verabredung zu einer gemeinsamen Laufrunde einzuhalten, hilft schon mal, den inneren Schweinehund zu überwinden. Das gemeinsame Erlebnis des Fortschritts und des Erfolges verbindet einen auf lange Zeit.

Wie lange sollten Laufanfänger am Stück laufen?

Das ist abhängig von der Grundfitness, vom Trainingsalter und vom sportlichen Background. Komplette Laufanfänger, die lange keinen Sport ausgeübt haben, sollten sich anfangs 20 Minuten vornehmen und sich dann langsam auf 45 Minuten Trainingsdauer steigern. Vor allem der passive Stützapparat (Gelenke, Bänder, Sehnen, Muskelansätze) braucht Zeit, um sich an die neue, ungewohnte Stoßbelastung zu gewöhnen. Gehpausen sind zu Beginn keine Schande, sondern die perfekte Strategie.

Viel länger als 3 x 45 Minuten pro Woche sollte man in den ersten 1,5 Monaten nicht trainieren, weil das dann pro Woche vor allem für Anfänger, die gerade erst mit dem Training beginnen, zu viel sein kann.

Wenn sich der Organismus nach ca. 15 bis 20 Laufeinheiten an die neue Belastung gewöhnt hat, dann ist eine Trainingsdauer von 40 bis 60 Minuten ideal. Wichtig ist der Grundsatz: je länger die Strecke, desto langsamer das Tempo.

Beispiel : Woche 1 **Trainingsplan für Neu-Einsteiger:**	
leichte, flache Strecke, *Schotter- oder Waldboden*	
Mo	Ruhetag
Di	Laufen: 5 x (3 min. laufen – 2 min. gehen) = 25 min.
Mi	Kräftigung: 20 min. Rumpf-, Arm- und Rückentraining
Do	Ruhetag
Fr	Laufen: 6 x (3 min. laufen – 2 min. gehen) = 30 min.
Sa	Kräftigung/Körperstabilität: 20 min. Rumpf-, Arm- und Rückentraining, Gleichgewichtsübungen
So	Laufen: 5 x (5 min. laufen – 2 min. gehen) = 35 min.

Tipp: Mach anfangs kleine Schritte, bleibe im Sprechtempo, atme durch die Nase. 5 min. Stretching nach dem Laufen.

Welche Übungen kann ich vor dem Lauftraining zum Aufwärmen machen, soll ich überhaupt aufwärmen?

Vielen Sportlern passiert es, dass sie zu schnell loslaufen. Das ist ungünstig für die Gelenke und die Muskulatur. Vor allem mit zunehmendem Alter.

Ein effektives Warm-up steigert die Herz- und Atemfrequenz und den Blutfluss zu den Muskeln, die sich dann durch die verbesserte nervale Ansteuerung geschmeidiger anfühlen. Aufwärmen bereitet den Körper auf eine bevorstehende Belastung vor, ermöglicht es also allen beteiligten Körpersystemen, sich auf einen entsprechenden Energieumsatz einzustellen. Die Gelenkflüssigkeit verliert durch entsprechende vorbereitende Mobilisationsübungen an Zähigkeit und kann so die volle Viskosität entfalten. Ein gut geschmiertes Gelenk wird sich weniger abnützen.

Die optimale Art des Aufwärmens ergibt sich aus dem Grad der Belastung, den die geplante Laufeinheit abverlangt. Das bedeutet: Je intensiver der geplante Lauf, desto länger und gewissenhafter sollte das Aufwärmen sein. Andererseits darf ein Warm-up nicht überbetont werden und ermüdend wirken.

Hier einige interessante Übungen: am besten in der Praxis ausprobieren. Wie fühlt sich ein Lauftraining an, mit oder ohne Warm-up?

Beinschwingen vorwärts, rückwärts: Stehe stabil am rechten Bein und schwinge dein linkes Bein 10 x vor und zurück, als ob du einen Fußball schießen möchtest. Du kannst dich seitlich an einem Baum abstützen, anspruchsvoller ist die Übung im freien Stand. Dann 10 Wiederholungen mit dem rechten Bein.

Beinschwingen seitwärts: Stehe stabil am rechten Bein und schwinge dein linkes Bein 10 x vor dem Körper hin und her, wechsle das Bein, dann nochmals 10 Wiederholungen.

Wippe: 10 x vom Fersenstand in den Zehenspitzenstand wechseln.

Am Platz laufen: Laufe locker ohne Vorwärtsbewegung mit leichtem Kniehub, schwinge die Arme locker und gegengleich mit.

Parallele, federnde Sprünge am Platz: Für einen ganz kurzen Moment sind beide Füße in der Luft bzw. vom Boden abgehoben.
Dauer: 3 x 10 sek., dazwischen 10 sek. Pause.

Armkreisen vorwärts: nur rechts, nur links, beide im Wechsel oder beide zugleich

Armkreisen rückwärts: nur rechts, nur links, beide im Wechsel oder beide zugleich

Folgende Art des Warm-ups ist in der Trainingspraxis natürlich auch sehr sinnvoll: Starte jedes Lauftraining mit normalem Gehen – zuerst 1 bis 2 Minuten im normalen Grundtempo, dann zügiger werdend. 3 bis 4 Minuten gehen genügt. Das Gehen am Beginn lockert die Muskulatur und gewöhnt die Gelenke an die Stützbelastung.

Tipp! Wenn du in schnellem Schritt nahezu das Tempo deines langsamsten Laufschritts erreicht hast, dann ist der Zeitpunkt gekommen, um in leichtes, lockeres Traben zu verfallen.

Atemrhythmus und Atemtechnik beim Laufen

Den richtigen Atemrhythmus finden manche Läufer ganz von selbst. Die Lunge holt sich die Luft, die sie benötigt, automatisch. Es ist sehr ratsam, sich beim Laufen mehr auf das vollständige Ausatmen (= Aktion) zu konzentrieren, die Lunge also bestmöglich zu entleeren, damit sie beim Einatmen (= Reaktion) vollständig mit neuem, frischem Sauerstoff angefüllt werden kann.

Als Grundregel gilt, dass man gleich viele Schritte zum Einatmen wie zum Ausatmen brauchen sollte. Bei niedrigen Laufgeschwindigkeiten ist die Nasenatmung zu bevorzugen (ein- und ausatmen über die Nase oder einatmen über die Nase, ausatmen über den Mund). Bei höheren Intensitäten muss über den Mund geatmet werden (mehr Sauerstoff).

Da in der Nase die Einatmungsluft erwärmt (vor allem in der kalten Jahreszeit wichtig!), gereinigt, gefiltert (Pollen) und befeuchtet wird, solltest du dir angewöhnen, beim langsamen Laufen nur durch die Nase zu atmen. Zusätzlich kommt die eingeatmete Luft im optimalen Druckverhältnis in die Lunge.

Warum Seitenstechen beim Laufen? Woher kommt es – wie kann ich es verhindern?

Fast jede Läuferin, jeder Läufer kennt es und hat es schon gespürt, das unangenehme Seitenstechen; es sitzt direkt unterhalb der Rippen und erschwert das Atmen, das Weiterlaufen wird zur Qual! Bis heute weiß die Wissenschaft nicht hundertprozentig, wie Seitenstechen entsteht.

Seitenstechen wird vermutlich vom Zwerchfell, dem größten Atemhilfsmuskel, ausgelöst. Offenbar wird das Zwerchfell in Mitleidenschaft gezogen, wenn man unruhig atmet, gestresst oder einer plötzlichen, ungewohnten Belastung ausgesetzt ist. Die das Zwerchfell fixierenden Bänder verkrampfen sich, und das ist dann, so die Theorie, das Seitenstechen.

Ein anderer Erklärungsversuch ist der, dass der Körper beim Laufen möglichst viel vom benötigten Sauerstoff zur optimalen Versorgung der

Muskeln in die Beine leitet. Die Folge ist, dass bei zu großer Belastung andere Körperbereiche – und eben auch das Zwerchfell – nicht mehr ausreichend versorgt werden. Das Zwerchfell reagiert auf diesen kurzfristigen Engpass mit dem stechenden Schmerz. Trainierte Läufer leiden seltener an Seitenstechen, da der Sauerstoff im Körper besser verteilt wird.

Wie verhindere ich Seitenstechen?

Beim Essen aufpassen

Ein voller Magen ist dazu prädestiniert, Seitenstechen hervorzurufen. Wenn in zu kurzem zeitlichem Abstand zu einer umfangreichen Mahlzeit ein Lauf mit flacher Atmung begonnen wird, dann zerren die gefüllten Strukturen des Verdauungstraktes (Magen, Dünndarm) durch die Erschütterungen an ihren Aufhängungen, was Schmerzen im Bauchraum auslösen kann.

Warm-up

Kaltstarts im Training sind nie gut, Seitenstechen ist oft eine Folge davon. Wer sich vor dem Laufen etwas Zeit nimmt für ein Warm-up, wird danach viel seltener Probleme verspüren. Einfache Übungen sind zum Beispiel:

Lockeres Laufen am Platz: Laufe 1 Minute locker mit geringem Kniehub und schwinge die Arme gegengleich mit.

Federn aus beiden Sprunggelenken: Stell dich mit beiden Beinen parallel hüftbreit auf den Boden, die Fußspitzen zeigen nach vorne. Strecke aktiv deine Sprunggelenke, springe 20-mal hintereinander, sodass du ganz leicht vom Boden abhebst.

Armkreisen: Aktivierung der Muskulatur rund um den Brustkorb. Einfach mit gestreckten Armen gleichzeitig nach vorne oder hinten kreisen (oder abwechselnd wie beim Kraul- oder Rückenschwimmen), auch gegenläufiges Kreisen ist gut, also einen Arm nach vorne und einen nach hinten.

Zwerchfell vorbereiten: über 4 Sekunden tief durch die Nase einatmen, 2 Sekunden die Luft anhalten, dann für 10 bis 15 Sekunden durch den Mund langsam und vollständig ausatmen. Die Luft dabei durch die Lippen oder die Zähne bremsen, gesamt 10 Atemzüge.

Weitere Tipps

Beim Training langsam beginnen, regelmäßig gut in den Bauch ein- und bewusst auch wieder ausatmen. Groß machen und gut aufrichten. Flaches und unrhythmisches Atmen bringt nicht genug Sauerstoff in die Muskulatur. Flaches Ausatmen kann zu einem Luftstau in der Lunge führen, Verspannungen sind oft die Folge.

Tritt dennoch Seitenstechen auf, sollten Sportler weiter tief und bewusst atmen sowie die Körperseiten dehnen. Dabei hilft die sogenannte Flankendehnung: stehen bleiben, den Körper leicht nach rechts lehnen, dabei den linken Arm gestreckt über den Kopf halten, vier- bis fünfmal tief in die linke Flanke atmen. Diese Stellung kurz halten, danach die Seite wechseln. Wenn anschließend trotzdem immer wieder Seitenstechen auftritt bzw. weiter anhält, sollten Sportler die Belastung reduzieren und ein Stück gehen, statt zu laufen.

Was sind Lauftechnikübungen und wie sinnvoll sind sie?

Übungen zur Verbesserung der Lauftechnik helfen dir, Verletzungen vorzubeugen. Dein Laufstil wird effizienter und das Training führt bei gleichem Zeiteinsatz zu mehr Erfolg. In der Praxis zeigt sich leider, dass ein großer Teil der Sportler gar nicht weiß, welche Übungen es gibt.

Hier drei Übungen aus dem sogenanntem Lauf-ABC zum Ausprobieren

Kniehebelauf/Skipping

Stehe mit beiden Beinen auf dem Boden. Beginne zuerst am Platz und dann leicht vorwärts zu laufen und ziehe nun abwechselnd das linke und das rechte Knie nach oben. Der gegengleiche Armschwung unterstützt den Kniehub. Anfänger bringen das Knie ungefähr bis in die Horizontale, Fortgeschrittene ziehen das Knie so weit wie möglich hinauf. Um die Übung zu intensivieren, absolviere das Skipping an einer leichten Steigung. Anzahl der Ausführungen: 3- bis 6-mal, ca. 10 bis 30 Meter. Beginne mit wenigen Wiederholungen und steigere dich langsam. Bei der Übung ist wichtig, dass du den gesamten Körper anspannst und auf eine gute Stabilität achtest. Der Körper ist leicht nach vorne geneigt. Kniehebeläufe verbessern die Hüftbeugung, die Armarbeit und das bewusste Abstoßen aus den Fußgelenken.

Steigerungslauf
Beim Steigerungslauf eignest du dir eine höhere Schrittfrequenz an und trainierst, gut koordiniert und schnell zu laufen. Du solltest dafür eine Strecke von 60 bis 90 Metern wählen. Starte aus dem Stand, beschleunige über 20 bis 30 m, steigere über die nächsten 20 bis 30 Meter deine Geschwindigkeit so weit, dass du mit etwa 90 % deiner Höchstgeschwindigkeit läufst. Die letzten 20 bis 30 Meter nimmst du das Tempo (Schrittfrequenz und Schrittlänge) locker wieder raus. Wichtig ist, nicht abrupt abzubremsen.

Rückwärts laufen
Laufe einige Meter rückwärts. Tritt dabei mit dem Vorfuß auf und rolle über die Ferse ab. Rückwärts laufen schult den Gleichgewichtssinn und die Lauftechnik. Es trainiert insbesondere die hintere Muskulatur, die beim normalen Laufen und im Alltag vernachlässigt wird. Anzahl der Ausführungen: 3- bis 6-mal, ca. 10 bis 30 Meter. Beginne mit ca. 20 Metern, und steigere langsam auf 40 Meter. Achtung vor Hindernissen!

Laufen bei Hitze

Manche kommen ganz gut mit ihr zurecht, für viele ist aber ein Training bei hohen Außentemperaturen ein großer Stress beziehungsweise eine Zusatzbelastung. Gerade in Zeiten der globalen Erderwärmung kommt dem richtigen Verhalten eine entscheidende Bedeutung zu.

Volltanken

Ausreichend trinken ist das A und O für Sport in den Sommermonaten. Der Flüssigkeitsspeicher muss vor der körperlichen Betätigung vollgetankt werden. Außerdem gilt: Nach dem Laufen ist vor dem Laufen – das heißt: Flüssigkeitsreserven rasch wieder auffüllen, vgl. Kapitel Flüssigkeit von S. 27.

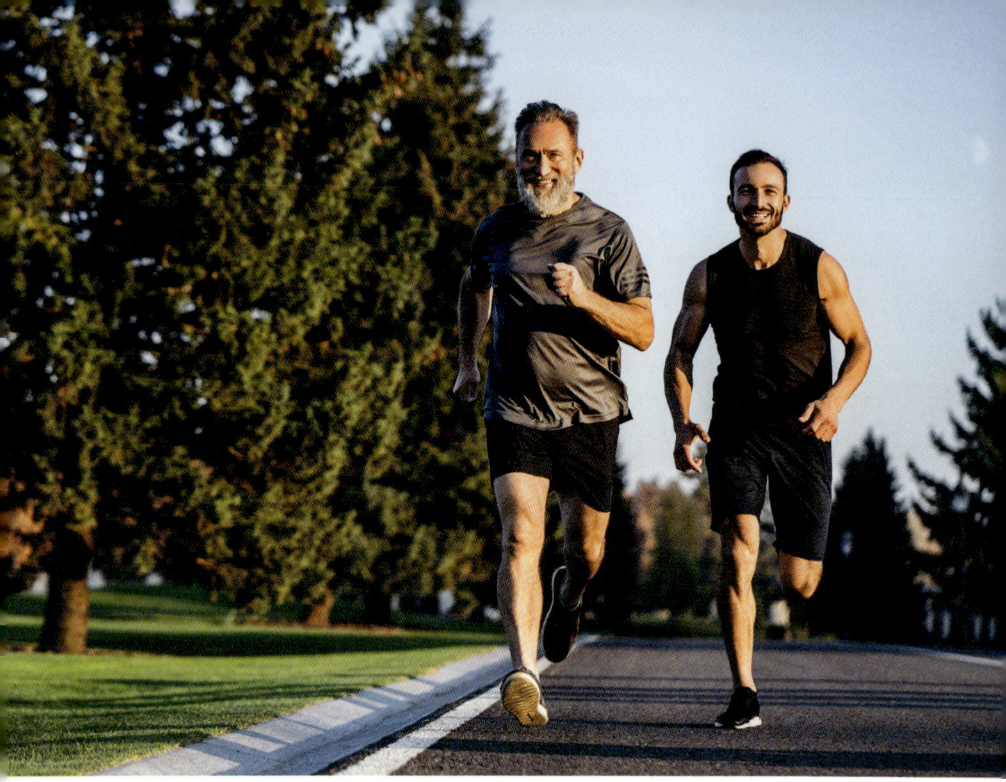

Runter vom Gas, kürzere Dauer

Die meisten tragen heute beim Laufen eine moderne Sportuhr mit einer exakten Pulsmess-Funktion. Bei hohen Außentemperaturen werden viele rasch feststellen, dass die Herzfrequenz erhöht ist. Dieses wichtige Feedback vom Herz-Kreislauf-System sollte man nutzen, um die Intensität zu kontrollieren und sich vor frühzeitiger Überlastung oder Dehydrierung zu schützen. Auch eine Reduktion der gewohnten Trainingsdauer um ca. 20 % ist empfehlenswert.

Tageszeit, Streckenwahl und Untergrund

Ein Morgenlauf ist im Sommer sicher die beste Entscheidung, es ist noch kühler und die direkte Sonneneinstrahlung ist geringer als später am Tag. Wer morgens keine Zeit hat, sollte sein Training, wenn möglich, in einem schattenspendenden Wald absolvieren. Noch ein Hinweis zum Untergrund: Meide bei Hitze ein Training auf Asphalt, so gut es geht, der heizt sich auf und reflektiert die Sonnenstrahlung. Schotter-, Wald- und Wiesenböden sind ideale Untergründe für das sommerliche Lauftraining.

Laufen bei Kälte und Minustemperaturen

Bis zu einer Temperatur von ca. minus 5 Grad Celsius kann jemand, der in unseren Breitengraden lebt, problemlos trainieren. Wichtig ist jedoch die Laufintensität zu reduzieren, je kälter es ist, und mehr Wert auf das Aufwärmen zu legen. Bis zu minus 10 Grad Celsius ist ein lockeres Lauftraining bei optimaler Bekleidung noch möglich, bei kälteren Temperaturen sollte das Lauftraining nach drinnen auf das Laufband verlegt werden. Bei großer Kälte und vor allem bei eiskaltem Wind schafft es der Körper nicht mehr, die Körperspitzen mit der nötigen Wärme zu versorgen. Die ersten Minuten sind bei jedem Kälte-Training das Unangenehmste.

Tipp: Wärme dich schon zu Hause für ca. 5 bis 10 Minuten gut auf, dann Haube, Funktionsjacke, Halswärmer (Laufschal) und Handschuhe anziehen und los geht's.

Bei Temperaturen, die deutlich unter dem Gefrierpunkt liegen, kann die Atmung beeinträchtigt werden. Unsere Nase reinigt die Einatmungsluft, befeuchtet sie und wärmt sie vor. Bei eiskalter Luft und körperlicher Betätigung kann sie diese Funktion nicht mehr zufriedenstellend erfüllen. Die Atmung durch Mund und Nase funktioniert bis zu einer Temperatur von ca. minus 12 Grad bei lockerem Laufen noch gut. Es ist sicher vernünftig, auf intensive Einheiten zu verzichten.

Rund ein Viertel der Sportler:innen bekommen bei intensiven körperlichen Anstrengungen in der kalten Luft Probleme mit ihrer Atmung: Die kalte, trockene Luft reizt ihre Bronchien. Alternative: Training indoor am Laufband, Crosstrainer, Indoor-Rad, Ruder- oder Skiergometer.

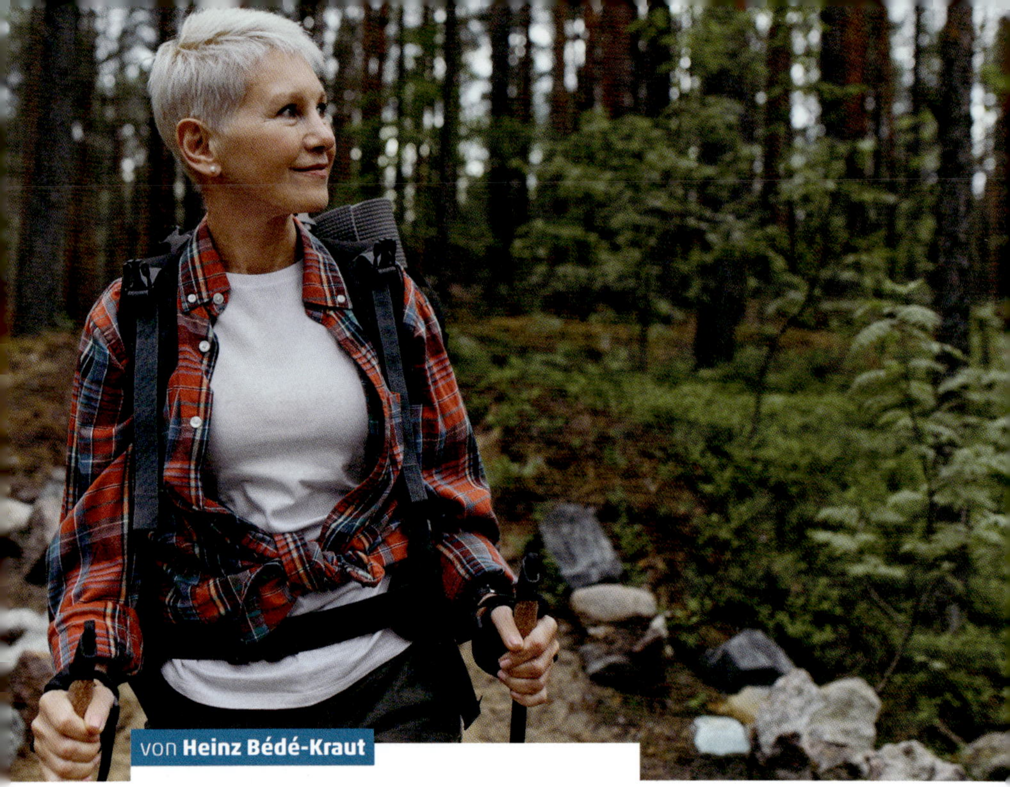

von **Heinz Bédé-Kraut**

NORDIC WALKING – DIE WUNDERPILLE?

Nordic Walking ist fast doppelt so effektiv wie normales Walking ohne Stöcke. Bei optimaler Technik wird durch die zusätzliche Arm-Stock-Arbeit der gesamte Muskelapparat beansprucht. Schulter- und Brustmuskulatur werden gestrafft, die Arme gestärkt und gleichzeitig lösen sich Muskelverspannungen im Nacken und in der Schulterregion. Selbst bei niedrigem Tempo wird die aerobe Fitness verbessert.

Nordic Walking ist keine hochkomplexe Bewegungsform, es steckt jedoch mehr dahinter, als es auf den ersten Blick scheint. Zwischen dem Spazieren mit Stöcken und einer richtigen, dynamischen Nordic-Walking-Technik besteht ein gewaltiger Unterschied!

Die meisten Nordic-Walker:innen tragen ihre Stöcke durch die Gegend und benutzen sie nur zum Stabilisieren des Körpers. Ein kraftvoller Beinabstoß sowie eine rhythmische und dynamische Zug-, Druck- und Schubphase der Arme sind nur selten zu beobachten. Ganz klar, dass dann die hochgepriesenen Effekte wie erhöhter Energieumsatz und Kräftigung der Muskulatur ausbleiben beziehungsweise nur geringfügig eintreten.

Nordic Walking unterscheidet sich zum Wandern durch folgende Merkmale:

- schnelleres Gehtempo, etwas mehr Vorlage beim Gehen
- leichtere Schuhe, kein Rucksack
- aktiver Einsatz der Stöcke zur Aktivierung des ganzen Körpers
- Nordic Walking Wege sind gut begehbar, sicher, breit genug mit keinen extremen Steigungen und Gefällen, dadurch kann die Technik kontinuierlich angewandt werden.
- guter Untergrund bzw. Bodenbeschaffenheit
- Dauer einer typischen Nordic Walking Einheit: von 0:45 bis 2:00 h

Nordic Walking unterscheidet sich vom Walking ohne Stöcke durch folgende Merkmale:

- durch den gezielten Einsatz der Stöcke vermehrte Beanspruchung des Rückens, des Rumpfes und der Arme, dadurch positiver Einfluss auf die koordinativen Fähigkeiten
- Gelenksentlastung beim Bergabgehen

Nordic Walking unterscheidet sich zum Laufen durch folgende Merkmale:

- geringere Herz-Kreislauf-Beanspruchung
- speziell bergauf besser dosierbar
- schonender für den passiven Bewegungsapparat
- zusätzliches Training der Rücken-, Schulter- und Armmuskulatur
- speziell für Anfänger: längere Trainingsdauer realisierbar
- raschere Wiederherstellung nach dem Training

Praxistipp: Gehe 20 Meter ohne Stockeinsatz und schwinge die Stöcke seitlich am Körper in der Luft, rhythmisch und gegengleich zur Beinarbeit, wie beim normalen Gehen. Gehe danach 20 Meter mit aktivem Stockeinsatz. Wiederhole das dreimal. Mit dieser Kontrastübung spürst du am besten die Wirkung der Armarbeit.

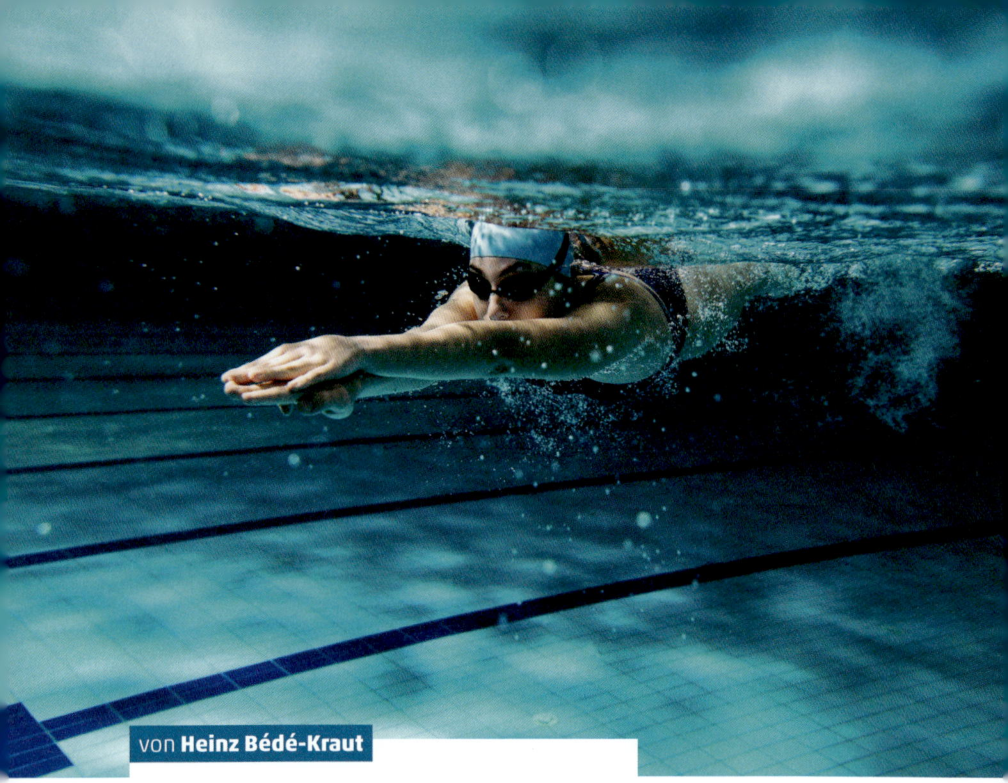

von **Heinz Bédé-Kraut**

SCHWIMMEN

Schwimmen gehört ganz sicher zu den gesündesten Lifetime-Sportarten. Ist man in einem Schwimmbad oder im Sommer an einem See, dann beobachtet man sicher Folgendes: Die meisten (ca. ¾) entscheiden sich für das Brustschwimmen beziehungsweise beherrschen nur diese Schwimmlage. Was aber kaum jemand weiß: Diese Technik gehört zu den schwierigsten – und birgt Risiken für Nacken und Rücken, wenn man sie nicht beherrscht.

Der Nacken und auch die Knie werden unnatürlich belastet; muskuläre Dysbalancen sind vorprogrammiert. Beim richtigen Bewegungsablauf des Brustschwimmens sollte das Gesicht ins Wasser getaucht werden, dann entsteht eine Gleitlage, in der sich die Halswirbelsäule strecken kann.

Wer die gesündere (Brust-)Kraultechnik erlernen möchte, besucht am besten einen Kurs oder nimmt sich Einheiten bei einer/em erfahrenen Schwimmtrainer:in. Abstoßen, Gesicht ins Wasser, strecken, gleiten, Beinschlag üben, anfangs muss man sich an das Element gewöhnen und die Atemtechnik erlernen. Das ist sicher das Hauptthema.

Dazu eine Übung aus der Praxis

Setz dir eine Schwimmbrille und eine Badekappe auf. Beuge dich aus dem Stand im hüfttiefen Wasser nach vorne, bis dein Gesicht untergetaucht ist. Strecke beide Arme nach vorne und beginne nun mit der Kraulbewegung, ein Arm zieht unter Wasser, ein Arm ist über Wasser. Beginne nun zu atmen. Wer leichter von der linken Seite Luft holt, orientiert sich an folgendem Takt: Wenn die rechte Hand auf das Wasser fällt, dann drehst du dein Gesicht nach links, bis der Mund das Wasser verlässt, aber hältst mit der rechten Wange Kontakt zum Wasser. Atme tief durch den Mund ein. Nun geht der linke Arm nach vorne, genau wenn die linke Hand das Wasser berührt, dann drehst du dein Gesicht wieder zurück und schaust auf den Beckenboden. Wenn der linke Arm wieder zu ziehen beginnt, dann atmest du unter Wasser durch den Mund und die Nase aus.

Du solltest beim Ausatmen jede Menge Luftblasen sehen. Setze das Ausatmen über die ganze Zuglänge fort, bis die rechte Hand wieder auf das Wasser klatscht und du deinen Mund wieder zur Seite zum Einatmen drehst.

Versuche nun auch während des Kraul- bzw. Freistilschwimmens zu atmen. Beginne dabei langsam. Absolviere mehrere Züge, wobei du zu dir selbst „einatmen" und „ausatmen" sagst, wenn der entsprechende Arm durch Wasser zieht. Also einatmen von der linken Seite, wenn der rechte Arm nach vorn kommt, und ausatmen ins Wasser, wenn der linke Arm nach vorne geht.

Der Spaß beginnt dann, wenn man merkt, dass man nach und nach eleganter und müheloser durchs Wasser kommt.

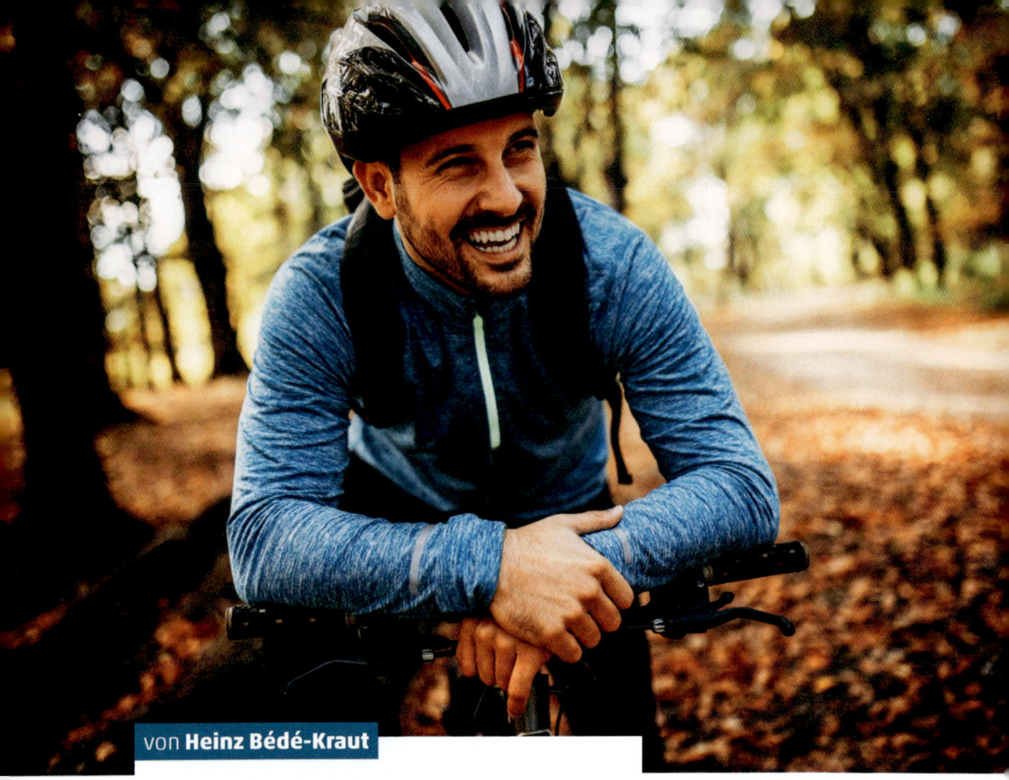

von **Heinz Bédé-Kraut**

RADFAHREN – DIE BASICS

Das Radfahren hat in den letzten Jahren durch die hochtechnisierten und spezialisierten Räder wieder enorm an Popularität gewonnen. Der Anteil verkaufter E-Bikes am gesamten Fahrradabsatz in Österreich liegt bei rund 45 Prozent, Tendenz steigend. Die Fahrräder sind in der Freizeit, im beruflichen Alltag als auch beim Sport im Einsatz.

Immer mehr Radfahrer nutzen auch virtuelle Angebote, um ihr Training auf dem Rollentrainer effizienter und abwechslungsreicher zu gestalten. Sport in den eigenen vier Wänden war noch nie so unterhaltsam wie heute.

Welches Fahrrad passt eigentlich zu mir?

Hier eine Auflistung der gängigsten Fahrradtypen

- **Cityrad** – Einsatz in der Stadt und in der Ebene für den täglichen Weg zum Arbeitsplatz, in die Schule oder zum Einkaufen
- **Trekkingrad** – für längere Touren und den Einsatz im Alltag
- **Crossbike** – sportliches Fahren auch im leichten Gelände und für den Einsatz in der Stadt
- **Mountainbike** – Einsatz im Gelände, sportliches Fahren; Einsatz in der Stadt je nach Vorliebe
- **Rennrad** – Sportgerät für guten Untergrund mit wenigen Unebenheiten; leicht und schnell, problematisch bei starkem Verkehr, aber auch auf Radwegen; ideal für wenig befahrene Neben- bzw. Landstraßen
- **Cyclocross** – schafft den Spagat zwischen Crossbike und Rennrad
- **Gravelbike** – Das Gravelbike ist ein wahrer Allrounder für Schotter, Sand, Asphalt sowie Waldwege und auch optimal für das Bikepacking geeignet.
- **E-Bike** – Für alle, die entspannt pedalieren möchten und auch gerne mal längere Fahrradtouren machen; Kreislauf- oder muskuläre Überlastungen können vermieden werden.
- **Lastenrad** – Es sollen oft auch schwere oder größere Dinge transportiert werden und Fahrradtaschen reichen nicht mehr aus. Das Lastenrad kann als Ersatz für den Pkw genutzt werden.

Intelligentes Training für Hobbyfahrer

Beim Radtraining sind je nach Strecke, Untergrund und Tempo in erster Linie eine gute Ausdauer, Kraft und Koordination gefragt, mehr oder weniger starke Widerstände müssen dauerhaft überwunden werden.

Im Gegensatz zu vielen anderen Sportarten (z. B. Skifahren) ist Radfahren immer eine Sportart, die erst dann Spaß macht, wenn ausreichend Zeit investiert wurde und der Trainingszustand ein gewisses Niveau erreicht hat. Völlig untrainiert eine lange oder mehrtägige Radtour zu unternehmen, ist unvernünftig. Mit dem E-Bike ist das natürlich anders zu betrachten.

Im Folgenden gibt es wichtige Tipps für Einsteiger rund um das Radfahren. Wer diese berücksichtigt, wird einen sehr positiven Einfluss auf seine Gesundheit und Leistung spüren und kann seine Einheiten und Ausfahrten besser planen.

Locker beginnen mit einem Warm-up

Wie bei jedem Ausdauertraining sollte man sich auch auf dem Fahrrad aufwärmen. Durch ein lockeres Anfangstempo werden sich Muskeln, Sehnen, Bänder und das Herz-Kreislauf-System an die neue Belastung gewöhnen. Zudem schult das moderate Fahren den Fettstoffwechsel, sodass der Körper lernt, vermehrt Fett als Energielieferant zu nutzen und die begrenzten Kohlenhydratvorräte zu schonen. Also nicht gleich vom Start weg intensiv bergauf fahren.

Die richtige Trittfrequenz

Radfahren ist nicht schwer, und am Ende hilft einfach nur treten. Trotzdem sollten Anfänger von Beginn an auf einen runden Tritt achten und mit einer möglichst hohen Trittfrequenz fahren. Fast alle Hobbyradler treten zu schwer und damit mit viel zu wenig Umdrehungen pro Minute. Die meisten denken, dass sie schneller vorankommen, je schwerer sie in die Pedale treten. Dem ist nicht so – eher beschwert sich bald das Knie. Viel besser ist ein runder gleichmäßiger Tritt mit etwa 80 bis 90 Pedalumdrehungen pro Minute in einem mittleren bis kleineren Gang. Dies gilt speziell für längere Radtouren. Bei dieser höheren Trittfrequenz verbraucht man weniger Kraft, man hält länger und leichter durch, die Arbeitsmuskulatur wird besser durchblutet. Das gilt insbesondere auch für das E-Bike, jedoch kannst du nicht sofort mit hohen Umdrehungen radeln, deine Muskeln müssen sich langsam anpassen.

Darum lohnt sich die Anschaffung eines Trittfrequenz-Sensors. Es gibt Sensoren mit dem sehr energiesparenden „ANT+"-Funkübertragungsprotokoll (Batterie hält sehr lange, keine Kopplung nötig, verbindet sich automatisch mit nächstem „ANT+"-Empfänger) oder Bluetooth®. Einfache Fahrradcomputer messen die Trittfrequenz mit Kabel oder Funk.

Geduldig bleiben

Bis das Training anschlägt, braucht es eine gewisse Zeit. Schließlich muss der Körper die Reize, die durch lange oder intensive Belastungen gesetzt werden, erst einmal verarbeiten. Einen Leistungsschub gibt es für Hobbysportler daher frühestens nach zwei bis drei Wochen – sofern regelmäßig trainiert wird und Regenerationsphasen eingehalten werden. Zumindest 2, besser 3 Einheiten pro Woche sollten es schon sein. Dauer pro Training: 60 bis 120 Minuten, später dann auch länger.

Der häufigste Fehler, den Anfänger beim Radfahren machen, ist, dass sie zu schnell und zu lang fahren. Die Folge ist ein mörderischer Muskelkater gepaart mit einem schmerzenden Hintern. Denn nicht nur deine Beine müssen sich an das Radfahren gewöhnen, sondern auch das Sitzfleisch. Am wichtigsten ist daher der Aufbau einer stabilen Grundlagenausdauer.

Und die gilt es langsam aufzubauen, das funktioniert nicht in wenigen Wochen, sondern ist ein langer Prozess – Ausdauer ist gefragt – im doppelten Sinne. Grundsätzlich sind für Einsteiger 3 Radeinheiten pro Woche ideal, zwischen den Einheiten immer ein Tag Pause. So schützt man sich vor Übertraining und ist gut belastbar.

Abwechslungsreich trainieren, was Tempo und Strecke angeht. Weiter ist wichtig, dass man langsam steigert und nicht versucht, in jedem Training schneller zu sein als beim letzten. Auch bei jedem Training noch weiter zu fahren, macht wenig Sinn. Grundsatz ist: Zuerst öfter, dann länger, dann erst intensiver trainieren.

Mit welcher Herzfrequenz soll ich fahren und trainieren? Was sind eigentlich Trainingsbereiche und welche Trainingsmethoden gibt es?

Die Trainingsbereiche bilden die Grundlage für eine erfolgreiche Trainingsarbeit, die Entwicklung der Ausdauerfähigkeiten vollzieht sich in den Trainingsbereichen (Intensitätsbereichen). Wenn sich Hobbysportler dieses Trainings-Knowhow aneignen, werden sie rasch feststellen, dass sie mit gleichem oder sogar weniger Aufwand mehr erreichen können.

KB – Kompensationsbereich, wird gerne auch als REKOM-Bereich bezeichnet (steht für REgeneration-KOMpensation):

Ziel des KB-Trainings ist die Unterstützung der Wiederherstellung, eine Beschleunigung der Regenerationsprozesse und die Erhöhung der Belastbarkeit für nachfolgendes intensives Training. Die *Trittfrequenz* sollte bei 80 bis

90 Umdrehungen pro Minute (U/min.) liegen. Leichte, ebene Strecke oder auf dem Indoor-Rad. Dauer: 20 bis 40 Minuten, *Herzfrequenz* bei ca. 50 bis 65 % der maximalen Herzfrequenz (Hf.max), Nasenatmung sehr einfach möglich, Plaudertempo; *Methode*: kürzere Dauermethode.

GA1 – Grundlagenausdauer 1:
Es handelt sich um den wichtigsten Trainingsbereich. Durch lange und lockere Ausfahrten in diesem Bereich verbessert sich die aerobe Ausdauer und der Fettstoffwechsel wird optimiert. *Trittfrequenz*: 90 bis 110 U/min. Herzfrequenz bei ca. 65 bis 75 % der Hf.max., Nasenatmung noch möglich; Sprechtempo (längere Sätze können noch problemlos gesprochen werden); *Methode*: Dauermethode, leichtes Fahrtspiel.

GA2 – Grundlagenausdauer 2 (wird auch als GA1/2 bezeichnet):
Zur Energiegewinnung greift der Organismus verstärkt auf Kohlenhydrate zurück, der Fettstoffwechsel ist, je nach Trainingszustand, auch noch aktiv. *Trittfrequenz*: 90 bis 120 U/min. Herzfrequenz bei ca. 75 bis 80 % der Hf.max., Nasenatmung nur mehr schwer möglich, Übergang zu Mundatmung; erhöhte Atemtiefe- und Atemfrequenz; es können nur mehr kurze Sätze gesprochen werden; *Methode*: Dauermethode, leichtes bis mittleres Fahrtspiel.

EB – Entwicklungsbereich:
Das Training erhöht die Tempohärte. Die Laktattoleranz verbessert sich, da der Organismus trotz Milchsäure in der Muskulatur noch Leistung erbringen muss. *Trittfrequenz*: 90–120 U/min. in der Ebene oder 70–90 U/min. an Anstiegen. Herzfrequenz bei ca. 80 bis 90 % der Hf.max., Mundatmung erforderlich, deutlich erhöhte Atemfrequenz; Sprechen nicht mehr möglich; *Methode*: extensive Intervallmethode, Fahrtspielmethode, wechselhafte Dauermethode.

SB – Spitzenbereich:
Durch das Training im „roten Bereich" soll der Athlet seinen Organismus an maximale Belastungen gewöhnen. Da es sich um eine hochintensive Trainingsform handelt, sollte man sich vorsichtig herantasten. Am besten mit intensivem Intervalltraining. *Trittfrequenz*: 90 bis 120 U/min; in der Ebene oder 75 bis 90 U/min. an Anstiegen. Herzfrequenz bei ca. 90 bis 100 % der Hf.max.;

Methode: Wettkampfmethode, intensive Intervallmethode, Wiederholungsmethode.

K1 – Kraftsprints:
Mit diesen Sprints (6 bis 10 Sekunden) lassen sich Maximal- und Schnellkraft verbessern. Dieses Programm führt man auf flacher Strecke bei langsamer Fahrt mit einer Übersetzung des Fahrrads durch, die einen hohen Widerstand bei gleichbleibend hoher Trittfrequenz (90 bis 110 U/min.) ermöglicht. Bei den Sprints im Sattel bleiben. Zwischen den Sprints 1 bis 1,5 Minuten locker rollen.

K3 – aerobe Kraftausdauer:
Mit dem K3-Programm verbessern Fahrradfahrer ihre Kraftausdauer – optimal für längere Fahrten am Berg. Streckenwahl: am Beginn der Saison ein gleichmäßig ansteigender Berg mit 3 bis 6 % Steigung, später dann auch bis 8 %; oder Fahrten im Flachen bei starkem Gegenwind. Die Intensität liegt bei 75 bis 83 % der Hf.max. ; *Trittfrequenz* bei 50 bis 70 U/min.; *Methode*: extensive Intervallmethode, Fahrtspielmethode, wechselhafte Dauermethode.

Legende:
Fahrtspielmethode: Du veränderst die Geschwindigkeit nach Lust und Laune , d. h. du „spielst" mit der Geschwindigkeit.
Intervallmethode: Du wechselst innerhalb einer größeren Trainingseinheit zyklisch zwischen Belastung und Erholung, wobei die Belastungsphasen meist kurz und von hoher Intensität sind, die Erholungsphasen länger und von geringer Intensität. Die Erholungsphasen dienen nicht der vollständigen Regeneration.
Dauermethode: Es handelt sich um eine kontinuierliche, längere Dauerbelastung bei annähernd gleicher Intensität und ohne Unterbrechung.
Wechselhafte Dauermethode: Du verbleibst in deinem Trainingsbereich, wechselst aber die Intensität immer wieder, entweder bewusst gesteuert oder bedingt durch z. B. eine Veränderung des Untergrunds.
Wiederholungsmethode: bei einem insgesamt geringen Gesamtumfang wechselst du zwischen kurzen, aber intensiven Phasen und länger andauernden Erholungsphasen.
Wettkampfmethode: Hier trainierst du wie beim Wettkampf mit höchstem Einsatz.

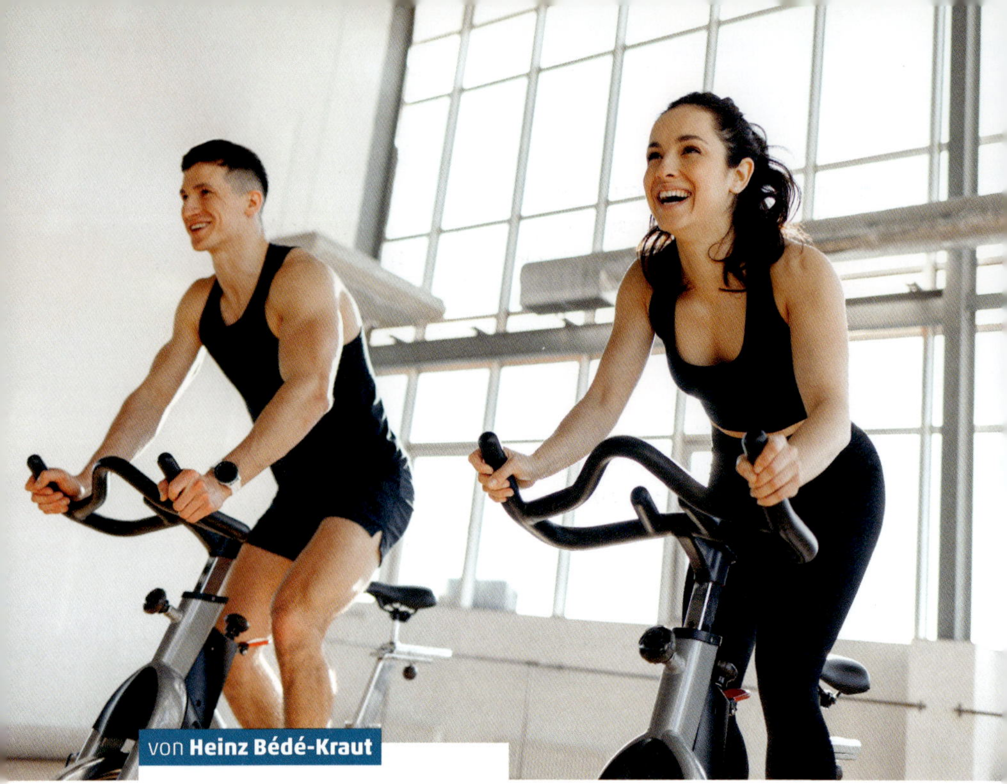

von **Heinz Bédé-Kraut**

INDOOR-RADTRAINING

Ein Workout auf einem stationären Rad hat viele Vorteile. Es gibt keine Sturzgefahr oder stressige Situationen mit Autos. Unabhängig von Wetter und Tageszeit kann ohne Unterbrechungen oder Leerläufe sehr effizient trainiert werden.

Drei wichtige Indikatoren und Steuergrößen bestimmen das Training auf dem Ergometer: die Trittfrequenz, die Watt und die Herzfrequenz.

➜ **Trittfrequenz** oder auch **RPM** (rounds per minute = Umdrehungen pro Minute oder auch CAD für cadence).

- **Watt** ist die erbrachte Leistung.
- **Herzfrequenz**, Herzschläge pro Minute, auch **heart rate (HR)** oder **BPM** (beats per minute). Je niedriger die Trittfrequenz und die Watt, desto geringer ist die Herzfrequenz.
- Zusätzlich werden oft noch die **Kalorien (kcal)** = verbrannte Energie angezeigt.

Die Trittfrequenz

Für gute Trainingsfortschritte hältst du am besten eine Trittfrequenz (Kadenz) zwischen 80 und 100 RPM (Umdrehungen pro Minute) ein. Das flotte Pedalieren verbessert die Koordination, die Motorik der Tretbewegung wird leichtfüßiger.

Wer mit nur 60 bis 70 Umdrehungen pro Minute fährt, verbessert die Kraftausdauerfähigkeiten der Arbeitsmuskulatur. Die Trittfrequenz ist deutlich präziser als die Geschwindigkeit in km/h, denn die Geschwindigkeit kann von einem Ergometer zum anderen stark variieren.

Zwei Beispiele für Trainingseinheiten auf einem Indoor-Rad

Programm:	**Programm:**
▪ 30 min. ▪ Mann ▪ 40 Jahre	▪ 30 min. ▪ Frau ▪ 30 Jahre
▪ 80 kg ▪ Anfänger	▪ 60 kg ▪ Anfängerin
Aufwärmen für 5 min.:	**Aufwärmen für 5 min.:**
▪ 80 Watt ▪ 80 RPM	▪ 60 Watt ▪ 80 RPM
Hauptteil: 20 min.	**Hauptteil: 20 min.**
▪ 5 min. 100 Watt (80 RPM)	▪ 5 min. 75 Watt (80 RPM)
▪ 4 min. 125 Watt (90 RPM)	▪ 4 min. 100 Watt (90 RPM)
▪ 2 min. 160 Watt (70 RPM)	▪ 2 min. 120 Watt (100 RPM)
▪ 4 min. 125 Watt (90 RPM)	▪ 4 min. 100 Watt (90 RPM)
▪ 5 min. 100 Watt (80 RPM)	▪ 5 min. 75 Watt (80 RPM)
Cool-down für 5 min.:	**Cool-down für 5 min.:**
▪ 80 Watt ▪ 80 RPM	▪ 60 Watt ▪ 80 RPM

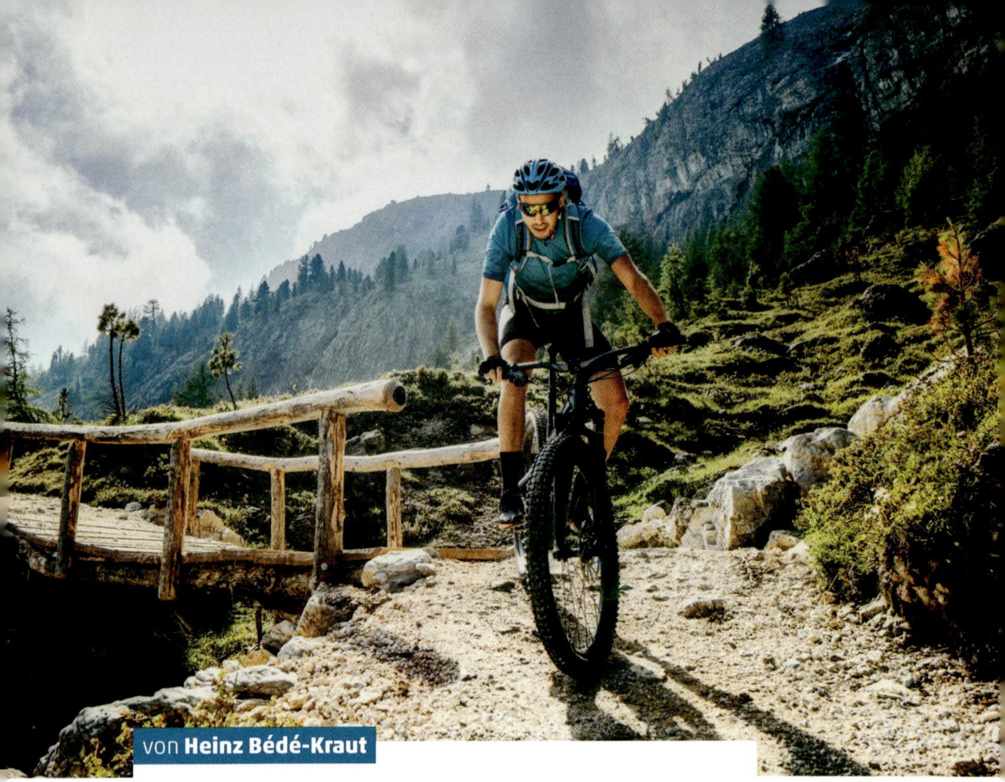

von **Heinz Bédé-Kraut**

RENNRAD- UND MOUNTAINBIKETRAINING

Hier drei interessante Trainingsabläufe, die auch für Hobbysportler wertvoll und gut umsetzbar sind. Die vorgestellten Übungen können natürlich auch auf dem Indoor-Rad gut realisiert werden.

Tipp: Für die optimale Umsetzung der drei Übungen sind Klickpedale empfehlenswert.

1. Übung: Kraftsprints (K1)
1 x pro Woche

Baue in dein Radtraining Beschleunigungen mit hohem Widerstand ein.

Trainingsort:
flache Strecke, bei verbesserter Fitness auch leicht bergauf

Ablauf:
- 20 min. gut warmfahren
- Hauptteil: Kraftsprints – K1 – im Sattel bleiben: 10 bis 15 sek. mit schwerem Gang von 50 auf 100 Umdrehungen/min. stark beschleunigen (von ca. 20 km/h auf ca. 36 bis 40 km/h und mehr)
- danach ausrollen lassen und 1 bis 3 Minuten sehr locker fahren, 6 bis 10 Wiederholungen
- Rest der Einheit: Grundlagenausdauertraining GA1 bis GA1/2 (80 bis 100 Umdrehungen/min.)

2. Übung: Motorik und Kraft
1 x pro Woche

Trainingsort:
flache Strecke, bei verbesserter Fitness auch leicht bergauf

Ablauf:
- 20 min. gut warmfahren
- Hauptteil: Fahre 30 Sekunden mit leichtem Gang und hoher Trittfrequenz (95 bis 115 Umdrehungen/min., Puls ist nebensächlich), bleibe dabei im Sattel, achte auf eine gute Sitzposition. Dann schalten, du rollst bei hohem Widerstand (schwerer Gang) 30 Sekunden, sehr gemütlich (Oberkörper aufrichten) und lässt die Beine etwas hängen (die Trittfrequenz fällt zurück auf 40 bis 50 Umdrehungen), 6 bis 10 Wiederholungen
- Rest der Einheit ist wieder ruhiges GA1-Grundlagenausdauertraining (80 bis 100 Umdrehungen/min.)

3. Übung: „Einbeinig fahren“

1 x pro Woche

Trainingsort:
flache Strecke, bei verbesserter Fitness auch leicht bergauf

Ablauf:

- beide Füße an den Pedalen oder ein Bein seitlich hängen lassen, ideal auch am Indoor-Rad
- 20 min. gut warmfahren
- Hauptteil: Fahre 30 Sekunden mit Vortrieb und Krafteinsatz nur über dein linkes Bein, das rechte Bein arbeitet nur passiv mit, mittlerer Gang und 70 bis 80 Umdrehungen/min., Puls ist nebensächlich, bleibe dabei im Sattel, achte auf eine gute Sitzposition, dazwischen 1 Minute locker fahren, Vortrieb über beide Beine, dann Krafteinsatz nur über dein rechtes Bein; 6 bis 10 Wiederholungen
- Rest der Einheit ist wieder ruhiges GA1-Training (80 bis 100 Umdrehungen/min.)

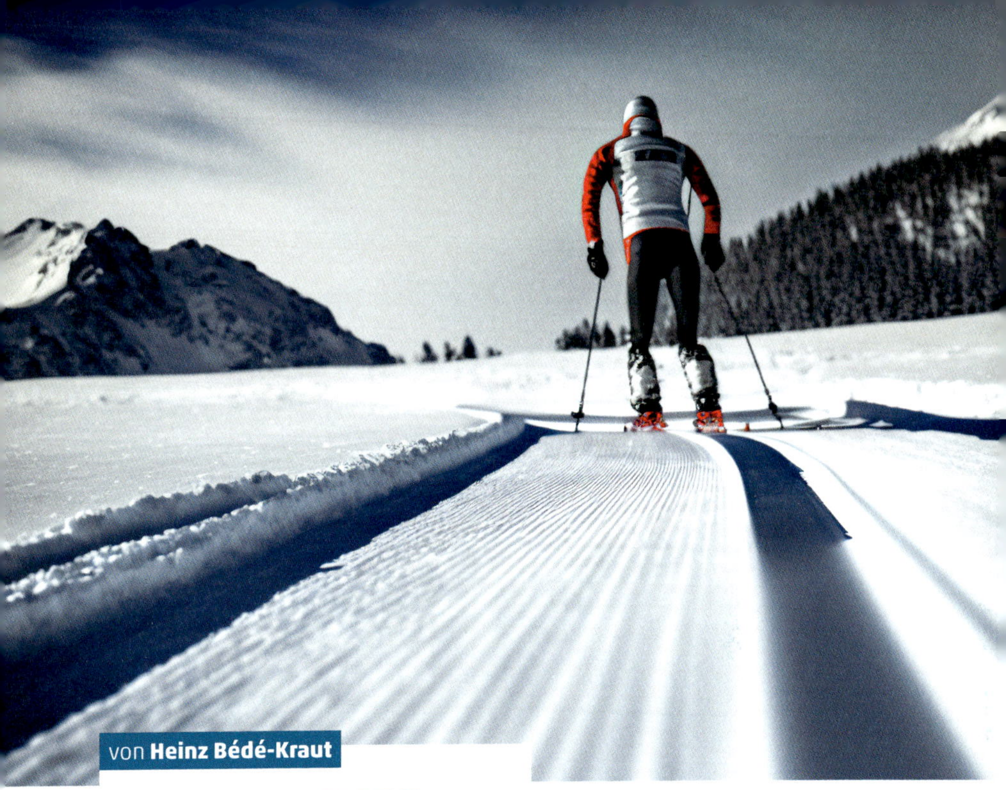

von **Heinz Bédé-Kraut**

KLASSISCHES SKILANGLAUFEN

Welche Vorteile bietet mir klassisches Skilanglaufen in der Diagonal-Technik?

Herz und Kreislauf werden beim Skilanglaufen gefordert, ohne überfordert zu werden. Um eine Überlastung zu vermeiden, solltest du sowohl auf deine Herzfrequenz als auch auf deinen Atem achten. Höre in deinen Körper und in deine Muskulatur hinein. Wenn du auf leichter Loipe noch kürzere Sätze sprechen kannst, dann bist du im gesunden Grundlagenausdauerbereich. Oder wenn du noch durch die Nase atmen kannst (im Winter bei Kälte sehr zu empfehlen, die Luft wird angewärmt und angefeuchtet), dann bist du im aeroben Bereich, die Muskulatur hat ausreichend Sauerstoff zur Verfügung.

Beim Skilanglaufen sind fast alle Muskeln dynamisch im Einsatz, ohne dass Belastungsspitzen entstehen. Ein im Vergleich zu anderen Ausdauersportarten enorm hoher Prozentsatz deiner Muskeln wird schonend und dennoch effektiv gekräftigt. Dieses Kraftausdauertraining in der Loipe (je nach Geschwindigkeit, Gelände, Beschaffenheit der Loipe, Gleiteigenschaften der Ski) führt zu angenehmer Ermüdung, sie ist der Schlüssel zum Erfolg. Ein „Auspowern" sollte, speziell im Gesundheitssport, unbedingt vermieden werden. Bei keiner Sportart verbrauchst du pro Stunde derart viele Kalorien wie beim Skilanglaufen.

Service für alle Gelenke?

Viele Gelenke werden beim Skilanglaufen optimal mobilisiert, ohne dass es zu Überbelastungen in den Gelenksendpositionen kommt, die stoßfreie Gleitbewegung bewirkt eine niedrige Gelenksspitzenbelastung während der rhythmischen Bewegung.

Speziell durch die rhythmische Diagonalbewegung werden die Wirbelgelenke mobilisiert und die Rückenmuskulatur gekräftigt. Arm- und Beinmuskeln sorgen für den Vortrieb, während die Rumpfmuskulatur die Kraftübertragung auf den Schnee sichert.

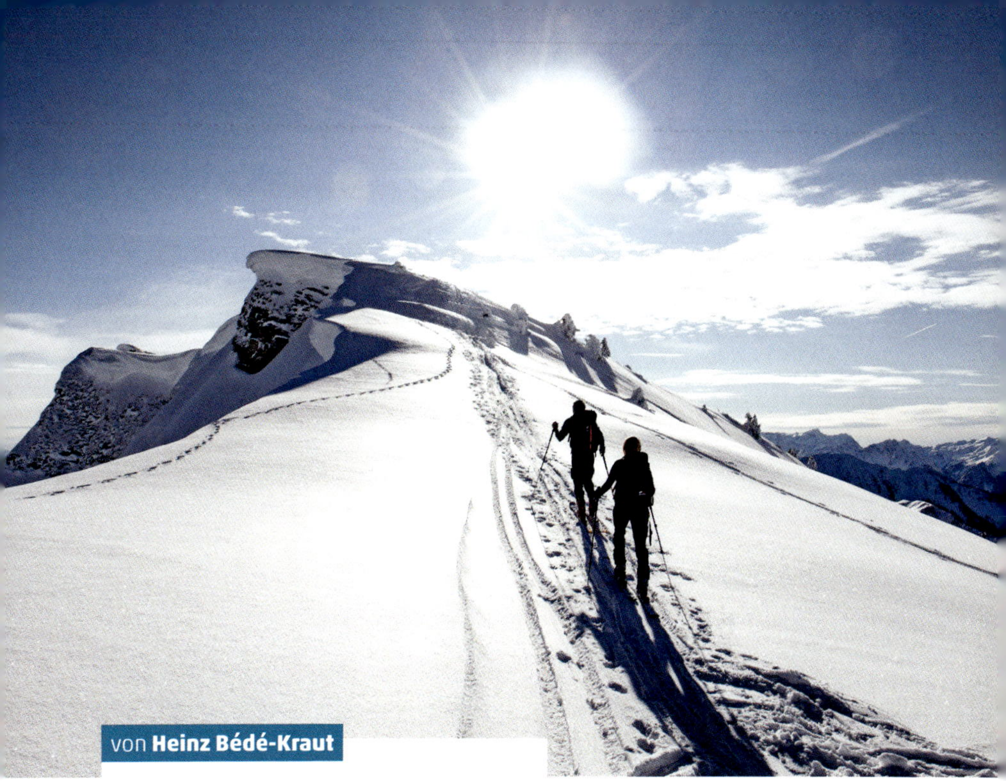

von **Heinz Bédé-Kraut**

SKIBERGSTEIGEN

Immer mehr aktive, naturverbundene Menschen entdecken das Skitouring oder Skibergsteigen als ihre ideale Wintersportart. Einsteiger merken jedoch sofort, wie anstrengend das Bergaufgehen mit Ski ist. Eine hohe Herzfrequenz, Kurzatmigkeit und brennende Muskeln sind klare Anzeichen einer intensiven Beanspruchung.

Welche Faktoren bestimmen, ob meine Skitour mehr oder weniger anstrengend ist?

Die Leistung beim Skibergsteigen bzw. Skitouring wird einerseits von Faktoren wie Steilheit des Geländes, Gehtempo, Schrittfrequenz, Schneebeschaffenheit, Gewicht der Ausrüstung, Temperatur, Wind, Höhenlage, Strahlenbelastung und andererseits von kardiopulmonal-metabolischen und psychischen Parametern beeinflusst.

Wie bereite ich mich am besten auf Skitouren vor?

Skibergsteigen erfordert ein umfangreiches, ganzjähriges Training: Ambitionierte Sportler sollten sich mit Bergwandern, Speedhiking, Mountainbiken, Rennradfahren, Laufen, Trailrunning und Kraft- und Koordinationstraining gezielt auf den Winter vorbereiten.

Wie optimiere ich mein Training vor dem Winter?

Wichtig ist dabei das Grundlagenausdauertraining, also anfangs nicht zu intensiv zu trainieren. Erst mit Ende des Sommers sollten, je nach Leistungsniveau und Zielsetzung, die Einheiten und Wochen-Programme anspruchsvoller werden. Eine professionelle Leistungsdiagnostik und ein individuell angepasster Trainingsplan schützen dabei vor Überlastungen und Übertraining und sichern eine dauerhaft hohe Motivation.

Tipp vom Trainer: Wähle einen Rhythmus, wobei auf jede **intensivere Trainingseinheit** (z. B. intensives Bergaufgehen, Speedhiking, Trailrunnning oder Bergfahrt mit dem Rad) zwei lockere **Grundlageneinheiten** folgen. Im Winter diesen Rhythmus beibehalten, auf intensive Skitouren sollten leichte folgen.

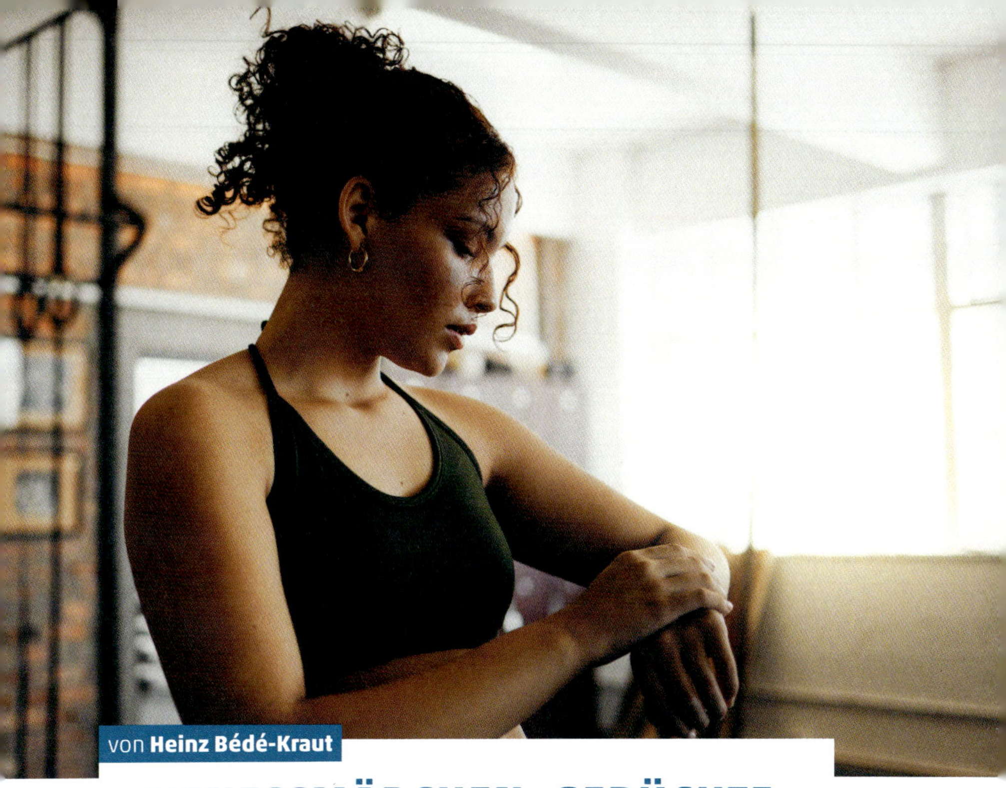

von **Heinz Bédé-Kraut**

FITNESSMÄRCHEN, GERÜCHTE UND UNWAHRHEITEN

In meiner täglichen Praxis werde ich mit interessanten Fragestellungen rund um das optimale Training konfrontiert. Oft braucht es einiges an Überzeugungskraft, was sinnvoll und richtig ist und was nicht. Zu hartnäckig sind manche Glaubenssätze und Meinungen. Wenn über optimales Training oder über das richtige Abnehmen diskutiert wird, hat fast jeder ein paar schlaue Tipps parat. Dazu kommen die Botschaften der Fitness-Influencer in den sozialen Medien: Bloggern, die gratis Motivationstipps, Workout-Videos und Fitnessideen anbieten. So heißt es oft, dass man vor jedem Training stretchen sollte oder dass Laufen schlecht für die Gelenke sei. Nur wenn es richtig wehtut, würde man besser. Doch was ist richtig und falsch an den Ratschlägen?

Muss jedes Training mit Stretching beginnen?

Nein, am Anfang sollte ein Aktivieren und Aufwärmen stehen, zum Beispiel mit Mobilisationsübungen, wie leichter Schwunggymnastik oder einem Warm-up auf dem Crosstrainer oder Rudergerät. Ob man überhaupt vor einem Training dehnen muss, hängt von der Sportart ab. Bei Sportarten mit geringem Impact wie Nordic Walking ist ein Vorab-Stretching nicht nötig. Spielt man aber zum Beispiel Fußball oder Tennis, wo man schnelle Bewegungen macht und abrupt abbremst, ist nach einer Aktivierungsphase ein kurzes, aktives Dehnen mit spezieller Intensität und Pausengestaltung sinnvoll.

Ist Laufen schlecht für meine Knie?

Meistens verursacht nicht das Laufen an sich Gelenksbeschwerden, sondern nur die falsche Technik, gepaart mit zu hoher Intensität und falschem Ehrgeiz: Zu unregelmäßig, zu schneller Start mit zu großen Schritten und muskuläre Dysbalancen sind oft die Gründe, weshalb die Gelenke wehtun. Auch das falsche, alte Schuhwerk kann mit schuld an Fehlbelastungen der Fuß-, Knie- oder Hüftgelenke sein. Wer übergewichtig ist oder eine alte Sportverletzung hat, sollte seinen Körper zuerst mit flottem Gehen und begleitendem Krafttraining an das Laufen heranführen.

Muss Sport auch weh tun?

Falsch! Wenn es wehtut, sendet der Körper eindeutige Signale aufzuhören. Pause und Physiotherapie sind angesagt. Wer Schmerzen dauerhaft ignoriert, provoziert chronische Verletzungen und Entzündungen. Knorpelschäden und im schlimmsten Fall irreversible Abnützungen können die Folge sein.

Wer Kraft trainiert, bekommt dicke Muskelberge

Es ist eine Typ- und Geschlechtsfrage, ob man dazu neigt, Muskeln aufzubauen. Eine Frau hat das hormonell bedingt normalerweise nicht zu befürchten. Wer dennoch unerwünschten Muskelpaketen entgegenwirken möchte, sollte Folgendes beachten: Ein Maximalkrafttraining, also schwere Gewichte mit wenigen Wiederholungen zu stemmen, regt die Muskelbildung mehr an, als leichte Gewichte mit vielen Wiederholungen zu heben (Kraftausdauertraining).

Wer schwitzt, hat keine gute Kondition?

Hier trifft oft das Gegenteil zu. Sportler besitzen eine bessere Thermoregulation, da die Muskeln leistungsfähiger sind. Deshalb geben sie bei Belastung oft sogar mehr Schweiß ab als unsportliche Menschen. Wie viel man schwitzt, hängt von der Intensität des Trainings ab. Es liegt an den Genen, wie schnell und viel wir transpirieren. Ein Zeichen von mangelnder Kondition ist dies also nicht. Die Schweißproduktion hängt von unterschiedlichen Faktoren wie der Anzahl der Schweißdrüsen, dem Klima, der Raumtemperatur, dem Körpergewicht, dem Trainingszustand (ein Trainierter schwitzt später, aber wenn, dann intensiver, da er besser kühlen kann, vgl. S. 29 ff.) und natürlich der Trainingsintensität ab. Wer schwerer ist, kommt generell schneller ins Schwitzen.

Gymnastik oder Krafttraining reduziert Fett an den Problemzonen wie Bauch, Beine, Po?

Sogenanntes „Spot Reducing" an körperlichen Problemzonen funktioniert nicht! Der Körper kann nicht differenzieren, wo er beim Training das Fett abnimmt. Die Abfolge, in der Fettdepots abgebaut werden, ist individuell und hormonell festgelegt. Allerdings lässt sich gezielt Muskulatur aufbauen. Subkutanes Depotfett wird hauptsächlich mit einer intelligenten Kombination aus variablem Ausdauertraining, Krafttraining und gesunder, optimierter Ernährung abgebaut. Durch Krafttraining werden Muskeln aufgebaut, welche die Figur verbessern und den gesamten Kalorienverbrauch steigern.

Was sollte ich vorsorglich tun, um einen Muskelkrampf zu vermeiden?

Leider gibt es immer noch wenig Klarheit bezüglich der gezielten Prävention von Muskelkrämpfen. Von einer sehr hohen Flüssigkeitsaufnahme mit elektrolythaltigen Sportgetränken vor und während einer Belastung ist eher abzuraten, weil sie zur Folge haben kann, dass der Natriumspiegel im Blut zu stark absinkt. Wer genau wissen möchte, ob es beim Sport zu einem übermäßigen Flüssigkeitsverlust kommt, sollte sich über einen Zeitraum von 2 bis 3 Wochen vor und nach der Trainingseinheit auf die Waage stellen. Nur wenn sich bestätigt, dass man tatsächlich sehr stark schwitzt, sollte die Flüssigkeitsaufnahme erhöht werden. Prophylaktisches Dehnen zeigte in Studien keine signifikanten Auswirkungen auf die Krampfneigung.

Laut aktueller Studienlage sind ganzjähriges neuromuskuläres Bewegungstraining und Krafttraining die beiden wirkungsvollsten präventiven Maßnahmen, um Muskelkrämpfe zu vermeiden.

Eine gute und schnelle neuromuskuläre Ansteuerung hilft den Muskeln, ökonomischer und energieeffizienter zu arbeiten. Das heißt: Ist der Wechsel von Anspannung zu Entspannung schnell möglich, haben die Muskeln mehr Erholung und krampfen viel seltener.

Insgesamt sind ein guter, den Leistungsanforderungen entsprechender physischer Trainingszustand und eine ausgewogene Ernährung hilfreich, wenn es darum geht, anstrengungsbedingte Muskelkrämpfe zu vermeiden. Dazu kommen ausreichende Ruhephasen, Lockerungs-Massagen, die Anwendung der Faszienrolle oder Kälteanwendungen.

Ist Arbeit auch Sport – z. B. wenn man viel in der Arbeit „läuft“, wie in der Pflege?

Jeder Beruf, der Kraft, Ausdauer, Wendigkeit und einen übermäßigen physischen Einsatz fordert, gehört in die Kategorie der „körperlichen Arbeit“, zum Beispiel Koch, Techniker, Schlosser, Dachdecker, Reinigungskraft oder Landwirt.

Menschen, die körperlich hart arbeiten, sind oft der Meinung, sie müssten sich nicht noch extra bewegen, die Bewegung während der Arbeit würde ausreichen. Das ist so aber nicht richtig. Vielfach umfasst nämlich die körperliche Arbeit einseitige Bewegungen und Belastungen, die oft muskuläre Dysbalancen, falsche Bewegungsmuster und Verschleiß zur Folge haben.

Regelmäßige Funktionsgymnastik wäre für diese Berufsgruppen daher enorm wichtig. Dazu natürlich auch ein Basis-Konditionstraining, damit die beruflichen Arbeiten auf Dauer besser bewältigt werden können.

Der Sport muss zu den typischen physischen Anforderungen im Beruf passen, beziehungsweise einen sinnvollen Ausgleich schaffen. Physiotherapeuten, Sportwissenschaftler und gut ausgebildete Trainer sind die Experten für die Erstellung von individuellen Trainingsprogrammen.

Wie bereite ich mich auf eine bestimmte Sportart am besten vor?

Wer einen gute, allgemeine Grundfitness hat, kann sich dann, je nach Zielsetzung und Jahreszeit, auf eine gewünschte Sportart spezialisieren.

Ein besserer Radfahrer wird man aber nur durchs Radfahren, ein besserer Kletterer durch Klettern und ein besserer Schwimmer durchs Schwimmen. Das liegt in erster Linie an der neuromuskulären und metabolischen Anpassung (Koordination, Kraft, Ausdauer), hervorgerufen durch den sportartspezifischen Bewegungsablauf.

Das Radfahren, Schwimmen, Kraulen, Walken, Pilates oder Klettern wird effizienter, d. h., der Energieverbrauch nimmt mit der besseren Koordination und Kraft ab, die Ermüdung setzt langsamer bzw. später ein.

Daneben sollte man aber immer auf den Erhalt einer vielseitigen Grundkondition achten und neben der Hauptsportart Ausgleichssportarten betreiben (z. B.: ein Läufer geht auch mal Rad fahren oder ein Radfahrer spielt nebenbei etwas Tennis oder geht schwimmen). Langfristig schützt dies u. a. vor einseitigen Abnutzungen an den Gelenken oder an der Wirbelsäule.

Sport vor dem Frühstück, ja oder nein?

Frühsport gehört zu den effektivsten Abnehmtechniken – vor allem, wenn wir erst danach ein Frühstück zu uns nehmen.

Der Grund: Morgens, direkt nach dem Aufstehen, sind die Kohlenhydratspeicher nicht mehr so gut gefüllt, deshalb gewinnt der Körper die notwendige Energie vermehrt aus den Fettreserven. Bis zu 20 Prozent mehr Fett wird verbrannt, wenn wir vor dem Frühstück Sport treiben. Am besten 30 bis 60 Minuten mit moderater Intensität walken, laufen, Rad fahren, oder schwimmen.

Frühsport führt außerdem zu einer guten Durchblutung des gesamten Gewebes und aller Organe und ist damit hervorragend dazu geeignet, das Herz-Kreislauf-System zu unterstützen. Da dieser Effekt bereits am Morgen erfolgt, profitieren wir den ganzen Tag über davon.

Auch für die mentale Gesundheit kann Frühsport wichtig sein, besonders zur Vorbeugung und Behandlung von depressiven Verstimmungen.

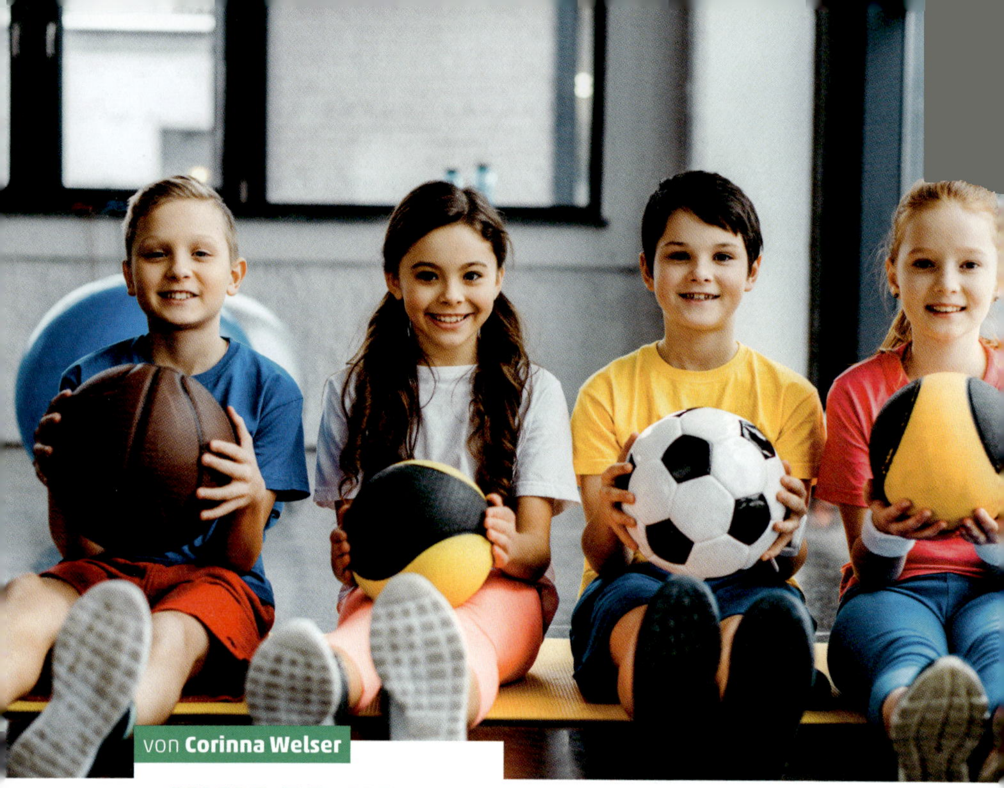

von **Corinna Welser**

KINDER UND SPORT?

Der Fonds Gesundes Österreich empfiehlt für Kinder zwischen 3 und 6 Jahren mindestens 3 Stunden Bewegung täglich. Diese drei Stunden können sich über den Tag verteilen und sollten mindestens eine Stunde mit mittlerer bis höherer Anstrengung beinhalten. Wichtig ist, dass die Bewegung den Kindern Freude bereitet und verschiedene Arten von Bewegungen ausgeführt werden. Eine große Vielfalt an verschiedenen Bewegungsformen schult alle motorischen Fähigkeiten wie Ausdauer, Kraft, Schnelligkeit, Beweglichkeit und Koordination. Die Weltgesundheitsorganisation empfiehlt weiter, dass Kinder nicht länger als eine Stunde am Tag vor einem Bildschirm (Fernseher, Tablet etc.) sitzen sollen.

Die Empfehlung für ältere Kinder (6 bis 18 Jahre) ist mindestens eine Stunde Sport und Bewegung täglich, mehr wäre jedoch wünschenswert. Auch hier gilt eine große Vielfalt an unterschiedlichen Sportarten als erstrebenswert, um alle motorischen Fähigkeiten zu trainieren.

Ist Bewegung für Kinder wichtig?

Kinder haben einen natürlichen Bewegungsdrang. Sie laufen, springen, klettern, balancieren oder spielen mit einem Ball. Dieser Bewegungsdrang gehört gefördert! Bewegungs- und Sportaktivitäten sind eng mit der Entwicklung motorischer Fähigkeiten und Fertigkeiten verbunden. Die motorische Leistungsfähigkeit gilt als wichtiger Marker für die Gesundheit von Heranwachsenden. Aber auch in anderen Bereichen ist Sport und Bewegung für ein gesundes Aufwachsen essenziell: Leistungsbereitschaft, Selbstkonzept und Kooperationsfähigkeit, Anerkennung und Freundschaft.

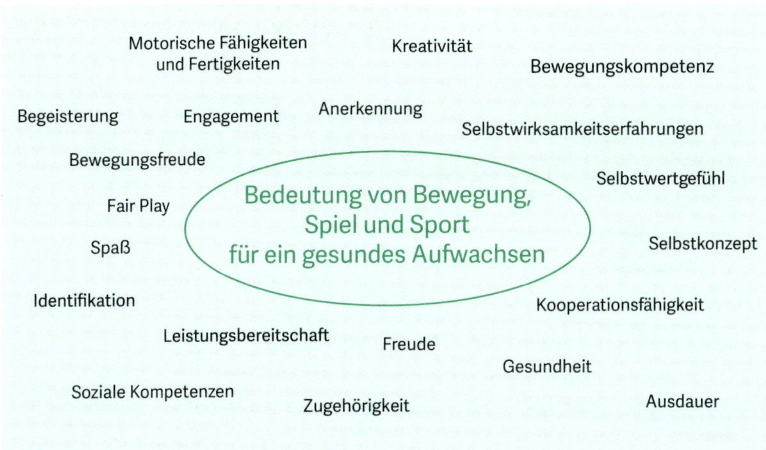

Abbildung 8: Bedeutung von Bewegung, Spiel und Sport für ein gesundes Aufwachsen (modifiziert nach Neuber, 2022)

Eine Anmeldung in einem Sportverein ist ab einem gewissen Alter empfehlenswert (Abhängig von der Entwicklung des Kindes). Dort kann das Kind neue Sportarten ausprobieren, soziale Kontakte knüpfen und die Lust an Bewegung aufrechterhalten.

Bei Kindern sollte primär der Spaß im Vordergrund stehen und nicht der Leistungsdruck. Bewegungen, die für Kinder zwischen 3 und 6 Jahren geeignet sind: laufen, hüpfen, springen, klettern, Laufspiele, Fangenspiele, Bälle werfen, Dreirad fahren, Laufrad fahren, spielerisch raufen, Kinderturnen, Ski fahren, Geräteturnen, schwimmen, später kommen Ballspiele und Rad fahren hinzu.

Sollen Kinder Krafttraining machen?

Kurz und knapp: ja! In vielen Köpfen ist nach wie vor verankert, dass Kinder kein Krafttraining machen sollten, da dadurch das Wachstum beeinträchtigt werde und das Verletzungsrisiko zu hoch sei. Jedoch ist ein gewisses Ausmaß an Kraft Voraussetzung für die meisten Sportarten und dient – entgegen der landläufigen Annahme – der Verletzungsprävention. Beispielsweise beim Skifahren oder Geräteturnen ist der Körper großen Kräften ausgesetzt und muss einiges aushalten, z. B. bei Landungen nach einem Sprung. Ein gezieltes Krafttraining mit dem eigenen Körpergewicht und/oder auch mit Zusatzgewichten soll den Körper der Kinder auf die Belastungen, denen er in den jeweiligen Sportarten ausgesetzt ist, vorbereiten. Des Weiteren beeinflusst Krafttraining den Knochenstatus (höhere Knochendichte), die Körperzusammensetzung (Körperfettanteil sinkt) sowie kardiovaskuläre Faktoren wie den Blutdruck positiv.

Ab welchem Alter macht eine Förderung in einer speziellen Sportart Sinn?

In der internationalen Literatur gibt es zwei unterschiedliche Ansichten, wie ein Talent gefördert werden sollte. Die einen propagieren ein von Beginn an intensives, gezieltes, auf die Sportart spezialisiertes Üben und Trainieren und die anderen befürworten, dass Kinder Erfahrungen in verschiedenen Sportarten sammeln, viele spielerische Formen ausprobieren und sich erst später auf eine bestimmte Sportart spezialisieren.

Die meisten Spitzenathleten haben im Kindes- und Jugendalter verschiedene Sportarten ausprobiert und ihr Training war von spielerischen Komponenten, Freude und Spaß geprägt. Eine gezielte Orientierung auf kurzfristige Wettkampf-Erfolge spielte in den ersten Trainingsjahren eine untergeordnete Rolle. Zusätzlich haben Profisportler bis ins frühe Jugendalter auch in ihrer sonstigen Freizeit mit Freunden und Familie vielfältige Formen von Sport betrieben (Tischtennis, Schwimmen, Skifahren, Kicken am Bolzplatz). Im späteren Jugendalter (ca. 13 bis 16 Jahre) haben sich die Sportler dann auf eine Hauptsportart/Disziplin konzentriert (Güllich & Krüger, 2013).

10 Praktische Tipps (angelehnt an: Gerfen, 2020)

1. Eine **Sporteinheit sollte als fester Termin** stehen und nur in Ausnahmefällen (Arztbesuch, Kindergeburtstag) ausfallen. („Keine Lust" ist kein triftiger Grund, wird dieser Grund öfter genannt, sollte nachgeforscht werden, warum das Kind keine Lust hat, bspw. aufgrund von Problemen im Verein oder weil die Sportart nicht gefällt, das Kind sich über-/unterfordert fühlt).
2. Wann und wo immer es möglich ist **Bewegung einbauen**: Kurze Strecken immer gehen, die Treppe nehmen statt den Lift!
3. **Gaming** (PC, Konsole) sollte nicht komplett verboten, aber zeitlich begrenzt werden.
4. Beim Lernen sollten **bewegte Pausen** eingebaut werden. 5 Minuten Springen, Tanzen oder Laufen, um die ATP-Produktion (Energiebereitstellung) und Motivation zu steigern (funktioniert auch bei Erwachsenen).
5. **Spaß** an der Bewegung ist das Wichtigste. Leistung ist nebensächlich.
6. **Eltern sind Vorbilder** und sollen sich mit ihren Kindern bewegen.
7. Kinder können von einer **Vereinsmitgliedschaft** profitieren: Sie werden gefordert und gefördert, knüpfen soziale Kontakte und entwickeln sich mental und emotional weiter.
8. Kinder langweilen sich schnell und brauchen **viel Abwechslung**. Diese sollte ihnen geboten werden.
9. Kinder freuen sich, wenn sie etwas gut können, und das weckt die intrinsische Motivation (= von selbst etwas wollen). **Lob und Anerkennung** verstärken die Motivation (extrinsische Motivation = Motivation von außen).
10. Kinder brauchen **frische Luft und Natur**. Ein (Wald-) **Spielplatz** bietet Kindern die Möglichkeit, sich auszutoben und mit Klettergerüst, Rutsche & Co alle wichtigen Fertigkeiten spielerisch zu üben.

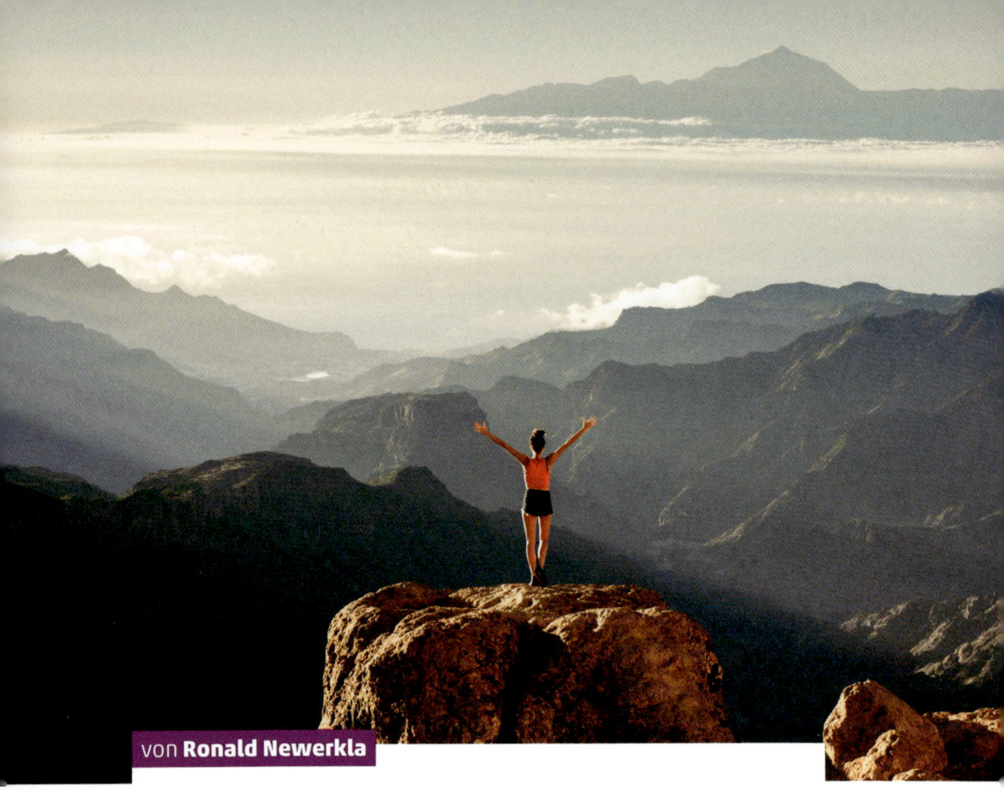

von **Ronald Newerkla**

PSYCHOLOGIE MACHT BIOLOGIE – SO ERREICHST DU DEINE SPORTLICHEN ZIELE!

„Der Langsamste, der sein Ziel nicht aus den Augen verliert, geht noch immer geschwinder als jener, der ohne Ziel umherirrt."

Gotthold Ephraim Lessing

Was ist das Rubikon-Modell und wie kann ich mit ihm meine (sportlichen) Ziele erreichen?

Fragst du dich manchmal auch, warum du deine gesteckten Ziele nicht erreichst und am Weg zu ihnen stecken bleibst? Dazu kann dir das Rubikon-Modell Antworten liefern. Denn um Grenzen zu überschreiten und Ziele zu erreichen, genügt es nicht, „bloß" motiviert zu sein, sondern es bedarf auch einer zielgerichteten Handlung. Motivation bezeichnet einen aktuellen Zustand, kein überdauerndes Persönlichkeitsmerkmal. Um tatsächlich ans gewünschte Ziel zu kommen, bedarf es einer bewussten, willentlichen Umsetzung von Zielen und Motiven in Resultate durch zielgerichtetes Handeln. Dieser Prozess wird als Volition bezeichnet. Dabei ist viel Selbststeuerung notwendig und die Überwindung von Barrieren durch den Willen. Ziel ist es, das eigene Verhalten wahrzunehmen, zu bewerten und an den eigenen Zielen auszurichten.

Das Rubikon-Modell der Handlungsphasen wurde von Heckhausen & Gollwitzer entwickelt, um motivationale und volitionale Aspekte des Handelns darzustellen. Mit Hilfe des Modells wird beantwortet, wie eine handelnde Person ihre Ziele auswählt, wie deren Realisierung geplant wird, wie die entsprechenden Pläne umgesetzt werden und schließlich, wie die Ergebnisse der Handlungen bewertet werden. Das Rubikon-Modell soll somit das Verfolgen eines Ziels und den Handlungsverlauf als die Lösung von vier chronologisch aufeinanderfolgenden Aufgaben beschreiben. Die Aufgaben beinhalten demnach die Auswahl eines potenziellen Ziels aus einer Vielzahl von Wünschen, das Planen der Umsetzung dieses Ziels, die dem Ziel entsprechenden Handlungen und das Bewerten der Konsequenzen, die bisherige Handlungen mit sich gebracht haben.

Was hat es historisch mit dem Rubikon auf sich?

Den Begriff „Rubikon" wählte Heckhausen in Anlehnung an den Feldherrn Gaius Julius Caesar, welcher vor einer Entscheidung stand. Sein ehemaliger Verbündeter Gnaeus Pompeius Magnus hatte sich im römischen Senat zu einem seiner ärgsten Widersacher gewandelt. 49 vor Christus stand Caesar vor dem Fluss Rubikon, welcher die Grenze zwischen dem eigentlichen Italien und der römischen Provinz Gallia cisalpina (dem heutigen Oberitalien und Istrien) bildete. Dort machte Caesar mit seinen Truppen halt. Er überlegte und wog seine Chancen ab. Nach einer Phase des Abwägens kam Caesar zu dem Entschluss, sich gegen den Senat zu stellen, und sprach die berühmt gewordenen Worte: „Alea iacta est!" Wörtlich: „Der Würfel ist geworfen", was im übertragenen Sinne bedeutet: „Die Würfel sind gefallen – ich habe meine Entscheidung gefällt!" Mit dieser Entscheidung überquerte er mit seinen Truppen den Rubikon und zog in den Krieg, den er Schlacht für Schlacht für sich entschied. Somit spricht man heute noch vom „Überschreiten des Rubikons", sobald die Wahl der Handlungsziele getroffen wird und die Realisierung der Ziele stattfindet. Um eine Handlungskette auszulösen, braucht der Mensch einen Wunsch bzw. ein Begehren. Mit dem Wünschen alleine ist es jedoch nicht getan. Ein Wunsch ohne Handlung, um ihn zu erfüllen, bleibt ein Wunsch.

Das Rubikon-Modell kennt vier Phasen

- ➜ **Abwägungsphase:** In dieser Phase geht es um das Abwägen von Vor- und Nachteilen noch nicht realisierter Wünsche. Dies geschieht, indem die wahrscheinlichen Folgen beim Erreichen eines Ziels und die Erreichbarkeit des Ziels selbst genau durchdacht werden (Erwartungen, Herkunft sowie Werte spielen in den Überlegungen eine Rolle).
- ➜ **Planungsphase:** Hier geht es um die Planung. Bei welcher Gelegenheit und mit welchen Mitteln die Realisierung des Ziels in Angriff genommen werden soll. Es wird entschieden, wann, wo und auf welche Art und Weise gehandelt wird, sodass ein Erreichen des gewünschten Ziels wahrscheinlich wird.
- ➜ **Handlungsphase:** Hier kommt es zur Ausführung der in der Planungsphase durchdachten Ausführungen. Diese Handlungen sollen es wahrscheinlich machen, das Ziel zu erreichen.
- ➜ **Bewertungsphase:** Diese Phase sieht die Bewertung der Folgen der durchgeführten Handlungen vor. Es wird geprüft, inwieweit das Ziel erreicht wurde und ob die positiven Konsequenzen überwiegen, welche eine Wiederholung der Tätigkeit wahrscheinlich machen sollen.

Und täglich grüßt die Wunschkiste

Vieles wünschen wir uns täglich, allerdings können sich die Wünsche gegenseitig im Weg stehen. Viele Wunschvorstellungen sind aufgrund fehlender Ressourcen nicht realisierbar. Kommt es nach sorgfältigem Abwägen zur Entscheidung für einen Wunsch, bedarf es einer Zielformulierung, welche eines der wichtigsten Elemente in der Erreichung eines Zieles darstellt. Um sich zu einer sportlichen Handlung motivieren zu können, ist gerade das

Sich-Ziele-Setzen ein wirksamer Antreiber. Ziele lenken unser Handeln und unser Leben in eine bestimmte Richtung. Wir sollten uns dabei überlegen, welche Mittel zur Erreichung zur Verfügung stehen. Dabei teilen wir vorzugsweise in Nah-, Mittel- und Fernziele ein. Anschließend priorisiert man die ausgemachten Ziele. Nahziele sind dabei in zwei Wochen zu erreichen, mittelfristige Ziele in 3 Monaten oder auch länger. Fernziele, wie der Name schon sagt, liegen in der Ferne und sollten Traumziele symbolisieren. Sie müssen nicht zwingend erreichbar sein, sollen unsere Fantasie aber anregen und zur Motivation beitragen. Im Sport ist besonders die Unterscheidung von Trainings- und Wettkampfzielen wichtig.

… und trotzdem klappt es (noch) nicht

Nun hättest du das beschriebene Prozedere des Rubikon-Modells mal am Blatt Papier – und trotzdem bewegt sich (noch) nichts. Dann seien dir hier zwei weitere wesentliche Voraussetzungen verraten, welche zur Zielerreichung unabdingbar sind: zum einen die Selbstwirksamkeit, zum anderen die Kontrollüberzeugung. Beginnen wir mit der Selbstwirksamkeit, also dem Vertrauen in die eigene Leistungsfähigkeit. Es geht dabei schlichtweg um die gute Meinung von sich selbst. Tatsächlich vorhandene Fähigkeiten sind dabei nicht so wichtig wie der Glaube, sie zu besitzen.

Wie kannst du nun deine Selbstwirksamkeit erhöhen? Indem du beispielsweise mehr auf deine Stärken als auf deine Schwächen schaust. Zudem kannst du dich stärken, wenn du mehr auf Lösungs- als auf Problemszenarien schaust. Denke mehr daran, wie etwas gelingen kann, als daran, wie etwas scheitern wird. Alleine durch diesen veränderten Blickwinkel kommt es zu einer (erheblichen) Neubewertung der eigenen Möglichkeiten und Fähigkeiten sowie der Aufgabenschwierigkeit: Die Sache scheint (plötzlich) realisierbar. Du hast dich selbst (mental) gestärkt und gleichzeitig die Schwierigkeit der Aufgabe reduziert. Das hat nun ganz entscheidende positive Folgen für dein Stressmanagement: Hat dich vorher der Disstress (negativer Stress) zum Unterlegenen gemacht, so dominiert nun der Eustress (positiver Stress). War vorher die Aufgabe eine Bedrohung, die deine Fähigkeiten überstieg, bist du jetzt der Überlegene und das Ziel wird zur positiven Herausforderung.

Dieser Prozess gelingt am besten, wenn wir eher eine interne als eine externe Kontrollüberzeugung besitzen. Dabei trauen wir eigenen Fähigkeiten mehr als glücklichen Umständen. Bei der internen Kontrollüberzeugung sehen wir uns selbst als Urheber bzw. Initiator einer geglückten Handlung, während wir bei externer Kontrollüberzeugung eher die Verhältnisse als entscheidend ansehen.

Rubikon-Modell in der Beraterpraxis

Gerade wenn du Klienten bei sportlichen Zielen oder auch hinsichtlich ihrer Ernährung begleitest, kann dir das Rubikon-Modell wertvolle Unterstützung bieten. Damit kannst du nämlich analytisch und detailreich feststellen: In welcher Phase steckt mein Klient gerade und was ist konkret der leistungshemmende Faktor?

Zusammenfassung

Kurz und knapp gesagt versucht das Rubikon-Modell aufzuzeigen, warum ein Mensch handelt, wie er handelt, und was ihn zu bestimmten Handlungen verleitet beziehungsweise motiviert. Menschliches Handeln unterliegt dabei dem Prinzip der Motivation und Volition. Dazu können vier Phasen beschrieben werden: Abwäge-, Planungs-, Handlungs- und Bewertungsphase. Volition ist dabei die bewusste und willentliche Umsetzung von Motiven und Zielen (Planungs- und Handlungsphase). Die notwendige Motivation beschreibt emotionale Prozesse zur Setzung und Bewertung von Zielen (Abwäge- und Bewertungsphase).

Motivation = Abwägen

↓
- Welche Ziele habe ich? ■ Welche Vor- und Nachteile ergeben sich?
- Verfüge ich über die entsprechende Ausrüstung?
- Reichen meine finanziellen Ressourcen und ist es zeitlich machbar?

----------- „Rubikon überwinden"

Ziel = Planen

↓ ■ Wie mache ich es konkret? ■ Welche Teilschritte setze ich mir?

Umsetzung = Handeln

↓ ■ Ich versuche meine Pläne in die Tat umzusetzen. ■ Wenn es Schwierigkeiten gibt, ist eine Überwindung nötig. ■ Mein Vorhaben kann auch scheitern.

Auswertung = Bewerten

■ Habe ich meine Ziele erreicht? ■ Wie zufrieden bin ich damit?

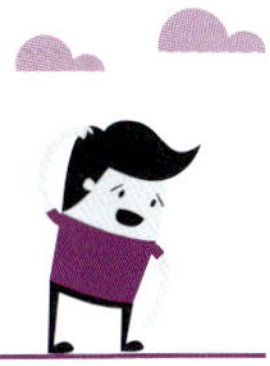

Der Idiotengraben: Du kennst das, es nervt dich irgendetwas, z. B. dein Job, du denkst dir, ich kündige, ich will Gewicht abnehmen, ich will mit dem Sport starten ... aber du machst es doch nicht, denn du befindest dich in der Bequemzone, stehst also vor dem Idiotengraben. „Irgendwann mache ich es", so deine Devise. Eines Tages versuchst du deine Situation zu ändern, du schaust dir neue Betriebe an, isst ein paar Tage weniger oder kaufst dir neue Turnschuhe, steckst also deine Zehenspitzen in den Idiotengraben. Der Großteil schwenkt wieder zurück, das Wasser ist dir zu kalt. Du stellst dich wieder in deine Bequemzone hinter den Idiotengraben und denkst dir, irgendwann mache ich das, das schaffe ich schon.

Nur sehr wenige springen tatsächlich ins kalte Wasser, also IN den Idiotengraben. Das Schwimmen ist oft schwierig, daher drehen manche wieder um und betrachten den Graben wieder aus der Komfortzone. Einige wenige aber halten durch, tauchen aus dem Graben auf und schwimmen auf die andere Seite. Sie können nun zurückblicken, reicher an Erfahrungen und mit dem guten Gefühl: „Ich habe es geschafft!"

Das Rubikon-Modell am praktischen Beispiel Joggen

Du befindest dich zuerst in der Abwägungsphase:
Dabei prüfst du die Idee: Soll ich joggen gehen? (Ja/Nein?).
Dabei wägst du ab und stellst Pro und Contra gegenüber:

Pro:

- ➜ gut für meine Gesundheit
- ➜ gut für meine Psyche
- ➜ gut für meine Figur

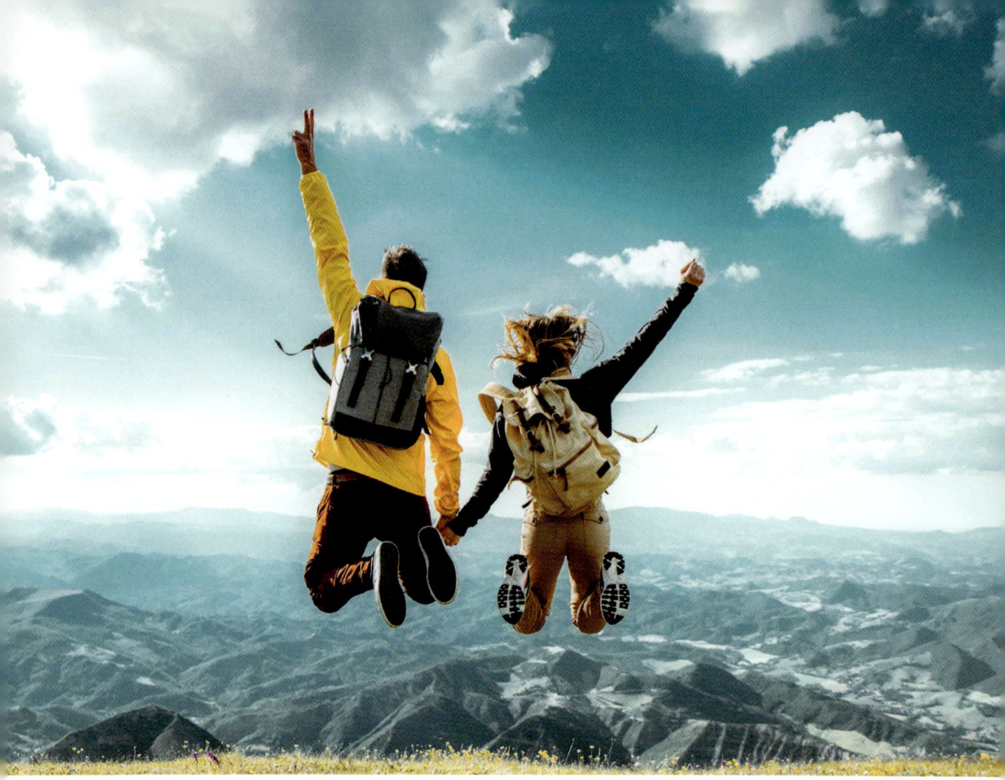

Contra:

- weniger Zeit für angenehme Dinge (Freunde treffen)
- weniger Zeit für den Haushalt
- anstrengend

Jetzt kommt die Erwartung-mal-Wert-Theorie ins Spiel: Du fragst dich: „Schaffe ich das?" und „Wie viel ist mir das Joggen wert?", sprich wie positiv die positiven Konsequenzen sind und wie gut die Erfolgsaussichten. Nach diesem Abwägungsprozess überwiegen die positiven Elemente. Du entscheidest dich, morgen joggen zu gehen und überschreitest somit den Rubikon.

Nun befindest du dich in der Planungsphase:

- War in der Abwägungsphase noch eine mehrseitige Informationsverarbeitung gegeben, besteht nunmehr eine einseitige Informationsverarbeitung: Du nimmst nur mehr Informationen war, welche für die Realisierung deines Wunsches sprechen. Beispielsweise könnte die Wettervorschau Regen vorhersagen. In der Abwägungsphase wäre das möglicherweise ein Grund gewesen, sich gegen das Joggen zu entscheiden. In der Planungsphase siehst du aber selbst den Regen nicht als Hindernis („Auch bei Regen kann man laufen", so dein Argument). Möglicherweise joggt auch dein Arbeitskollege, was dein Vorhaben sogar noch erleichtert.

- Du bist nun in einer Phase, wo es nicht mehr darum geht, ob du etwas machst, sondern wie du es schaffst, etwas durchzuhalten. Wahrnehmungspsychologisch fokussierst du dich nur mehr auf Dinge, die die Erreichung des Ziels unterstützen. Dazu streichst du positive Aspekte des Vorhabens heraus. Eine dementsprechende Emotionskontrolle hilft dir dabei, indem du beispielsweise vor dem Joggen deine Lieblingsmusik hörst (oder diese sogar beim Laufen dabei hast). Auch könntest du dich durch das Hinstellen der Laufschuhe an die Eingangstür zusätzlich unterstützen.
- Schließlich schaffst du dir ein ausreichendes Zeitfenster, planst die Laufrunde und, wenn notwendig, besorgst dir noch die nötige Ausrüstung für die Sportart.

Du befindest dich in der Handlungsphase:

- Jetzt bist du tatsächlich in deiner Laufkleidung und deinen Laufschuhen; und läufst gut 40 Minuten eine herrliche Waldstrecke.

Du befindest dich in der Bewertungsphase:

- Nach einer Stunde stehst du unter der Dusche. Jetzt ist die Zeit der Bewertung gekommen: War die Handlung (joggen) erfolgreich? War sie angenehm oder unangenehm? Du prüfst deine Emotionen (positive oder auch negative): „Tut mir joggen gut?" Danach entscheidest du, ob du abermals joggen gehen oder vielleicht den Prozess neu starten und dich für eine andere Sportart entscheiden möchtest.

Anhang

Abbildungsverzeichnis

Tabellenverzeichnis

Abkürzungsverzeichnis

EFSA = European Food Safety Authority. Bei der EFSA handelt es sich um die in der EU für Lebensmittelsicherheit zuständige Stelle. Sie wurde 2002 infolge etlicher Lebensmittelskandale ins Leben gerufen.

SSNS = swiss sports nutrition society, eine international bekannte Gesellschaft mit Sitz in der Schweiz, die das Thema Sporternährung wissenschaftlich fundiert aufarbeitet, URL: https://www.ssns.ch

NEM = Nahrungsergänzungsmittel

NADA = Nationale Anti-Doping-Agentur

DACH = Zusammenschluss der Ernährungsgesellschaften aus Deutschland, Österreich und der Schweiz (Deutschland DGE, Österreich ÖGE und Schweiz SGE)

BMI = body mass index, Verhältnisrechnung von Körpergröße zu Körpergewicht (kg/m^2), dient der Beurteilung des Körpergewichts

Quellenverzeichnis

Quellen zum Kapitel Einleitung

Pubmed-Datenbank, 2023, Studien seit 1946, URL: https://pubmed.ncbi.nlm.nih.gov/?term=sports+AND+nutrition. Zugriff am 17.1.23

Sponet - IAT - Institut für angewandte Trainingswissenschaft (https://www.iat.uni-leipzig.de/datenbanken/iks/sponet/), Zugriff am 1.2.23

SURF - Sport und Recherche im Fokus (https://www.bisp-surf.de), Zugriff am 1.2.23

ViFa - Virtuelle Fachbibliothek Sportwissenschaft" (https://www.vifasport.de), Zugriff am 1.2.23

SIRC - Sport Information Resource Centre (https://sirc.ca), Zugriff am 1.2.23

SSNS – Swiss Sports Nutrition Society (http://www.ssns.ch), Zugriff am 1.2.23

PubMed (https://pubmed.ncbi.nlm.nih.gov), Zugriff am 1.2.23

Cochrane (https://www.cochranelibrary.com), Zugriff am 1.2.23

Quellen zum Kapitel Sporternährung – die Basics

Access initial legal act, In force, ELI: http://data.europa.eu/eli/reg/2008/1333/2022-10-31, Artikel 18

AGES, Agentur für Ernährungssicherheit, 2020/21, Schwerpunktaktion Jod in Algen, A-042-20, URL: https://www.ages.at/mensch/schwerpunkte/schwerpunktaktionen/detail/iod-in-algen, Endbericht: file:///C:/Users/Kirchmaier%20Angelika/Downloads/A-042-20_Wissen_aktuell%20(2).pdf, Zugriff am 30.1.23

AGES, Agentur für Ernährungssicherheit, 2022, Jod, URL: https://www.ages.at/mensch/ernaehrung-lebensmittel/rueckstaende-kontaminanten-von-a-bis-z/jod, Zugriff am 30.1.23

Bakaloudi DR, Halloran A, Rippin HL, Oikonomidou AC, Dardavesis TI, Williams J, Wickramasinghe K, Breda J, Chourdakis M. Intake and adequacy of the vegan diet. A systematic review of the evidence. Clin Nutr. 2021 May;40(5):3503-3521. doi: 10.1016/j.clnu.2020.11.035. Epub 2020 Dec 7. PMID: 33341313.

Biesalski Hans Konrad, Bischoff Stephan C.. Pirlich Matthias, Weimann Arved, 2018, Ernährungsmedizin, Nach dem Curriculum Ernährungsmedizin der Bundesärztekammer, 5. Auflage, Thieme Verlag

Carlsohn A, Braun H, Großhauser M, König D, Lampen A, Mosler S, Nieß A, Oberritter H, Schäbethal K, Schek A, Stehle P, Virmani K, Ziegenhagen R, Heseker H (2019) Minerals and vitamins in sports nutrition. Position of the working group sports nutrition of the German Nutrition Society (DGE). Ernahrungs Umschau 66(12): 250–257 The English version of this article is available online: DOI: 10.4455/eu.2019.050

Consolidated text: Regulation (EC) No 1333/2008 of the European Parliament and of the Council of 16 December 2008 on food additives (Text with EEA relevance)Text with EEA relevance

Consolidated text: Regulation (EU) No 1169/2011 of the European Parliament and of the Council of 25 October 2011 on the provision of food information to consumers, amending Regulations (EC) No 1924/2006 and (EC) No 1925/2006 of the European Parliament and of the Council, and repealing Commission Directive 87/250/EEC, Council Directive 90/496/EEC, Commission Directive 1999/10/EC, Directive 2000/13/EC of the European Parliament and of the Council, Commission Directives 2002/67/EC and 2008/5/EC and Commission Regulation (EC) No 608/2004 (Text with EEA relevance), Access initial legal act, In force, ELI: http://data.europa.eu/eli/reg/2011/1169/2018-01-01, Artikel 20

Elmadfa Ibrahim, Muskat Erich, Fritzsche Doris, Meyer Alexa Leonie, 2021, Die große GU Nährwert-Kalorien-Tabelle, broschiert, GU-Verlag

EurLex, 2018, Empfehlung (EU) 2018/464 der Kommission vom 19. März 2018 zur Überwachung der Metall- und Jodkonzentrationen in Seetang, Halophyten und auf Seetang basierenden Erzeugnissen (Text von Bedeutung für den EWR.), C/2018/1560, ELI: http://data.europa.eu/eli/reco/2018/464/oj, URL: https://eur-lex.europa.eu/legal-content/DE/TXT/HTML/?uri=CELEX:32018H0464&from=DE, Zugriff am 30.1.23

Kåre Birger Hagen, Marte Gjeitung Byfuglien, Louise Falzon, Sissel Urke Olsen, Geir Smedslund, 2009, Cochrane Review, Dietary interventions for rheumatoid arthritis, Version published: 21 January 2009, https://doi.org/10.1002/14651858.CD006400.pub2

Karen Rees, Lena Al-Khudairy, Andrea Takeda, Saverio Stranges, 2021, Cochrane Review, Vegan dietary pattern for the primary and secondary prevention of cardiovascular diseases, Version published: 25 February 2021, https://doi.org/10.1002/14651858.CD013501.pub2

Kirchmaier, Angelika, 2022, Mein knackig frisches Immunsystem, Tyrolia Verlag

Krause, Ute, Pschyrembel Redaktion (2021): Immunsystem, IN: Pschyrembel online Medizinlexikon, URL: https://www.pschyrembel.de/immunsystem/K0AMH/doc/, Zugriff am 15.01.23

Lambert, V., Carbuhn, A., Culp, A., Ketterly, J., Twombley, B., White, D., 2022, Interassociation Consensus Statement on Sports Nutrition Models for the Provision of Nutrition Services From Registered Dietitian Nutritionists in Collegiate Athletics, J Athl Train (2022) 57 (8): 717–732., https://doi.org/10.4085/1062-6050-0157.22

Lamprecht, Holasek, Konrad, Seebauer, Hiller-Baumgartner, ÖGSE, 2017, Lehrbuch der Sporternährung, CLAX-Fachverlag

Lang Florian, Brandes Ralf, 2019, Physiologie des Menschen, 32. Auflage, Springer Verlag

Pape Hans Christian, Kurtz Armin, Silbernagl Stefan, 2019, Physiologie, 9. Auflage, Thieme Verlag

Raschka Christoph, Ruf Stephanie (Hrsg.), 2015, Sport und Ernährung, Thieme Verlag, ISBN 978-3-13167152-3

Regulation (EC) No 1333/2008 of the European Parliament and of the Council of 16 December 2008 on food additives (Text with EEA relevance), OJ L 354, 31.12.2008, p. 16–33 (BG, ES, CS, DA, DE, ET, EL, EN, FR, GA, IT, LV, LT, HU, MT, NL, PL, PT, RO, SK, SL, FI, SV), Special edition in Croatian: Chapter 13 Volume 034 P. 67 – 84, In force: This act has been changed. Current consolidated version: 31/10/2022, ELI: http://data.europa.eu/eli/reg/2008/1333/oj

Righi NC, Schuch FB, De Nardi AT, Pippi CM, de Almeida Righi G, Puntel GO, da Silva AMV, Signori LU. Effects of vitamin C on oxidative stress, inflammation, muscle soreness, and strength following acute exercise: meta-analyses of randomized clinical trials. Eur J Nutr. 2020 Oct;59(7):2827-2839. doi: 10.1007/s00394-020-02215-2. Epub 2020 Mar 11. PMID: 32162041.

Rogerson David, 2017, Vegan diets: practical advice for athletes and exercisers, Journal of the International Society of Sports Nutrition (2017), Correspondence: d.rogerson@shu.ac.uk, Academy of Sport and Physical Activity, Sheffield Hallam University, S10 2BP, Sheffield, UK, DOI 10.1186/s12970-017-0192-9

Schauder Peter, Ollenschläger Günter, Ernährungsmedizin, 2006, 3. Auflage, Urban & Fischer Verlag

Schek A, Braun H, Carlsohn A, Großhauser M, König D, Lampen A, Mosler S, Nieß A, Oberritter H, Schäbethal K, Stehle P, Virmani K, Ziegenhagen R, Heseker H (2019) Fats in sports nutrition. Position of the working group sports nutrition of the German Nutrition Society (DGE). Ernahrungs Umschau 66(9): 181–188 The English version of this article is available online: DOI: 10.4455/eu.2019.042

Shaw, K.A., Zello, G.A., Rodgers, C.D. et al. Benefits of a plant-based diet and considerations for the athlete. Eur J Appl Physiol 122, 1163–1178 (2022). https://doi.org/10.1007/s00421-022-04902-w

Sobiecki JG, Appleby PN, Bradbury KE, Key TJ. High compliance with dietary recommendations in a cohort of meat eaters, fish eaters, vegetarians, and vegans: results from the European Prospective Investigation into Cancer and Nutrition-Oxford study. Nutr Res. 2016 May;36(5):464-77. doi: 10.1016/j.nutres.2015.12.016. Epub 2016 Jan 6. PMID: 27101764; PMCID: PMC4844163.

Sonkodi B, Berkes I, Koltai E. Have We Looked in the Wrong Direction for More Than 100 Years? Delayed Onset Muscle Soreness Is, in Fact, Neural Microdamage Rather Than Muscle Damage. Antioxidants (Basel). 2020 Mar 5;9(3):212. doi: 10.3390/antiox9030212. PMID: 32150878; PMCID: PMC7139782.

Stiftung Warentest, 2002, Jod in Gemüsealgen, URL: https://www.test.de/Jod-in-Gemuesealgen-Schock-aus-dem-Meer-1051651-0/#:~:text=Überdosierung%20praktisch%20ausgeschlossen.,%2C%20riskiert%20einen%20Schilddrüsen-Schock., Zugriff am 30.1.23

Swiss Sports Nutrition Society, 2008, https://www.ssns.ch, Lebensmittelpyramide für Sportlerinnen und Sportler, URL: https://www.ssns.ch/wp-content/uploads/2016/10/Lebensmittelpyramide_Sport_DE.pdf, Zugriff am 15.01.23

Travis Thomas, Burke Louise, 20016, Nutrition and Athletic Performance, Medicine and Science in Sports and Exercise, 48(3):543-568, DOI:10.1249/MSS.0000000000000852

van Vliet S, Burd NA, van Loon LJ. The Skeletal Muscle Anabolic Response to Plant- versus Animal-Based Protein Consumption. J Nutr. 2015 Sep;145(9):1981-91. doi: 10.3945/jn.114.204305. Epub 2015 Jul 29. PMID: 26224750.

Verordnung (EU) Nr. 1169/2011 des Europäischen Parlaments und des Rates vom 25. Oktober 2011 betreffend die Information der Verbraucher über Lebensmittel und zur Änderung der Verordnungen (EG) Nr. 1924/2006 und (EG) Nr. 1925/2006 des Europäischen Parlaments und des Rates und zur Aufhebung der Richtlinie 87/250/EWG der Kommission, der Richtlinie 90/496/EWG des Rates, der Richtlinie 1999/10/EG der Kommission, der Richtlinie 2000/13/EG des Europäischen Parlaments und des Rates, der Richtlinien 2002/67/EG und 2008/5/EG der Kommission und der Verordnung (EG) Nr. 608/2004 der Kommission Text von Bedeutung für den EWR, OJ L 304, 22.11.2011, p.

18–63 (BG, ES, CS, DA, DE, ET, EL, EN, FR, IT, LV, LT, HU, MT, NL, PL, PT, RO, SK, SL, FI, SV), Special edition in Croatian: Chapter 15 Volume 020 P. 168 – 213. ELI: http://data.europa.eu/eli/reg/2011/1169/oj, Artikel 20

Ziegenhagen R, Braun H, Carlsohn A, Großhauser M, Heseker H, König D, Mosler S, Nieß A, Oberritter H, Schäbethal K, Schek A, Stehle P, Virmani K, Lampen A: Safety aspects of dietary supplements in sports. Position of the working group sports nutrition of the German Nutrition Society (DGE). Ernahrungs Umschau 2020; 67(2): 42–50.e1–e2. The English version of this article is available online: DOI: 10.4455/eu.2020.012

Quellen zum Kapitel Flüssigkeit

Ali H, Tahmassebi JF. The effects of smoothies on enamel erosion: an in situ study. Int J Paediatr Dent. 2014 May;24(3):184-91. doi: 10.1111/ipd.12058. Epub 2013 Aug 4. PMID: 23909804.

Amtsblatt der europäischen Union, 2012, health claims, VERORDNUNG (EU) Nr. 432/2012 DER KOMMISSION vom 16. Mai 2012 zur Festlegung einer Liste zulässiger anderer gesundheitsbezogener Angaben über Lebensmittel als Angaben über die Reduzierung eines Krankheitsrisikos sowie die Entwicklung und die Gesundheit von Kindern, URL: https://eur-lex.europa.eu/LexUriServ/LexUriServ.do?uri=OJ:L:2012:136:0001:0040:DE:PDF, Zugriff am 14.01.23

Barnes MJ. Alcohol: impact on sports performance and recovery in male athletes. Sports Med. 2014 Jul;44(7):909-19. doi: 10.1007/s40279-014-0192-8. PMID: 24748461.

Biesalski Hans Konrad, Bischoff Stephan C.. Pirlich Matthias, Weimann Arved, 2018, Ernährungsmedizin, Nach dem Curriculum Ernährungsmedizin der Bundesärztekammer, 5. Auflage, Thieme Verlag

Bundesministerium für Arbeit, Soziales und Konsumentenschutz, 2019, Österreichisches Lebensmittelbuch IV. Auflage Kapitel / B 13 / Bier Veröffentlicht mit Geschäftszahl: BMG-75210/0006-II/B/13/2015 vom 27.1.2015 Änderungen, Ergänzungen: BMGF-75210/0019-II/B/13/2017 vom 1.8.2017 BMASGK-75210/0010-IX/B/13/2018 vom 17.07.2018 BMASGK-75210/0002-IX-/B/13/2019 vom 5.07.2019, URL: https://www.verbrauchergesundheit.gv.at/lebensmittel/buch/codex/B13_Bier.pdf, Zugriff am 17.1.23

Colombani PC, Mettler S. Role of dietary proteins in sports. Int J Vitam Nutr Res. 2011 Mar;81(2-3):120-4. doi: 10.1024/0300-9831/a000060. PMID: 22139562.

DACH Referenzwerte, 2016, Kalium: URL: https://www.dge.de/wissenschaft/referenzwerte/kalium/?L=0, Zugriff am 14.01.2023

DACH-Referenzwerte, 2000, Wasser, URL: https://www.dge.de/wissenschaft/referenzwerte/wasser/, Zugriff am 11.01.23

EFSA, health claims, 2023, URL: https://www.efsa.europa.eu/en/topics/topic/health-claims, Zugriff am 16.01.23

EFSA, Koffein, doi:10.2805/63320, URL: https://www.efsa.europa.eu/sites/default/files/corporate_publications/files/efsaexplainscaffeine150527de.pdf, Zugriff am 25.5.22

EFSA, Scientific Opinion on the safety of caffeine, EFSA Panel on Dietetic Products, Nutrition and Allergies (NDA), First published: 27 May 2015, https://doi.org/10.2903/j.efsa.2015.4102

Elmadfa Ibrahim, Muskat Erich, Fritzsche Doris, Meyer Alexa Leonie, 2021, Die große GU Nährwert-Kalorien-Tabelle, broschiert, GU-Verlag

Europ. Behörde für LM-Sicherheit EFSA Bericht zu Energiedrinks, EFSA Pressemeldung v. 6.3.2013; DGE Info 7. 2013

Guest NS, VanDusseldorp TA, Nelson MT, Grgic J, Schoenfeld BJ, Jenkins NDM, Arent SM, Antonio J, Stout JR, Trexler ET, Smith-Ryan AE, Goldstein ER, Kalman DS, Campbell BI. International society of sports nutrition position stand: caffeine and exercise performance. J Int Soc Sports Nutr. 2021 Jan 2;18(1):1. doi: 10.1186/s12970-020-00383-4. PMID: 33388079; PMCID: PMC7777221.

Hartwig, Marun, Pschyrembel Redaktion, 2019, Isotonie, Pschyrembel online, Verlag Walter de Gruyter, Berlin, URL: https://www.pschyrembel.de/Isotonie/K0B7G, Zugriff am 12.01.23

Heseker, Hans, 2016) Trinken, bevor der Durst kommt? Flüssigkeitsbedarf von Sportlern und kritische Betrachtung des Getränkeangebots. Aktuel Ernahrungsmed 41(S01): S22–S26, URL: https://docplayer.org/18885838-Trinken-bevor-der-durst-kommt-fluessigkeitsbedarf-von-sportlern-und-kritische-betrachtung-des-getraenkeangebots.html, Zugriff am 16.1.23

Hew-Butler T, Rosner MH, Fowkes-Godek S, Dugas JP, Hoffman MD, Lewis DP, Maughan RJ, Miller KC, Montain SJ, Rehrer NJ, Roberts WO, Rogers IR, Siegel AJ, Stuempfle KJ, Winger JM, Verbalis JG. Statement of the Third International Exercise-Associated Hyponatremia Consensus Development Conference, Carlsbad, California, 2015. Clin J Sport Med. 2015 Jul;25(4):303-20. doi: 10.1097/JSM.0000000000000221. PMID: 26102445.

Hohmann-Jeddi, Christina, 2015, Ironman-Teilnehmer stirbt an Hyponatriämie, Pharmazeutische Zeitung: URL: https://www.pharmazeutische-zeitung.de/ausgabe-292015/ironman-teilnehmer-stirbt-an-hyponatriaemie/#:~:text=Von%20Christina%20Hohmann-Jeddi%20%2F%20Drei,war%20hinter%20der%20Ziellinie%20zusammengebrochen., Zugriff am 16.1.23

Jameel RA, Khan SS, Abdul Rahim ZH, Bakri MM, Siddiqui S. Analysis of dental erosion induced by different beverages and validity of equipment for identifying early dental erosion, in vitro study. J Pak Med Assoc. 2016 Jul;66(7):843-8. PMID: 27427133.

Jameel RA, Khan SS, Abdul Rahim ZH, Bakri MM, Siddiqui S. Analysis of dental erosion induced by different beverages and validity of equipment for identifying early dental erosion, in vitro study. J Pak Med Assoc. 2016 Jul;66(7):843-8. PMID: 27427133.

James LJ, Stevenson EJ, Rumbold PLS, Hulston CJ. Cow's milk as a post-exercise recovery drink: implications for performance and health. Eur J Sport Sci. 2019 Feb;19(1):40-48. doi: 10.1080/17461391.2018.1534989. Epub 2018 Oct 31. PMID: 30379113.

Kaiser, Anke: Die Bioverfügbarkeit der Mineralstoffe aus Mineral- und Heilwässern, aus Ernährung und Medizin, S1 2003, 18. Jhg. Seite 50 f

Kalman DS, Feldman S, Krieger DR, Bloomer RJ. Comparison of coconut water and a carbohydrate-electrolyte sport drink on measures of hydration and physical performance in exercise-trained men. J Int Soc Sports Nutr. 2012 Jan 18;9(1):1. doi: 10.1186/1550-2783-9-1. PMID: 22257640; PMCID: PMC3293068.

Khan K, Qadir A, Trakman G, Aziz T, Khattak MI, Nabi G, Alharbi M, Alshammari A, Shahzad M. Sports and Energy Drink Consumption, Oral Health Problems and Performance Impact among Elite Athletes. Nutrients. 2022 Nov 30;14(23):5089. doi: 10.3390/nu14235089. PMID: 36501119; PMCID: PMC9738880.

Kirchmaier, Angelika, 2022, Mein knackig frisches Immunsystem, Tyrolia Verlag

Kitchens M, Owens BM. Effect of carbonated beverages, coffee, sports and high energy drinks, and bottled water on the in vitro erosion characteristics of dental enamel. J Clin Pediatr Dent. 2007 Spring;31(3):153-9. doi: 10.17796/jcpd.31.3.1157l653t8206100. PMID: 17550037.

Konopka, Peter, 2018, Sporternährung: Grundlagen, Ernährungsstrategien, Leistungsförderung, BLV-Verlag

Krause, Ute, 2020, Exsikkose, Pschyrembel online, Pschyrembel online, URL: https://www.pschyrembel.de/Exsikkose/K05L9/doc/, Zugriff am 15.1.23

Lamprecht, Holasek, Konrad, Seebauer, Hiller-Baumgartner, ÖGSE, 2017, Lehrbuch der Sporternährung, CLAX-Fachverlag

Lang Florian, Brandes Ralf, 2019, Physiologie des Menschen, 32. Auflage, Springer Verlag

Lang Florian, Brandes Ralf, 2019, Physiologie des Menschen, 32. Auflage, Springer Verlag

Marktl, W., 2008, Osmolarität von Getränken, Journal für Ernährungsmedizin; 10 (2), 20-22, URL. https://www.kup.at/kup/pdf/7203.pdf, Zugriff am 16.1.23

Maughan, Ron, Burke, Louise, 2012, Nutrition for athletes: a practical guide to eating for health and performance. Based on an International Consensus Conference held at the IOC in Lausanne in October 2010. Prepared by the Nutrition Working Group of the International Olympic Committee. Revised and updated in April 2012, URL: https://library.olympics.com/Default/doc/SYRACUSE/74010/nutrition-for-athletes-a-practical-guide-to-eating-for-health-and-performance-based-on-an-internatio?_lg=en-GB, Zugriff am 16.1.23

Morgado M, Ascenso C, Carmo J, Mendes JJ, Manso AC. pH analysis of still and carbonated bottled water: Potential influence on dental erosion. Clin Exp Dent Res. 2022 Apr;8(2):552-560. doi: 10.1002/cre2.535. Epub 2022 Feb 21. PMID: 35191217; PMCID: PMC9033543.

Mosler S, Braun H, Carlsohn A, Großhauser M, König D, Lampen A, Nieß A, Oberritter H, Schäbethal K, Schek A, Stehle P, Virmani K, Ziegenhagen R, Heseker H (2019) Fluid replacement in sports. Position of the working group sports nutrition of the German Nutrition Society (DGE). Ernahrungs Umschau 66(3): 52–59 The English version of this article is available online: DOI: 10.4455/eu.2019.011

Naomi Priest, Rebecca Armstrong, Jodie Doyle, Elizabeth Waters, , 2008, Cochrane Review, Policy interventions implemented through sporting organisations for promoting healthy behaviour change: https://doi.org/10.1002/14651858.CD004809.pub3

Pape Hans Christian, Kurtz Armin, Silbernagl Stefan, 2019, Physiologie, 9. Auflage, Thieme Verlag

Pape Hans Christian, Kurtz Armin, Silbernagl Stefan, 2019, Physiologie, 9. Auflage, Thieme Verlag

Peter von Philipsborn, Jan M Stratil, Jacob Burns, Laura K Busert, Lisa M Pfadenhauer, Stephanie Polus, Christina Holzapfel, Hans Hauner, Eva Rehfuess, , 2019, Cochrane Review, Environmental interventions to reduce the consumption of sugar-sweetened beverages and their effects on health https://doi.org/10.1002/14651858.CD012292.pub2

Philipsborn Peter, Stratil Jan M, Burns Jacob, Busert Laura K, Pfadenhauser Lisa M, Polus Stephanie, Holzapfel Christina, Hauner Hans, Rehfuess Eva, 2019, Environmental interventions to reduce the consumption of sugar-sweetened beverages and their effects on health, URL: https://doi.org/10.1002/14651858.CD012292.pub2, Zugriff am 11.01.23

Pschyrembel Redaktion, 2016, hypertonische Lösung, Pschyrembel online, Verlag Walter de Gruyter, Berlin, URL: https://www.pschyrembel.de/hypertonische%20Lösung/K0D99/doc/, Zugriff am 12.01.23

Pschyrembel Redaktion, 2020, Osmolalität, Pschyrembel online, URL: https://www.pschyrembel.de/osmolalität/A0UT1/doc/, Zugriff am 16.1.23

Racinais, S., Alonso, J.M., Coutts, A.J., Flouris, A.D., Girard, O., González-Alonso, J., Hausswirth, C., Jay, O., Lee, J.K.W., Mitchell, N., Nassis, G.P., Nybo, L., Pluim, B.M., Roelands, B., Sawka, M.N., Wingo, J.E. and Périard, J.D. (2015), Training and competing in the heat. Scand J Med Sci Sports, 25: 6-19. https://doi.org/10.1111/sms.12467

Schauder Peter, Ollenschläger Günter, Ernährungsmedizin, 2006, 3. Auflage, Urban & Fischer Verlag

Siemens Stiftung 2021, pH-Wert von Getränken, Inhalt lizenziert unter CC BY-SA 4.0 international, URL: https://medienportal.siemens-stiftung.org/view/104995, Zugriff am 17.1.23

Siener Roswitha, Einfluss der Ernährung auf den Säure-BasenHaushalt, Medizinische Ernährungswissenschaft, Klinik und Poliklinik für Urologie der Rheinischen Friedrich-Wilhelms-Universität, Bonn, Artikel entnommen aus Ernährungsumschau, Umschau Zeitschriftenverlag, URL: https://www.ernaehrungs-umschau.de/fileadmin/Ernaehrungs-Umschau/pdfs/pdf_2006/05_06/EU05_168_173_Version02.pdf, Zugriff am 15.1.23

SSNS, 2008, Swiss Sports Nutrition Society, https://www.ssns.ch, Flüssigkeitsbedarf, URL: https://www.ssns.ch/portfolio-items/3-fluessigkeistumsatz/, Zugriff am 11.01.23

SSNS, 2016, Swiss Sports Nutrition Society, https://www.ssns.ch, Lebensmittelpyramide für Sportlerinnen und Sportler, URL: https://www.ssns.ch/wp-content/uploads/2016/10/Lebensmittelpyramide_Sport_DE.pdf, Zugriff am 11.01.23

Stephanie Mosler, Hans Braun, Anja Carlsohn, Mareike Großhauser, Daniel König, Alfonso Lampen, Andreas Nieß, Helmut Oberritter, Klaus Schäbethal, Alexandra Schek, Peter Stehle, Kiran Virmani, Rainer Ziegenhagen, Helmut Heseker, 2019, Flüssigkeitsmanagement im Sport Position der Arbeitsgruppe Sporternährung der Deutschen Gesellschaft für Ernährung e. V. (DGE), Positionspapier Wissenschaft und Forschung, URL: https://www.ernaehrungs-umschau.de/fileadmin/Ernaehrungs-Umschau/pdfs/pdf_2019/03_19/EU03_2019_M152-M159.pdf, Zugriff am 16.01.23

Stiftung Warentest, 2013, alkoholfreies Bier, URL: https://www.test.de/Alkoholfreies-Bier-Erfrischung-ja-Schwips-nein-4582953-0/#:~:text=Wie%20viel%20Alkohol%20enthält%20alkoholfreies,Alkohol%20pro%20100%20Milliliter%20Getränk)., Zugriff am 17.1.23

Swiss Sports Nutrition Society, 2008, https://www.ssns.ch, Lebensmittelpyramide für Sportlerinnen und Sportler, URL: https://www.ssns.ch/wp-content/uploads/2016/10/Lebensmittelpyramide_Sport_DE.pdf, Zugriff am 15.01.23

Thomas DT, Erdman KA, Burke LM, 2016, Nutrition and athletic performance. American College of Sports Medicine joint position statement. Med Sci Sports Exerc 48: 543–568, URL: https://www.researchgate.net/publication/297695609_Nutrition_and_Athletic_Performance, Zugriff am 16.1.23

TiU, Trinken im Unterricht, IDM – Informationszentrale Deutsches Mineralwasser, URL: https://www.trinken-im-unterricht.de, Zugriff am 15.1.23

Von der Lancken, Jan Christoph, 2022, Basen, Pschyrembel online, Verlag Walter de Gruyter, Berlin, URL: https://www.pschyrembel.de/basen/K03FM/doc/, Zugriff am 15.1.23

Von der Lancken, Jan Christoph, 2022, Säuren, Pschyrembel online, Verlag Walter de Gruyter, Berlin, URL: https://www.pschyrembel.de/säure/K0K7J/doc/, Zugriff am 15.1.23

Wang YL, Chang CC, Chi CW, Chang HH, Chiang YC, Chuang YC, Chang HH, Huang GF, Liao YS, Lin CP. Erosive potential of soft drinks on human enamel: an in vitro study. J Formos Med Assoc. 2014 Nov;113(11):850-6. doi: 10.1016/j.jfma.2014.06.002. Epub 2014 Jul 4. PMID: 25001324.

Weinhalle, 2023, pH-Wert im Wein, URL: https://www.weinhalle.de/lexikon/pH-Wert.html, Zugriff am 17.1.23

Wright KF. Is Your Drinking Water Acidic? A Comparison of the Varied pH of Popular Bottled Waters. J Dent Hyg. 2015 Jun;89 Suppl 2:6-12. PMID: 26338903.

Quellen zum Kapitel Carbs

Biesalski Hans Konrad, Bischoff Stephan C.. Pirlich Matthias, Weimann Arved, 2018, Ernährungsmedizin, Nach dem Curriculum Ernährungsmedizin der Bundesärztekammer, 5. Auflage, Thieme Verlag

Dehghan M, Mente A, Zhang X, Swaminathan S, Li W, Mohan V, Iqbal R, Kumar R, Wentzel-Viljoen E, Rosengren A, Amma LI, Avezum A, Chifamba J, Diaz R, Khatib R, Lear S, Lopez-Jaramillo P, Liu X, Gupta R, Mohammadifard N, Gao N, Oguz A, Ramli AS, Seron P, Sun Y, Szuba A, Tsolekile L, Wielgosz A, Yusuf R, Hussein Yusufali A, Teo KK, Rangarajan S, Dagenais G, Bangdiwala SI, Islam S, Anand SS, Yusuf S; Prospective Urban Rural Epidemiology (PURE) study investigators. Associations of fats and carbohydrate intake with cardiovascular disease and mortality in 18 countries from five continents (PURE): a prospective cohort study. Lancet. 2017 Nov 4;390(10107):2050-2062. doi: 10.1016/S0140-6736(17)32252-3. Epub 2017 Aug 29. PMID: 28864332.

Elmadfa Ibrahim, Muskat Erich, Fritzsche Doris, Meyer Alexa Leonie, 2021, Die große GU Nährwert-Kalorien-Tabelle, broschiert, GU-Verlag

Fritzsche, Doris, Elmadfa, Ibrahim, Meyer, Leonie, Muskat, Erich, 2019, Die große GU Nährwert- und Kalorientabelle, GU-Verlag

Kirchmaier, Angelika, 2022, Mein knackig frisches Immunsystem, Tyrolia Verlag

König D, Braun H, Carlsohn A, Großhauser M, Lampen A, Mosler S, Nieß A, Oberritter H, Schäbethal K, Schek A, Stehle P, Virmani K, Ziegenhagen R, Heseker H (2019) Carbohydrates in sports nutrition. Position of the working group sports nutrition of the German Nutrition Society (DGE). Ernahrungs Umschau 66(11): 228–235 The English version of this article is available online: DOI: 10.4455/eu.2019.044

Lamprecht, Holasek, Konrad, Seebauer, Hiller-Baumgartner, ÖGSE, 2017, Lehrbuch der Sporternährung, CLAX-Fachverlag

Lang Florian, Brandes Ralf, 2019, Physiologie des Menschen, 32. Auflage, Springer Verlag

Nakamura Y, Okuda N, Okamura T, Kadota A, Miyagawa N, Hayakawa T, Kita Y, Fujiyoshi A, Nagai M, Takashima N, Ohkubo T, Miura K, Okayama A, Ueshima H; NIPPON DATA Research Group. Low-carbohydrate diets and cardiovascular and total mortality in Japanese: a 29-year follow-up of NIPPON DATA80. Br J Nutr. 2014 Sep 28;112(6):916-24. doi: 10.1017/S0007114514001627. PMID: 25201302.

Nakamura Y, Okuda N, Okamura T, Kadota A, Miyagawa N, Hayakawa T, Kita Y, Fujiyoshi A, Nagai M, Takashima N, Ohkubo T, Miura K, Okayama A, Ueshima H; NIPPON DATA Research Group. Low-carbohydrate diets and cardiovascular and total mortality in Japanese: a 29-year follow-up of NIPPON DATA80. Br J Nutr. 2014 Sep 28;112(6):916-24. doi: 10.1017/S0007114514001627. PMID: 25201302.

Nilsson LM, Winkvist A, Eliasson M, Jansson JH, Hallmans G, Johansson I, Lindahl B, Lenner P, Van Guelpen B. Low-carbohydrate, high-protein score and mortality in a northern Swedish population-based cohort. Eur J Clin Nutr. 2012 Jun;66(6):694-700. doi: 10.1038/ejcn.2012.9. Epub 2012 Feb 15. PMID: 22333874.

Nordmann AJ, Nordmann A, Briel M, Keller U, Yancy WS Jr, Brehm BJ, Bucher HC. Effects of low-carbohydrate vs low-fat diets on weight loss and cardiovascular risk factors: a meta-analysis of randomized controlled trials. Arch Intern Med. 2006 Feb 13;166(3):285-93. doi: 10.1001/archinte.166.3.285. Erratum in: Arch Intern Med. 2006 Apr 24;166(8):932. PMID: 16476868.

Noto H, Goto A, Tsujimoto T, Noda M. Low-carbohydrate diets and all-cause mortality: a systematic review and meta-analysis of observational studies. PLoS One. 2013;8(1):e55030. doi: 10.1371/journal.pone.0055030. Epub 2013 Jan 25. Erratum in: PLoS One. 2019 Feb 7;14(2):e0212203. PMID: 23372809; PMCID: PMC3555979.

Pape Hans Christian, Kurtz Armin, Silbernagl Stefan, 2019, Physiologie, 9. Auflage, Thieme Verlag

Sara B Seidelmann, Brian Claggett, Susan Cheng, Mir Henglin, Amil Shah, Lyn M Steffen, et al., Dietary carbohydrate intake and mortality: a prospective cohort study and meta-analysis, Lancet, ARTICLES| VOLUME 3, ISSUE 9, E419-E428, SEPTEMBER 2018, DOI:https://doi.org/10.1016/S2468-2667(18)30135-X

Schauder Peter, Ollenschläger Günter, Ernährungsmedizin, 2006, 3. Auflage, Urban & Fischer Verlag

Swiss Sports Nutrition Society, 2008, https://www.ssns.ch, Lebensmittelpyramide für Sportlerinnen und Sportler, URL: https://www.ssns.ch/wp-content/uploads/2016/10/Lebensmittelpyramide_Sport_DE.pdf, Zugriff am 15.01.23

Thomas DT, Erdman KA, Burke LM (2016) American College of Sports Medicine joint position statement. Nutrition and athletic performance. Med Sci Sports Exerc 48: 543–568

Travis Thomas, Burke Louise, 20016, Nutrition and Athletic Performance, Medicine and Science in Sports and Exercise, 48(3):543-568, DOI:10.1249/MSS.0000000000000852

Quellen zum Kapitel Sport-Gels

Biesalski Hans Konrad, Bischoff Stephan C.. Pirlich Matthias, Weimann Arved, 2018, Ernährungsmedizin, Nach dem Curriculum Ernährungsmedizin der Bundesärztekammer, 5. Auflage, Thieme Verlag

Burke LM, Jeukendrup AE, Jones AM, Mooses M. Contemporary Nutrition Strategies to Optimize Performance in Distance Runners and Race Walkers. Int J Sport Nutr Exerc Metab. 2019 Mar 1;29(2):117-129. doi: 10.1123/ijsnem.2019-0004. Epub 2019 Apr 4. PMID: 30747558.

Elmadfa Ibrahim, Muskat Erich, Fritzsche Doris, Meyer Alexa Leonie, 2021, Die große GU Nährwert-Kalorien-Tabelle, broschiert, GU-Verlag

Fleming JA, Naughton RJ, Harper LD. Investigating the Nutritional and Recovery Habits of Tennis Players. Nutrients. 2018 Apr 3;10(4):443. doi: 10.3390/nu10040443. PMID: 29614035; PMCID: PMC5946228.

Graham TE. Caffeine and exercise: metabolism, endurance and performance. Sports Med. 2001;31(11):785-807. doi: 10.2165/00007256-200131110-00002. PMID: 11583104.

Guest NS, VanDusseldorp TA, Nelson MT, Grgic J, Schoenfeld BJ, Jenkins NDM, Arent SM, Antonio J, Stout JR, Trexler ET, Smith-Ryan AE, Goldstein ER, Kalman DS, Campbell BI. International society of sports nutrition position stand: caffeine and exercise performance. J Int Soc Sports Nutr. 2021 Jan 2;18(1):1. doi: 10.1186/s12970-020-00383-4. PMID: 33388079; PMCID: PMC7777221.

Lamprecht, Holasek, Konrad, Seebauer, Hiller-Baumgartner, ÖGSE, 2017, Lehrbuch der Sporternährung, CLAX-Fachverlag

Lang Florian, Brandes Ralf, 2019, Physiologie des Menschen, 32. Auflage, Springer Verlag

Layer P et al., 2021,Update S3-Leitlinie Reizdarmsyndrom, Z Gastroenterol 2021; 59: 1323–1415

Pape Hans Christian, Kurtz Armin, Silbernagl Stefan, 2019, Physiologie, 9. Auflage, Thieme Verlag

Schauder Peter, Ollenschläger Günter, Ernährungsmedizin, 2006, 3. Auflage, Urban & Fischer Verlag

Stamm, H., Stahlberger, M., Gebert, A., Lamprecht, M., Kamber, M., 2011, Supplemente, Medikamente und Doping im Freizeitsport, Schweizerische Zeitschrift für Sportmedizin und Sporttraumatologie

Swiss Sports Nutrition Society, 2008, https://www.ssns.ch, Lebensmittelpyramide für Sportlerinnen und Sportler, URL:

https://www.ssns.ch/wp-content/uploads/2016/10/Lebensmittelpyramide_Sport_DE.pdf, Zugriff am 15.01.23
Vogel RM, Ross ML, Swann C, Rothwell JE, Stevens CJ. Athlete perceptions of flavored, menthol-enhanced energy gels ingested prior to endurance exercise in the heat. J Int Soc Sports Nutr. 2022 Nov 28;19(1):580-592. doi: 10.1080/15502783.2022.2117995. PMID: 36458132; PMCID: PMC9707379.
Wickham KA, Spriet LL. Administration of Caffeine in Alternate Forms. Sports Med. 2018 Mar;48(Suppl 1):79-91. doi: 10.1007/s40279-017-0848-2. PMID: 29368182; PMCID: PMC5790855.

Quellen zum Kapitel Müsliriegel und Energy Balls

Kirchmaier Angelika, 2011, Xunde Jause, Tyrolia Verlag

Quellen zum Kapitel Muskelwachstum

Biesalski Hans Konrad, Bischoff Stephan C.. Pirlich Matthias, Weimann Arved, 2018, Ernährungsmedizin, Nach dem Curriculum Ernährungsmedizin der Bundesärztekammer, 5. Auflage, Thieme Verlag
Elmadfa Ibrahim, Muskat Erich, Fritzsche Doris, Meyer Alexa Leonie, 2021, Die große GU Nährwert-Kalorien-Tabelle, broschiert, GU-Verlag
Fritzsche, Doris, Elmadfa, Ibrahim, Meyer, Leonie, Muskat, Erich, 2019, Die große GU Nährwert- und Kalorientabelle, GU-Verlag
Jeukendrup AE. Nutrition for endurance sports: marathon, triathlon, and road cycling. J Sports Sci. 2011;29 Suppl 1:S91-9. doi: 10.1080/02640414.2011.610348. Epub 2011 Sep 15. PMID: 21916794.
Kirchmaier, Angelika, 2022, Mein knackig frisches Immunsystem, Tyrolia Verlag
Lamprecht, Holasek, Konrad, Seebauer, Hiller-Baumgartner, ÖGSE, 2017, Lehrbuch der Sporternährung, CLAX-Fachverlag
Lang Florian, Brandes Ralf, 2019, Physiologie des Menschen, 32. Auflage, Springer Verlag
Mountjoy M, Sundgot-Borgen JK, Burke LM, Ackerman KE, Blauwet C, Constantini N, Lebrun C, Lundy B, Melin AK, Meyer NL, Sherman RT, Tenforde AS, Klungland Torstveit M, Budgett R. IOC consensus statement on relative energy deficiency in sport (RED-S): 2018 update. Br J Sports Med. 2018 Jun;52(11):687-697. doi: 10.1136/bjsports-2018-099193. PMID: 29773536.
Pape Hans Christian, Kurtz Armin, Silbernagl Stefan, 2019, Physiologie, 9. Auflage, Thieme Verlag
Pasiakos SM, Cao JJ, Margolis LM, Sauter ER, Whigham LD, McClung JP, Rood JC, Carbone JW, Combs GF Jr, Young AJ. Effects of high-protein diets on fat-free mass and muscle protein synthesis following weight loss: a randomized controlled trial. FASEB J. 2013 Sep;27(9):3837-47. doi: 10.1096/fj.13-230227. Epub 2013 Jun 5. PMID: 23739654.
Project RED-S, 2023, URL: RED-S https://red-s.com, Zugriff am 3.3.23
RED-S, 2020, Swiss Olympic, URL: file:///C:/Users/Kirchmaier%20Angelika/Documents/Buch%2019%20Sport/Studien/SwissOlympic-FS_SS+F_RED-S-de.pdf, Zugriff am 3.3.23
Schauder Peter, Ollenschläger Günter, Ernährungsmedizin, 2006, 3. Auflage, Urban & Fischer Verlag
Swiss Sports Nutrition Society, 2008, https://www.ssns.ch, Lebensmittelpyramide für Sportlerinnen und Sportler, URL: https://www.ssns.ch/wp-content/uploads/2016/10/Lebensmittelpyramide_Sport_DE.pdf, Zugriff am 15.01.23
Tipton KD, Phillips SM. Dietary protein for muscle hypertrophy. Nestle Nutr Inst Workshop Ser. 2013;76:73-84. doi: 10.1159/000350259. Epub 2013 Jul 25. PMID: 23899756.
Tipton KD, Wolfe RR. Exercise, protein metabolism, and muscle growth. Int J Sport Nutr Exerc Metab. 2001 Mar;11(1):109-32. doi: 10.1123/ijsnem.11.1.109. PMID: 11255140.
van Vliet S, Burd NA, van Loon LJ. The Skeletal Muscle Anabolic Response to Plant- versus Animal-Based Protein Consumption. J Nutr. 2015 Sep;145(9):1981-91. doi: 10.3945/jn.114.204305. Epub 2015 Jul 29. PMID: 26224750.
WHO Technical Report Series, 2002, 935, PROTEIN AND AMINO ACID REQUIREMENTS IN HUMAN NUTRITION, Report of a Joint WHO/FAO/UNU Expert Consultation, ISBN 978 92 4 120935 9, URL: WHO_TRS_935_eng.pdf;jsessionid=7CF68DCD612645012D6EA01464A117EB, Zugriff am 15.1.23
Ziegenhagen R, Braun H, Carlsohn A, Großhauser M, Heseker H, König D, Mosler S, Nieß A, Oberritter H, Schäbethal K, Schek A, Stehle P, Virmani K, Lampen A:

Safety aspects of dietary supplements in sports. Position of the working group sports nutrition of the German Nutrition Society (DGE). Ernahrungs Umschau 2020; 67(2): 42–50.e1–e2. The English version of this article is available online: DOI: 10.4455/eu.2020.012

Quellen zum Kapitel Supplements

Amtsblatt der europäischen Gemeinschaft, RICHTLINIE 2002/46/EG DES EUROPÄISCHEN PARLAMENTS UND DES RATES vom 10. Juni 2002 zur Angleichung der Rechtsvorschriften der Mitgliedstaaten über Nahrungsergänzungsmittel (Text von Bedeutung für den EWR) (ABl. L 183 vom 12.7.2002, S. 51), URL: https://eur-lex.europa.eu/legal-content/DE/TXT/PDF/?uri=CELEX:02002L0046-20150402&from=DE, Zugriff am 14.01.23

Amtsblatt der europäischen Union, 2009, VERORDNUNG (EG) Nr. 1170/2009 DER KOMMISSION vom 30. November 2009 zur Änderung der Richtlinie 2002/46/EG des Europäischen Parlaments und des Rates und der Verordnung (EG) Nr. 1925/2006 des Europäischen Parlaments und des Rates hinsichtlich der Listen von Vitaminen und Mineralstoffen sowie ihrer Aufbereitungsformen, die Lebensmitteln zugesetzt bzw. bei der Herstellung von Nahrungsergänzungsmitteln verwendet werden dürfen, URL: https://eur-lex.europa.eu/LexUriServ/LexUriServ.do?uri=OJ:L:2009:314:0036:0042:DE:PDF, Zugriff am 14.1.23

Amtsblatt der europäischen Union, 2012, health claims, VERORDNUNG (EU) Nr. 432/2012 DER KOMMISSION vom 16. Mai 2012 zur Festlegung einer Liste zulässiger anderer gesundheitsbezogener Angaben über Lebensmittel als Angaben über die Reduzierung eines Krankheitsrisikos sowie die Entwicklung und die Gesundheit von Kindern, URL: https://eur-lex.europa.eu/LexUriServ/LexUriServ.do?uri=OJ:L:2012:136:0001:0040:DE:PDF, Zugriff am 14.01.23

Anzelini Margit, 2019, Eisen, URL: https://www.pschyrembel.de/Eisen/H053P/doc/, Zugriff am 10.01.2023

BASG, 2022, URL. https://www.basg.gv.at/marktbeobachtung/meldewesen/nebenwirkungsmeldung-human, Zugriff am 10.01.2023

Biesalski Hans Konrad, Bischoff Stephan C.. Pirlich Matthias, Weimann Arved, 2018, Ernährungsmedizin, Nach dem Curriculum Ernährungsmedizin der Bundesärztekammer, 5. Auflage, Thieme Verlag

Binger Michael, Seger Wolfgang, Pschyrembel Redaktion, 2018, Nahrungsergänzungsmittel: URL: https://www.pschyrembel.de/Nahrungsergänzungsmittel/H0FXJ/doc/, Zugriff am 10.01.2023

Blasius Helga, 2019, Doping im Sport, Wissenschaftliche Verlagsgesellschaft, Stuttgart

Bundesgesetz vom 2. März 1983 über die Herstellung und das Inverkehrbringen von Arzneimitteln (Arzneimittelgesetz – AMG) StF: BGBl. Nr. 185/1983 (NR: GP XV RV 1060 AB 1480, S. 148. BR: AB 2696, S. 433.), Gesamte Rechtsvorschrift für Arzneimittelgesetz, Fassung vom 10.01.2023; URL: https://www.ris.bka.gv.at/GeltendeFassung/Bundesnormen/10010441/AMG%2c%20Fassung%20vom%2019.05.2022.pdf, Zugriff am 19.05.2022; https://www.ris.bka.gv.at/Dokumente/BgblAuth/BGBLA_2004_II_88/BGBLA_2004_II_88.html; Zugriff am 15.1.23

Bundesgesetzblatt für die Republik Österrich, Jahrgang 2004, Ausgegeben am 18. Februar 2004 Teil II 88. Verordnung: Nahrungsergänzungsmittelverordnung – NEMV, URL: https://www.ris.bka.gv.at/Dokumente/BgblAuth/BGBLA_2004_II_88/BGBLA_2004_II_88.pdfsig, Zugriff am 10.01.2023

Carlsohn A, Braun H, Großhauser M, König D, Lampen A, Mosler S, Nieß A, Oberritter H, Schäbethal K, Schek A, Stehle P, Virmani K, Ziegenhagen R, Heseker H (2019) Minerals and vitamins in sports nutrition. Position of the working group sports nutrition of the German Nutrition Society (DGE). Ernahrungs Umschau 66(12): 250–257 The English version of this article is available online: DOI: 10.4455/eu.2019.050

DACH Referenzwerte, 2023: URL: https://www.dge.de/wissenschaft/referenzwerte/?L=0, Zugriff am 16.5.22

Einkaufen am Bauernhof, 2023, URL: https://einkaufen-auf-dem-bauernhof.com/de/hoefe-finden/bauernhoefe, Zugriff am 14.1.23

Elmadfa Ibrahim, Muskat Erich, Fritzsche Doris, Meyer Alexa Leonie, 2021, Die große GU Nährwert-Kalorien-Tabelle, broschiert, GU-Verlag

Ernährungsumschau, Cem Ekmekcioglu - Redaktion, 2021: Immunsystem: Besser essen, regelmäßig Sport & ausreichend schlafen; URL: Besser essen, regelmäßig Sport & ausreichend schlafen (ernaehrungs-umschau.de), Zugriff am 10.01.2023

Gutes vom Bauernhof, 2023, URL: https://www.gutesvombauernhof.at/oesterreich.html, Zugriff am 14.1.23

Helle C, Sommer AK, Syversen PV, Lauritzen F., 2019, Doping substances in dietary supplements. Tidsskr Nor Laegeforen. 2019 Feb 25;139(4). English, Norwegian. doi: 10.4045/tidsskr.18.0502. PMID: 30808106.

Holdhaus Hans, Schober Peter, 2009, Doping, Verlagshaus der Ärzte

Informed Sport, 2022, USA – LEXINGTON, 1745 Alysheba Way Suite, 160 Lexington, KY 40509, UNITED KINGDOM – FORDHAM, Newmarket Road, Fordham, Cambridgeshire, CB7 5WW UK, URL: https://sport.wetestyoutrust.com/, Zugriff am 10.01.2023

Kirchmaier, Angelika, 2022, Mein knackig frisches Immunsystem, Tyrolia Verlag

Kölner Liste®, 2022, c/o HEIMSPIELE GmbH & Co. KG, Ansprechpartner: Dirk Anton oder Melanie Schuldis, Eupener Straße 60, 50933 KölnURL: https://www.koelnerliste.com, Zugriff am 10.01.2023

Kölner Liste®, 2023, c/o HEIMSPIELE GmbH & Co. KG, Ansprechpartner: Dirk Anton oder Melanie Schuldis, Eupener Straße 60, 50933 KölnURL: https://www.koelnerliste.com, Zugriff am 14.01.23

Lamprecht, Holasek, Konrad, Seebauer, Hiller-Baumgartner, ÖGSE, 2017, Lehrbuch der Sporternährung, CLAX-Fachverlag

Lang Florian, Brandes Ralf, 2019, Physiologie des Menschen, 32. Auflage, Springer Verlag

Ministerium Frauen Gesundheit, 2016, Empfehlung zu Mengen von Vitaminen und Mineralstoffen in Nahrungsergänzungsmitteln (NEM) sowie betreffend Toleranzen bei der Beurteilung des Vitamin- und Mineralstoffgehaltes, Veröffentlicht mit Geschäftszahl: BMGF-75210/0009-II/B/13/2016 vom 5.8.2016, URL: https://www.verbrauchergesundheit.gv.at/Lebensmittel/nahrungsergaenzung/Empfehlung_zu_Mengen_von_Vitaminen_und_Mineralstoffen_2016.pdf?8hkxey, Zugriff am 10.01.2023

Ministerium Frauen Gesundheit, Empfehlung für die Verwendung von Pflanzen und Pflanzenteilen in Nahrungsergänzungsmitteln Veröffentlicht mit Geschäftszahl: BMGF-75210/0010-II/B/13/2016 vom 5.8.16, URL: https://www.verbrauchergesundheit.gv.at/Lebensmittel/nahrungsergaenzung/Empfehlung_NEM_Stoffliste_Pflanzen_in_Nahrungsergaenzungsmit.pdf?8hkxs6, Zugriff am 10.01.2023

NADA, 2022, Achtung bei Nahrungsergänzungsmittel!: URL: https://www.nada.at/de/service/news/newsshow-achtung-bei-nahrungsergaenzungsmittel, Zugriff am 10.01.2023

NADA, 2023, Nahrungsergänzungsmittel, URL: https://www.nada.at/de/kontrolle/ungewollt-gedopt/marketshow-nahrungsergaenzungsmittel, Zugriff am 14.1.23

NADA Austria, 2023, Nahrungsergänzungsmittel, URL: https://www.nada.at/de/kontrolle/ungewollt-gedopt/marketshow-nahrungsergaenzungsmittel, Zugriff am 8.3.23

NSF International: A Public Health and Safety Organization, 2023, URL: https://www.nsfsport.com, Zugriff am 14.1.23

Pape Hans Christian, Kurtz Armin, Silbernagl Stefan, 2019, Physiologie, 9. Auflage, Thieme Verlag

Pschyrembel Redaktion, 2018, Kalzium, URL: https://www.pschyrembel.de/kalzium/B13KE/doc/, Zugriff am 10.01.2023

Scharhag Jürgen - Redaktion, 2021: Immunsystem: Besser essen, regelmäßig Sport & ausreichend schlafen, Ernährungsumschau; URL: Besser essen, regelmäßig Sport & ausreichend schlafen (ernaehrungs-umschau.de), Zugriff am 10.01.2023

Schauder Peter, Ollenschläger Günter, Ernährungsmedizin, 2006, 3. Auflage, Urban & Fischer Verlag

Sports Supplements Certification | Informed Sport – we test, yout trust, 2023, URL: https://www.informed-sport.com, wetestyoutrust.com, Zugriff am 14.1.23

Swiss Sports Nutrition Society, 2008, https://www.ssns.ch, Lebensmittelpyramide für Sportlerinnen und Sportler, URL: https://www.ssns.ch/wp-content/uploads/2016/10/Lebensmittelpyramide_Sport_DE.pdf, Zugriff am 15.01.23

Verordnung der Bundesministerin für Gesundheit und Frauen über Nahrungsergänzungsmittel (Nahrungsergänzungsmittelverordnung – NEMV), StF: BGBl. II Nr. 88/2004 [CELEX-NR.: 32002L0046]; URL: https://www.ris.bka.gv.at/GeltendeFassung.wxe?Abfrage=Bundesnormen&Gesetzesnummer=20003219, Zugriff am 10.01.2023

Walpurgis K, Thomas A, Geyer H, Mareck U, Thevis M. Dietary Supplement and Food Contaminations and Their Implications for Doping Controls. Foods. 2020 Jul 27;9(8):1012. doi: 10.3390/foods9081012. PMID: 32727139; PMCID: PMC7466328.

Welt, 2011, Presseaussendung, bedrohte Ernten: Explodierende Melonen beunruhigen Bauern in China: https://www.welt.de/wissenschaft/umwelt/article13379540/Explodierende-Melonen-beunruhigen-Bauern-in-China.html#:~:text=Das%20staatliche%20Fernsehen%20berichtet%2C%20dass%20auf%20Feldern%20in,es%20beim%20Anbau%20von%20Kiwi%20und%20Trauben%20genutzt., Zugriff am 14.1.23

Wied, Susanne, 2016, Sekundäre Pflanzeninhaltsstoffe, Pschyrembel online, Verlag Walter de Gruyter, Berlin, URL: https://www.pschyrembel.de/sekundäre%20Pflanzenstoffe/T02WM/doc/, Zugriff am 14.1.23

Wiesenauer, Markus, 2018, Vitamin B12, Pschyrembel online, Verlag Walter de Gruyter, Berlin, URL: https://www.pschyrembel.de/Vitamin%20B12/H0G8V/doc/, Zugriff am 14.1.23

WKO, Merkblatt Nahrungsergänzungsmittel, URL: https://www.wko.at/branchen/handel/arzneimittel-drogerie-parfuemerie/nahrungsergaenzungsmittel.pdf, Zugriff am 10.01.2023

World Anti Doping Agentur, WADA, 2023: URL: https://www.wada-ama.org/en, Zugriff am 14.1.23

Ziegenhagen R, Braun H, Carlsohn A, Großhauser M, Heseker H, König D, Mosler S, Nieß A, Oberritter H, Schäbethal K, Schek A, Stehle P, Virmani K, Lampen A: Safety aspects of dietary supplements in sports. Position of the working group sports nutrition of the German Nutrition Society (DGE). Ernahrungs Umschau 2020; 67(2): 42–50.e1–e2. The English version of this article is available online: DOI: 10.4455/eu.2020.012

Quellen zum Kapitel Magnesium

Amtsblatt der europäischen Union, 2009, VERORDNUNG (EG) Nr. 1170/2009 DER KOMMISSION vom 30. November 2009 zur Änderung der Richtlinie 2002/46/EG des Europäischen Parlaments und des Rates und der Verordnung (EG) Nr. 1925/2006 des Europäischen Parlaments und des Rates hinsichtlich der Listen von Vitaminen und Mineralstoffen sowie ihrer Aufbereitungsformen, die Lebensmitteln zugesetzt bzw. bei der Herstellung von Nahrungsergänzungsmitteln verwendet werden dürfen, URL: https://eur-lex.europa.eu/LexUriServ/LexUriServ.do?uri=OJ:L:2009:314:0036:0042:DE:PDF, Zugriff am 14.1.23

BASG-Register, 2022, Magnesium verla ®, URL: https://aspregister.basg.gv.at/aspregister/faces/aspregister.jspx, Zugriff am 6.12.22

BASG-Register, 2022, Magnosolv ®, URL: https://aspregister.basg.gv.at/aspregister/faces/aspregister.jspx, Zugriff am 6.12.22

Belitz H.D., Grosch W., Schieberle P., 2007, Lehrbuch der Lebensmittelchemie, 6. Auflage, Springer Verlag

Biesalski Hans Konrad, Bischoff Stephan C.. Pirlich Matthias, Weimann Arved, 2018, Ernährungsmedizin, Nach dem Curriculum Ernährungsmedizin der Bundesärztekammer, 5. Auflage, Thieme Verlag

Carlsohn A, Braun H, Großhauser M, König D, Lampen A, Mosler S, Nieß A, Oberritter H, Schäbethal K, Schek A, Stehle P, Virmani K, Ziegenhagen R, Heseker H (2019) Minerals and vitamins in sports nutrition. Position of the working group sports nutrition of the German Nutrition Society (DGE). Ernahrungs Umschau 66(12): 250–257 The English version of this article is available online: DOI: 10.4455/eu.2019.050

DACH Referenzwerte, 2021, Magnesium, URL: https://www.dge.de/wissenschaft/referenzwerte/magnesium/?L=0, Zugriff am 6.12.22

Diener Christoph Hans, 2020, Muskelkrampf, Pschyrembel online, Verlag Walter de Gruyter, Berlin, URL: https://www.pschyrembel.de/Muskelkrampf/K0C7R/doc/, Zugriff am 6.12.22

Elmadfa Ibrahim, Muskat Erich, Fritzsche Doris, Meyer Alexa Leonie, 2021, Die große GU Nährwert-Kalorien-Tabelle, broschiert, GU-Verlag

Garrison Scott R, Korownyk Christina S, Kobler Michael G, Musini Vijaya M, Sekhon Ravneet K, Dugré Nicolas, 2020, Magnesium for skeletal muscle cramps, URL: https://doi.org/10.1002/14651858.CD009402.pub3, Zugriff am 6.12.22

Quellen zum Kapitel Sport, um Kilos zu verlieren

Biesalski Hans Konrad, Bischoff Stephan C.. Pirlich Matthias, Weimann Arved, 2018, Ernährungsmedizin, Nach dem Curriculum Ernährungsmedizin der Bundesärztekammer, 5. Auflage, Thieme Verlag

Braun H, Carlsohn A, Großhauser M, König D, Lampen A, Mosler S, Nieß A, Oberritter H, Schäbethal K, Schek A, Stehle P, Virmani K, Ziegenhagen R, Heseker H (2019) Energy needs in sports. Position of the working group sports nutrition of the German Nutrition Society (DGE). Ernahrungs Umschau 66(8): 146–153 The English version of this article is available online: DOI: 10.4455/eu.2019.040

Elmadfa Ibrahim, Muskat Erich, Fritzsche Doris, Meyer Alexa Leonie, 2021, Die große GU Nährwert-Kalorien-Tabelle, broschiert, GU-Verlag

Global action plan on physical activity 2018–2030: more active people for a healthier world. Geneva: World Health Organization; 2018. Licence: CC BY-NC-SA 3.0 IGO.: URL: https://apps.who.int/iris/bitstream/handle/10665/272722/9789241514187-eng.pdf?sequence=1&isAllowed=y, Zugriff am 31.1.23

Holdhaus Hans, 2017, Regeneration, IMSB Wien

Kortmann T, Schumacher G. Körperliche aktivität bei übergewicht und adipositas [Physical activity in obesity and overweight]. Ther Umsch. 2013 Feb;70(2):113-7. German. doi: 10.1024/0040-5930/a000375. PMID: 23385190.

Kortmann T, Schumacher G. Körperliche aktivität bei übergewicht und adipositas [Physical activity in obesity and overweight]. Ther Umsch. 2013 Feb;70(2):113-7. German. doi: 10.1024/0040-5930/a000375. PMID: 23385190.

Lamprecht, Holasek, Konrad, Seebauer, Hiller-Baumgartner, ÖGSE, 2017, Lehrbuch der Sporternährung, CLAX-Fachverlag

Lang Florian, Brandes Ralf, 2019, Physiologie des Menschen, 32. Auflage, Springer Verlag

ÖGÖ, Redaktion Gesundheitsportal, 2020, Sport und Abnehmen, Öffentliches Gesundheitsportal Österreich, Gesundheit.gv.at, URL: https://www.gesundheit.gv.at/leben/bewegung/koerpergewicht/abnehmen.html#abnehmen-durch-bewegung, Zugriff am 31.1.23

Pape Hans Christian, Kurtz Armin, Silbernagl Stefan, 2019, Physiologie, 9. Auflage, Thieme Verlag

Runenko SD, Achkasov EE, Volodina KA, Zhukovskaya AV, Mushkambarov NN, Butko DY. Nordic Walking as an effective physical activity for weight loss among overweight young adults in high schools. J Sports Med Phys Fitness. 2020 Feb;60(2):294-301. doi: 10.23736/S0022-4707.19.10093-X. Epub 2019 Oct 25. PMID: 31665877.

Schauder Peter, Ollenschläger Günter, Ernährungsmedizin, 2006, 3. Auflage, Urban & Fischer Verlag

Sindorf MAG, Germano MD, Dias WG, Batista DR, Braz TV, Moreno MA, Lopes CR. Excess Post-Exercise Oxygen Consumption and Substrate Oxidation Following High-Intensity Interval Training: Effects of Recovery Manipulation. Int J Exerc Sci. 2021 Oct 1;14(2):1151-1165. PMID: 35096229; PMCID: PMC8758170.

Speakman JR, Selman C. Physical activity and resting metabolic rate. Proc Nutr Soc. 2003 Aug;62(3):621-34. doi: 10.1079/PNS2003282. PMID: 14692598.

Straube Sebastian, 2020, Bradytrophes Gewebe, Pschyrembel online, URL: https://www.pschyrembel.de/bradytroph/K08QL/doc/, Zugriff am 31.1.23

Swiss Sports Nutrition Society, 2008, https://www.ssns.ch, Lebensmittelpyramide für Sportlerinnen und Sportler, URL: https://www.ssns.ch/wp-content/uploads/2016/10/Lebensmittelpyramide_Sport_DE.pdf, Zugriff am 15.01.23

Titze, S., Ring-Dimitriou, S., Schober, P.H., Halbwachs, C., Samitz, G., Miko, H.C., Lercher, P., Stein, K.V., Gäbler, C., Bauer, R., Gollner, E., Windhaber, J., Bachl, N., Dorner, T.E. & Arbeitsgruppe Körperliche Aktivität/Bewegung/Sport der Österreichischen Gesellschaft für Public Health (Wissen 8)., 2012, hg. v. GÖG/FGÖ. Gesundheit Österreich GmbH / Geschäftsbereich Fonds Gesundes Österreich. Wien; URL: https://fgoe.org/sites/fgoe.org/files/2017-10/2012-10-17.pdf, Zugriff am 31.1.23

Titze, S., Ring-Dimitriou, S., Schober, P.H., Halbwachs, C., Samitz, G., Miko, H.C., Lercher, P., Stein, K.V., Gäbler, C., Bauer, R., Gollner, E., Windhaber, J., Bachl, N., Dorner, T.E. & Arbeitsgruppe Körperliche Aktivität/Bewegung/Sport der Österreichischen Gesellschaft für Public Health (2010). Österreichische Empfehlungen für gesundheitswirksame Bewegung, Bundesministerium für Gesundheit, Gesundheit Österreich GmbH, Geschäftsbereich Fonds Gesundes Österreich (Hrsg.), Wien: Eigenverlag, S. 6 – 7, URL: https://www.bmgf.gv.at/cms/home/attachments/1/6/5/CH1357/CMS1405438552027/oe_empfehlung_gesundheitswirksamebewegung.pdf, Zugriff am 31.1.23

WHO European Regional Obesity Report 2022 - Fettleibigkeitsbericht. Copenhagen: WHO Regional Office for Europe; 2022. Licence: CC BY-NC-SA 3.0 IGO; URL: https://apps.who.int/iris/bitstream/handle/10665/353747/9789289057738-eng.pdf

Quellen zum Kapitel Praktische Tipps

Elmadfa Ibrahim, Muskat Erich, Fritzsche Doris, Meyer Alexa Leonie, 2021, Die große GU Nährwert-Kalorien-Tabelle, broschiert, GU-Verlag

Lamprecht, Holasek, Konrad, Seebauer, Hiller-Baumgartner, ÖGSE, 2017, Lehrbuch der Sporternährung, CLAX-Fachverlag

Swiss Sports Nutrition Society, 2008, https://www.ssns.ch, Lebensmittelpyramide für Sportlerinnen und Sportler, URL: https://www.ssns.ch/wp-content/uploads/2016/10/Lebensmittelpyramide_Sport_DE.pdf, Zugriff am 15.01.23

Stefani L, Galanti G, Padulo J, Bragazzi NL, Maffulli N. Sexual Activity before Sports Competition: A Systematic Review. Front Physiol. 2016 Jun 21;7:246. doi: 10.3389/fphys.2016.00246. PMID: 27445838; PMCID: PMC4914923.

Quellen zum Kapitel Sport

Bachl, N. /Schwarz, W./Zeibig, J. (2006), Fit ins Alter - mit richtiger Bewegung jung bleiben, Springer-Verlag, Wien.

Lucero, B. (2009), Schwimmen – Die 100 besten Übungen, Meyer & Meyer Verlag, Aachen.

Luijpers, W./Nagiller, R. (2001), Gentle Running: Laufen nach Feldenkrais, Niederösterreichisches Pressehaus.

Neumann, G./Pfützner, A./Berbalk, A. (1999), Optimiertes Ausdauertraining: 2. überarbeitete Neuauflage, Meyer & Meyer Verlag, Aachen.

Schmidt, A. (1996), Handbuch für Radsport. Meyer & Meyer Verlag, Aachen.

Quellen zum Kapitel Kindersport

Büsch, D., Prieske, O., Kriemler, S., Puta, C., Gabriel, H., & Granacher, U. (2017). Krafttraining im Kindes-und Jugendalter: Bedeutung, Wirkung und Handlungsempfehlungen. Swiss Sports & Exercise Medicine, 65(3), 34-42.

Gerfen, K., Hoffmann. (2020). Kinder in Bewegung - 100 Tipps gegen Bewegungsmangel und Fehlernährung (1 ed.). Achen: Meyer & Meyer Verlag.

Güllich, A., & Krüger, M. (2013). Sport: das Lehrbuch für das Sportstudium: Springer-Verlag.

Neuber, N. (2022). Kinder- und Jugendsport „nach" Corona. Forum Kinder- und Jugendsport, 3(1), 7-12. doi:10.1007/s43594-022-00057-w

Zeuschner, V. (2020a). Bewegungsempfehlung Kinder 3-6 Jahre. Gesundheit Österreich Gmbh, Geschäftsbreich Fonds Gesundes Österreich.

Zeuschner, V. (2020b). Bewegungsempfehlungen KINDER UND JUGENDLICHE 6 – 18 JAHRE. Gesundheit Österreich GmbH, Geschäftsbereich Fonds Gesundes Österreich.

Quellen zum Kapitel Psychologie

Bandura, A. (1977). Self-efficacy: Toward a unifying theory of behavioral chance. Psychological Review 84: 191-195.

Baumann, S. (2009). Psychologie im Sport. Meyer & Meyer Verlag, Aachen.

Heckhausen, H., Gollowitzer, P., Weinert, F. (1987). Jenseits des Rubikons. Der Willen in den Humanwissenschaften. Springer Verlag, Berlin.

Heckhausen, J. & Heckhausen, H. (2006). Motivation und Handeln. Springer Verlag. Berlin

Heimsoeht, A. (2018). Sportmental-Training. Pietsch Verlag, Stuttgart.

Rasche, S. (2011). Sportpsychologie im Triathlon. Mit innerer Stärke zu Höchstleistungen im Ausdauersport. Spomedis Verlag. Hamburg.

Zimbardo, P.-G. (1995). Psychologie, 6. Auflage. Springer Verlag, Berlin.

Alle Angaben in diesem Buch wurden sorgfältig recherchiert und erfolgen nach bestem Wissen und Gewissen der Autor:innen. Sollten Sie trotzdem Unstimmigkeiten entdecken, nehmen Autor:innen und Verlag gerne Verbesserungsvorschläge und Korrekturhinweise entgegen. Die Benutzung dieses Buches geschieht auf eigenes Risiko. Eine Haftung für etwaige Schäden wird aus keinem Rechtsgrund übernommen.

Zur besseren Lesbarkeit wird in diesem Buch das generische Maskulinum verwendet, das männliche sowie weibliche Personen umfasst.

FSC
www.fsc.org
MIX
Papier | Fördert gute Waldnutzung
FSC® C106954

2023
© Verlagsanstalt Tyrolia, Innsbruck
Umschlaggestaltung: Tyrolia-Verlag unter Verwendung eines Bildes von Adobe Stock
Layout und digitale Gestaltung: Tyrolia-Verlag
Bildnachweis: iStock, Adobe Stock
Druck und Bindung: Florjančič, Maribor
ISBN 978-3-7022-4111-7
E-Mail: buchverlag@tyrolia.at
Internet: www.tyrolia-verlag.at
Heinz Bédé-Kraut: www.bede-kraut.at
Angelika Kirchmaier: www.angelika-kirchmaier.at
Ronald Newerkla: www.ronald-newerkla.at
Corinna Welser: de.linkedin.com/in/welser-corinna-17a68914b
oder welser-gesundheitsmanagement.com